SpringerWienNewYork

Martin Westhofen (Hrsg.)

Vestibularfunktion

Brücke zwischen Forschung und Praxis

5. Hennig-Symposium, Aachen

SpringerWienNewYork

Prof. Dr. med. Martin Westhofen
Direktor der Klinik für Hals-Nasen-Ohrenheilkunde und Plastische Kopf- und Halschirurgie
der Universität RWTH Aachen, Aachen, Deutschland

Das Werk ist urheberrechtlich geschützt.
Die dadurch begründeten Rechte, insbesondere die der Übersetzung, des Nachdruckes, der Entnahme von Abbildungen, der Funksendung, der Wiedergabe auf photomechanischen oder ähnlichem Wege und der Speicherung in Datenverarbeitungsanlagen, bleiben, auch bei nur auszugsweiser Verwertung, vorbehalten.

Die Wiedergabe von Gebrauchsnamen, Handelsnamen, Warenbezeichnungen usw. in diesem Buch berechtigt auch ohne besondere Kennzeichnung nicht zu der Annahme, dass solche Namen im Sinne der Warenzeichen- und Markenschutz-Gesetzgebung als frei zu betrachten wären und daher von jedermann benutzt werden dürfen.
Produkthaftung: Sämtliche Angaben in diesem Fachbuch/wissenschaftlichen Werk erfolgen trotz sorgfältiger Bearbeitung und Kontrolle ohne Gewähr. Insbesondere Angaben über Dosierungsanweisungen und Applikationsformen müssen vom jeweiligen Anwender im Einzelfall anhand anderer Literaturstellen auf ihre Richtigkeit überprüft werden. Eine Haftung des Autors oder des Verlages aus dem Inhalt dieses Werkes ist ausgeschlossen.

© 2006 Springer-Verlag/Wien

SpringerWienNewYork ist ein Unternehmen von
Springer Science + Business Media
springer.at

Druck und Bindung: Holzhausen Druck und Medien GmbH, 1140 Wien, Österreich
Gedruckt auf säurefreiem, chlorfrei gebleichtem Papier – TCF
SPIN: 11406266

Mit zahlreichen (teils farbigen) Abbildungen

Bibliografische Informationen der Deutschen Bibliothek
Die Deutsche Bibliothek verzeichnet diese Publikation in der Deutschen Nationalbibliografie;
detaillierte bibliografische Daten sind im Internet über http://dnb.ddb.de abrufbar.

ISBN-10 3-211-25285-1 SpringerWienNewYork
ISBN-13 978-3-211-25285-7 SpringerWienNewYork

Vorwort

Innerhalb der zurückliegenden Dekade sind durch grundlagenwissenschaftliche und klinische Arbeiten neue Erkenntnisse zu vestibulären Funktionsstörungen gewonnen und für den klinischen Einsatz nutzbar geworden. Dabei sind fachübergreifende Kooperationen und Nutzung gewonnener Erkenntnisse für Biologen, Zellphysiologen, Elektrophysiologen, Audiologen und Neurootologen sowie Neurologen und Otochirurgen von großem Wert. Das Hennig Symposium in Aachen vom 12.–13. November 2004 stand daher unter dem Titel Vestibularfunktion – Brücke zwischen Forschung und Praxis. Das vorliegende Buch stellt wesentliche und aktuelle Beiträge zusammen und erlaubt eine Übersicht für interdisziplinär arbeitende Kollegen in klinischer und Grundlagenforschung sowie für niedergelassene Kollegen. Um dem zunehmenden Bedürfnis gerecht zu werden, effektiver, rascher und ökonomischer klinische Probleme der Krankenversorgung zu lösen, werden auch Fragen der Evidenz klinischer Maßnahmen, der ökonomischen Planung und der Vergleichbarkeit diagnostischer Verfahren und Therapieprozeduren behandelt. Möge das Buch den Erfahrenen in Klinik und Praxis Zusammenfassung und aktuelles Update, den Jüngeren im Fach Motivans für die Arbeit in Klinik und Forschung sein. Herrn Dr. Baumann, dem wissenschaftlichen Leiter der Fa. Hennig, gilt mein besonderer Dank für die großzügige Unterstützung, ohne die der Druck des Buchs in der vorliegenden Ausstattung nicht möglich gewesen wäre. Herrn Petri-Wieder vom Springer-Verlag möchte ich für die Geduld und Unterstützung bei Druck und Redaktion des Buchs herzlich danken.

Aachen, Oktober 2005 *Prof. Dr. med. Martin Westhofen*

Inhaltsverzeichnis

IX Verzeichnis der Autoren

**Grundlagen des Vestibulären Systems –
Von der zellulären Pathophysiologie zur Diagnose**

3   Haarzellfunktion im Innenohr – Informationsverarbeitung an der Zellmembran
    Dirk Beutner, Andreas Brandt, Darina Khimich, Regis Nouvian, Remy Pujol,
    Eckart D. Gundelfinger, Tobias Moser

11 Zur Funktion cochleärer und vestibulärer Rezeptoren und Ionenkanäle
    Marlies Knipper, Claudia Braig, Jutta Engel, Ulrike Zimmermann

21 Vestibulärer Kortex: Hirnaktivierungsmuster und klinisches Syndrom
    Marianne Dieterich

29 Stellenwert der Posturografie bei Diagnostik und Therapiekontrolle peripher-vestibulärer Störungen
    Arne-Wulf Scholtz

**Evidenz und Effektivität –
Vestibuläre Therapie zwischen Wissenschaft und Wirtschaft**

43 Wie gut ist die Arzneimitteltherapie des Hörsturzes wissenschaftlich belegt?
    Günther Schmalzing

63 Peripher labyrinthäre Schwindelformen: Transmitterantagonisten als Therapeutikum
    Klaus Ehrenberger, Dominik Felix

67 Zur Nutzenbewertung medizinischer Prozeduren im HNO-Bereich
    Reinhard Rychlik, Sandra Nelles

Experimentelle Vestibularisdiagnostik

75 Mechanik der Cupula. Neues zur Pathogenese von Labyrinthfunktionsstörungen
    Hans Scherer, Kai Helling, Akiyoshi Hagiwara, Rudolf Tauber, Jens Dernedde

81 Die subjektive Vertikale. Neurophysiologie und klinische Untersuchungsmethoden
    Dominique Vibert

87 Benigner paroxysmaler Lagerungsschwindel
    Frank Schmäl

**Vestibuläre Funktionsstörung –
Verlegenheitsdiagnose versus definitive Ätiologie**

107 Neuropathia vestibularis
    Kai Helling

113	Okuläre Erkrankungen als Ursache für Störungen des Gleichgewichtsvermögens Kathi Hartmann
123	„Morbus Menière – Eine einzelne Entität?" Wolfgang Stoll
131	Die rezidivierende vestibuläre Funktionsstörung – Vorgehen für Praxis und Klinik Frank Waldfahrer, Carsten Finke, Heinrich Iro
141	Erkennung und Rehabilitation von Sturztendenzen und Gleichgewichts-Funktionsstörungen mittels Posturographie John H. J. Allum, Malinda G. Carpenter
155	Schwindel nach stumpfem Anpralltrauma des kraniozervikalen Übergangs Arne Ernst
161	Drogen- und Alkoholeinfluss auf vestibuläre Funktionen Ute Lockemann

Vestibuläre Diagnostik – Evident, spezifisch, therapierelevant?

175	Klinische Relevanz des apparativen Kopfimpulstests Dominik Straumann, Adriana Schmid-Priscovanu, Antonella Palla
181	Beitrag der Vestibularisdiagnostik zur Differenzialtherapie des Oktavusneurinoms Heinrich Iro, Carsten Finke, Frank Waldfahrer
189	Otolithenfunktion – Vom klinischen Test zur experimentellen Studie Philip Düwel, Martin Westhofen
199	Evidenz-basierte Vestibularisfunktionstests am Beispiel der thermischen Prüfung Leif Erik Walther

Konservativ versus chirurgisch – was, wann, wie? –
Ein Update moderner vestibulärer Therapiemethoden

215	Lokale Pharmakotherapie des Innenohrs Thomas Lenarz
223	Destruierende und funktionserhaltende Operationsverfahren in der Therapie peripher vestibulärer Erkrankungen Martin Westhofen
241	Neurektomie des Nervus vestibularis. Priorität in der Therapie vestibulärer Funktionsstörungen? Rudolf Häusler, Anton Lukes, Dominique Vibert
251	Sachverzeichnis

Verzeichnis der Autoren

Prof. Dr. Biomed. Eng. JOHN H. J. ALLUM
Leiter Audiologie und Neurootologie
Universitätsspital-Basel
Hebelstrasse 32, 4031 Basel, Schweiz

Prof. Dr. med. MARIANNE DIETERICH
Direktorin der Neurologischen Klinik
Johannes Gutenberg Universität Mainz
Langenbeckstraße 1, 55131 Mainz, Deutschland

Dr. med. PHILIP DÜWEL
Klinik für Hals-Nasen-Ohrenheilkunde und Plastische Kopf- und Halschirurgie
Universität RWTH Aachen
Pauwelsstraße 30, 52074 Aachen, Deutschland

Prof. Dr. med. KLAUS EHRENBERGER
Vorstand der Klinik für Hals-Nasen-Ohrenkrankheiten
Allgemeines Krankenhaus Universitätskliniken
Währinger Gürtel 18–20, 1090 Wien, Österreich

Prof. Dr. med. ARNE ERNST
Direktor der Klinik für Hals-Nasen-Ohrenheilkunde
Unfallkrankenhaus Berlin
Warener Straße 7, 12683 Berlin, Deutschland

Prof. Dr. med. RUDOLF HÄUSLER
Direktor der Klinik für Hals-Nasen-Ohrenheilkunde,
Hals-Kiefer- und Gesichtschirurgie, Hör-, Stimm- und Sprachstörungen
Inselspital Bern
3010 Bern, Schweiz

Dr. med. KATHI HARTMANN
Leiterin der Orthoptik und Neuroophthalmologie der Augenklinik
Universität RWTH Aachen
Pauwelsstraße 30, 52074 Aachen, Deutschland

Dr. med. Kai Helling
Hals-Nasen-Ohrenklinik
Charité – Universitätsmedizin Berlin
Campus Benjamin Franklin
Hindenburgdamm 30, 12203 Berlin, Deutschland

Prof. Dr. med. Heinrich Iro
Direktor der Klinik für Hals-Nasen-Ohrenheilkunde, Kopf- und Hals-Chirurgie
Universitätsklinikum Erlangen
Waldstraße 1, 91054 Erlangen, Deutschland

Prof. Dr. med. Marlies Knipper
Hörforschungszentrum Tübingen
Universität Tübingen
Elfriede-Aulhornstraße 5, 72076 Tübingen, Deutschland

Prof. Dr. med. Thomas Lenarz
Direktor der Hals-Nasen-Ohrenklinik
Medizinische Hochschule Hannover
Carl-Neuberg-Straße 1, 30625 Hannover, Deutschland

Prof. Dr. med. Ute Lockemann
Institut für Rechtsmedizin
Universität Hamburg
Butenfeld 34, 22529 Hamburg, Deutschland

Priv.-Doz. Dr. med. Tobias Moser
Leiter der Experimentellen und Klinischen Audiologie
Hals-Nasen-Ohren-Klinik
Universität Göttingen
Robert-Koch-Straße 40, 37075 Göttingen, Deutschland

Prof. Dr. med. Reinhard Rychlik
Leiter des Instituts für Empirische Gesundheitsökonomie
Ruhr-Universität Bochum
Am Ziegelfeld 28, 51399 Burscheid, Deutschland

Prof. Dr. med. Hans Scherer
Direktor der Universitäts-Hals-Nasen-Ohren-Klinik
Charité – Universitätsmedizin Berlin
Hindenburgdamm 30, 12200 Berlin, Deutschland

Priv.-Doz. Dr. med. Frank Schmäl
Hals-Nasen-Ohrenklinik des Universitätsklinikums Münster
Kardinal-von-Galen-Ring 10, 48129 Münster, Deutschland

Prof. Dr. med. GÜNTHER SCHMALZING
Kommissarischer Direktor des Instituts für Pharmakologie und Toxikologie
Universität RWTH Aachen
Wendlingweg 2, 52074 Aachen, Deutschland

Prof. Dr. med. ARNE-WULF SCHOLTZ
Leiter der Funktionsabteilung Neurootologie
Klinik für Hals-Nasen-Ohrenheilkunde
Landeskrankenhaus Innsbruck
Anichstraße 35, 6020 Innsbruck, Österreich

Prof. Dr. med. WOLFGANG STOLL
Direktor der Klinik für Hals-Nasen-Ohrenheilkunde
Universitätsklinikum Münster
Kardinal-von-Galen-Ring 10, 48149 Münster, Deutschland

Prof. Dr. med. DOMINIK STRAUMANN
Neurologische Klinik
Universitätsspital Zürich
8091 Zürich, Schweiz

Dr. med. DOMINIQUE VIBERT
Ltd. Ärztin Otoneurologie
Klinik für Hals-Nasen-Ohrenklinik
Inselspital Bern
3010 Bern, Schweiz

Dr. med. FRANK WALDFAHRER
Klinik und Poliklinik für Hals-Nasen-Ohrenkranke
Friedrich-Alexander-Universität Erlangen
Waldstraße 1, 91054 Erlangen, Deutschland

Priv.-Doz. Dr. med. LEIF ERIK WALTHER
Klinik für Hals-Nasen-Ohrenheilkunde und Plastische Kopf- und Halschirurgie
Universität RWTH Aachen
Pauwelsstraße 30, 52074 Aachen, Deutschland

Prof. Dr. med. MARTIN WESTHOFEN
Direktor der Klinik für Hals-Nasen-Ohrenheilkunde und Plastische Kopf- und Halschirurgie
Universität RWTH Aachen
Pauwelsstraße 30, 52074 Aachen, Deutschland

Grundlagen des Vestibulären Systems –
Von der zellulären Pathophysiologie zur Diagnose

Haarzellfunktion im Innenohr –
Informationsverarbeitung an der Zellmembran

D. Beutner, A. Brandt, D. Khimich, R. Nouvian, R. Pujol,
E. D. Gundelfinger und T. Moser

Die Informationsverarbeitung an der afferenten Haarzell-Synapse bildet den Inhalt des Vortrags. Die afferente Haarzell-Synapse ist eine Bändersynapse, die durch abgestufte Änderungen des Rezeptorpotenzials reguliert wird. Die Freisetzung erfolgt mit hoher zeitlicher Präzision und Zuverlässigkeit über lange Zeiträume. Nach einer kurzen Einführung in die besonderen Fähigkeiten und Merkmale dieser Bändersynapse und der Präsentation von Daten zur normalen Synapse werden zwei Tiermodelle mit gestörter synaptischer Funktion vorgestellt.
Morphologisch untersuchen wir die Haarzellsynapse durch Elektronenmikroskopie und Immunohistochemie. Dabei konnten wir wichtige molekulare Bausteine identifizieren. Die physiologischen Untersuchungen kombinieren system-physiologische Methoden mit Einzelzellableitungen. Bei den Patch-clamp-Ableitungen von einzelnen Haarzellen messen wir die Transmitterfreisetzung als Veränderung der Haarzelloberfläche bzw. elektrischen Membrankapazität und quantifizieren den Stimulus als Stärke und Länge des Ca^{2+}-Einstroms.
Durch die Korrelation von Morphologie und Physiologie sind wir in der Lage, funktionell verschiedene Vesikelpopulationen abzugrenzen und dem synaptischen Band zuzuordnen.
In dem ersten Tiermodell – einem Knockout für das synaptische Protein Bassoon- kommt es zu einem Verlust der synaptischen Bänder in ~90% der Synapsen einer Haarzelle. Dies führt zu einer dramatischen Reduktion der synchronen Transmitterfreisetzung, einer verzögerten und verminderten Aktivierung der postsynaptischen Ganglienzellen und folglich zu einer Schwerhörigkeit. Die detaillierte Untersuchung der vestibulären Funktion steht noch aus.

Zusammenfassung

Die Haarzellen des Innenohrs stehen am Anfang unserer Gleichgewichts- bzw. Hörempfindung. Ihre hochspezialisierte und reichhaltige Ausstattung mit Signalmolekülen zieht auch das Interesse von Grundlagenforschern auf sich. Durch technologische Fortschritte der letzten Jahre sind wir einem molekularen Verständnis der Haarzellfunktion aber auch ihrer Pathologie deutlich näher gekommen. Dazu haben die Molekularbiologie und die Zellphysiologie in gleichem Maße beigetragen. Mit Hilfe der Patch-Clamp Technik sind Messungen der präsynaptischen Informationsverarbeitung der cochleären inneren Haarzellen (IHZ) im Tiermodell möglich. Die Eigenschaften der präsynaptischen Vesikelpopulationen sowie die Kalziumsensitivität ihrer Fusion (Exozytose) und der nachfolgenden Internalisierung (Endozytose) konnten charakterisiert werden. Ein besseres Verständnis der Physiologie der IHZ erlaubt aber auch die Analyse pathophysiologischer Veränderungen in Tiermodellen der Schwerhörigkeit.

Einleitung

Innere Haarzellen (IHZ) der Cochlea sind die kodierenden Sinneszellen des auditorischen Systems von Säugetieren. Die durch passive und aktive Eigenschaften geprägte cochleäre Mikromechanik führt bei Schalleinfall in das Innenohr zu einer Auslenkung der Stereozilien der IHZ. Diese Auslenkungen aktivieren die mechanosensitiven Transduktionskanäle der Stereozilien. Der resultierende Transduktionsstrom depolarisiert die IHZ und die spannungsabhängigen Kalziumkanäle an den präsynaptischen aktiven Zonen werden geöffnet. Das einströmende Kalzium bindet an synaptische Proteine der Freisetzungsstellen und löst so die Exozytose synaptischer Vesikel aus. Das in den synaptischen Spalt freigesetzte Glutamat führt zu Erregung der postsynaptischen Hörnervenfasern, die Informationen über die Schallreize in Aktionspotenzialsequenzen (Entladungsraten) kodieren. Anders als bei der „Alles oder Nichts" Übertragung durch Aktionspotentiale an den phasischen Synapsen des Zentralnervensystems (ZNS) wird in den IHZ das Ausmaß der Transmitterfreisetzung durch die von der Reizstärke abhängige Depolarisation bestimmt. Die aktiven Zonen der IHZ müssen Neurotransmitter sehr schnell und bis zu Stunden andauernd freisetzen, um einen zeitgetreuen und verlässlichen Informationstransfer auf die postsynaptische Hörnervenfasern zu gewährleisten. Es wird angenommen, dass diese außerordentlichen Leistungen der Synapsen durch spezielle präsynaptische Strukturen ermöglicht werden. Morphologisch augenscheinlich sind dabei die synaptischen Bänder („Ribbons"), die sich auch in Synapsen anderer sensorischer Zellen finden (zum Beispiel Photorezeptoren oder retinale Bipolarzellen). Es handelt sich dabei um kompakte Proteinaggregate, die, jede an einer aktiven Zone verankert, in das Zellinnere ragen und von angekoppelten synaptischen Vesikeln umgeben sind [8]. Bei Veränderungen der Mikroanatomie an diesen Bändersynapsen ist der Informationstransfer an diesen Synapsen eingeschränkt und eine auditorische Synaptopathie ist die Folge.

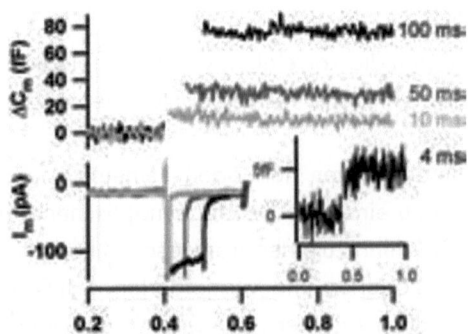

Abb. 1

IHZ-Kapazitätsmessungen. IHZ wurden mit Depolarisationen verschiedener Dauer (4, 10, 50, 100 ms) stimuliert und die korrespondierenden Kapazitätsänderungen aufgetragen. Im unteren Feld sind die Kalziumeinwärtsströme dargestellt. Das Inset zeigt den Kapazitätszuwachs nach einer 4 ms Depolarisation

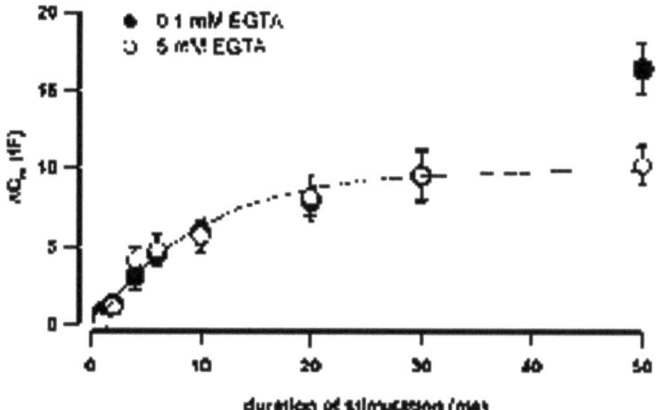

Abb. 2
Schnelle Kapazitätsänderungen als Funktion der Stimulationsdauer. In den ersten Millisekunden der Stimulation zeigte sich eine Sättigung der Kapazitätszunahmen (Zeitkonstante 10 ms). Die Kapazitätsantworten waren mit hohem (5 mM) und niedrigem (0,1 mM) intrazellulärem Kalziumpuffer EGTA vergleichbar

Mit Hilfe der Patch-Clamp Technik [2] sind Messungen der präsynaptischen Eigenschaften der IHZ möglich. So können der spannungsaktivierte Kalziumeinstrom, die elektrische Membrankapazität und in Kombination mit optischen Messungen die räumlich gemittelte, zytosolische Kalziumkonzentration in IHZ bestimmt werden. Auf diese Weise können die Eigenschaften der präsynaptischen Vesikelpopulationen, die Kalziumabhängigkeit der Transmitterfreisetzung und der nachfolgenden Endozytose studiert werden.

Material und Methoden

Als Präparate dienten akut isolierte Corti'sche Organe, die aus der apikalen Cochlea von Mäusen gewonnen wurden. Die Präparate wurden mit Hilfe von durch Platindrähte beschwerten Nylon-Gittern in der Badkammer fixiert. Für die Ausbildung einer hochohmigen Abdichtung zwischen Patch-Pipette und basolateraler Membran der IHZ („Giga-Seal") wurden mit Reinigungspipetten die Tektorialmembran und die die IHZ umgebenden Stützzellen entfernt. Die Patch-Clamp Ableitungen wurden mit computerkontrollierten EPC-9 Patch-Clamp Verstärkern und der Software „Pulse" (HEKA-Elektronik, Lambrecht) durchgeführt. Die Membrankapazität wurde durch eine Impedanzanalyse nach Anregung mit einer sinusförmigen Spannung ermittelt. Bei der Exozytose von Transmitter kommt es zum Verschmelzen synaptischer Vesikel mit der Plasmamembran, was zu einer Zunahme der Membranoberfläche bzw. ihrer Kapazität führt [6]. Nachfolgend verringert sich die Membranoberfläche mit langsamerer Kinetik wieder, da das hinzugefügte Membranmaterial durch Abschnürung wieder internalisiert wird (Endozytose). Daher sind Exozytose und Endozytose an der afferenten Synapse der IHZ mit Hilfe von Membrankapazitätsmessungen messbar. Mit Hilfe eines Umrechnungsfaktors von 37 atto Farad pro Vesikel [3] ist es möglich, die Amplitude von Kapazitätsantworten als Anzahl fusionierter synaptischer Vesikel auszudrücken. Das intrazelluläre Kalzium wurde mit den Kalziumindikatoren Fura-2 oder Furaptra photometrisch gemessen. Für die Blitzlichtphotolyseexperimente wurde der photolabile Chelator DM-Nitrophen benutzt. Für die Hirnstammaudiometrie sowie Messung von otoakustischen Emmissionen wurden tone bursts und Click-Stimuli verwendet (System 2, Tucker-Davis).

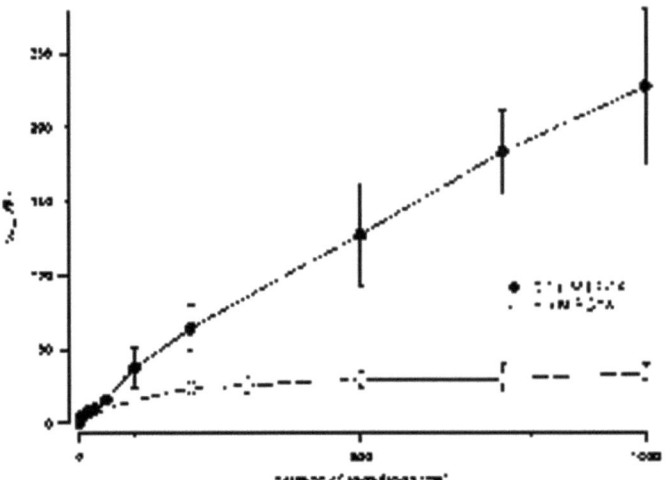

Abb. 3
Langsame Kapazitätsänderungen als Funktion der Stimulationsdauer. Bei niedrigem (0.1 mM) intrazellulärem Kalziumpuffer EGTA konnten die Transmitterausschüttungen bis zu 1 s nicht erschöpft werden. Mit hohem (5 mM) EGTA kam es zu einer Suppression der langsamen Kapazitätszunahmen nach den ersten 30 ms

Ergebnisse und Diskussion

Die IHZ wurden mit Hilfe von Depolarisationen stimuliert und die resultierenden Membrankapazitätsänderungen (ΔC_m) aufgezeichnet (Abb. 1). Obwohl mit der Dauer der Depolarisation auch die Zahl der freigesetzten Vesikel in IHZ zunahm (gemessen als ΔC_m), manifestierte sich innerhalb von 10 bis 30 ms eine Abnahme der Freisetzungsrate, die wir als präsynaptische Depression bezeichnen [5]. Die initiale schnelle Phase der Neurotransmitterfreisetzung in IHZ erreichte sehr hohe Sekretionsraten (im Mittel: 28.000 Vesikel/s). Die darauffolgende, anhaltende Phase der Neurotransmitterfreisetzung mit einer Rate von 9.000 Vesikel/s konnte mit Depolarisationen von einer Sekunde nicht erschöpft werden. Abbildung 2 zeigt die schnelle und langsame Phase der Transmitterfreisetzung als Funktion der Stimulationsdauer. Wenn man 20 aktive Zonen pro IHZ annimmt, bedeutet dies, dass jede aktive Zone bei starker Stimulation initial mit einer Rate von 1.400 Vesikel/s freisetzt. Diese hohe Rate der Transmitterfreisetzung erklärt die hohen Entladungsraten, die in Hörnervenfasern unmittelbar nach Einsetzen starker akustischer Stimuli beobachtet werden. Ermöglicht wird diese schnelle Kinetik durch die enge räumliche Kopplung der freisetzungsbereiten Vesikel mit schnell-schaltenden Kalziumkanälen, was in Experimenten mit intrazellulären Kalziumchelatoren deutlich wurde (Abb. 2). Die schnelle Abnahme der präsynaptischen Freisetzung ist wahrscheinlich durch eine limitierte Zahl sofort freisetzungsbereiter Vesikel (ca. 280) bedingt. Es ist anzunehmen, dass diese Vesikelpopulation („readily releasable pool") den morphologisch direkt an der aktiven Zone verankerten Vesikeln entpricht. Der Zeitverlauf ihrer Freisetzung ähnelt dem Zeitverhalten schneller Formen der peripheren, auditorischen Adaptation [9]. Eine Inaktivierung des präsynaptischen Kalziumstromes konnte als signifikanter Mechanismus für auditorische Adaptation ausgeschlossen werden. Die Erholung der Freisetzungsbereitschaft (Wiederauffüllen des „readily releasable pools") nach synaptischer Depression folgte einem ähnlichen biexponentiellen Zeitverlauf wie die Regeneration des Summenaktionspotenziales des Hörnervs (Vorwärtsmaskierung) nach schneller Adaptation [7]. Es kann daher angenommen werden, dass Vesikeldepletion zur schnellen, peripheren auditorischen Adaptation beiträgt. Die langsamere, anhaltende Komponente der exozytischen Kapazitätsantwort könnte sowohl ein sehr schnelles Auffüllen des „readily releasable pools" an den aktiven Zonen darstellen als auch der langsameren Fusion einer großen Population von Vesikeln entsprechen, die außerhalb der aktiven Zonen mit der Plasmamembran verschmelzen.

Um die Anzahl der fusionskompetenten Vesikel unabhängig von ihrer Lokalisation zu präsynaptischen Kalziumkanälen zu quantifizieren und die Kalziumabhängigkeit der Exozytose an einer Bändersynapse vom Säuger zu messen, wurden Experimente mit photolabilen Kalziumchelatoren durchgeführt. Mit Hilfe der Blitzlichtphotolyse kann das intrazelluläre Kalzium ([Ca]$_i$) homogen im Zytoplasma erhöht werden und mit einem Kalziumindikator photometrisch gemessen werden. Schnelle Erhöhungen des [Ca]$_i$ über 8 µM bedingten eine Kapazitätszunahme, die der Fusion von ungefähr 40.000 Vesikeln entspricht (Abb. 3). Die Kinetik der Exozytose zeigte eine sehr steile Kalziumabhängigkeit und erreichte maximale Raten von > 30.000.000 Vesikel/s. In einem kinetischen Modell musste die Bindung von 5 Kalziumionen an Proteine des Freisetzungsapparates angenommen werden, um die steile Kalziumabhängigkeit der Exozytose in IHZ zu beschreiben [1]. Mit Hilfe des Modells ist es

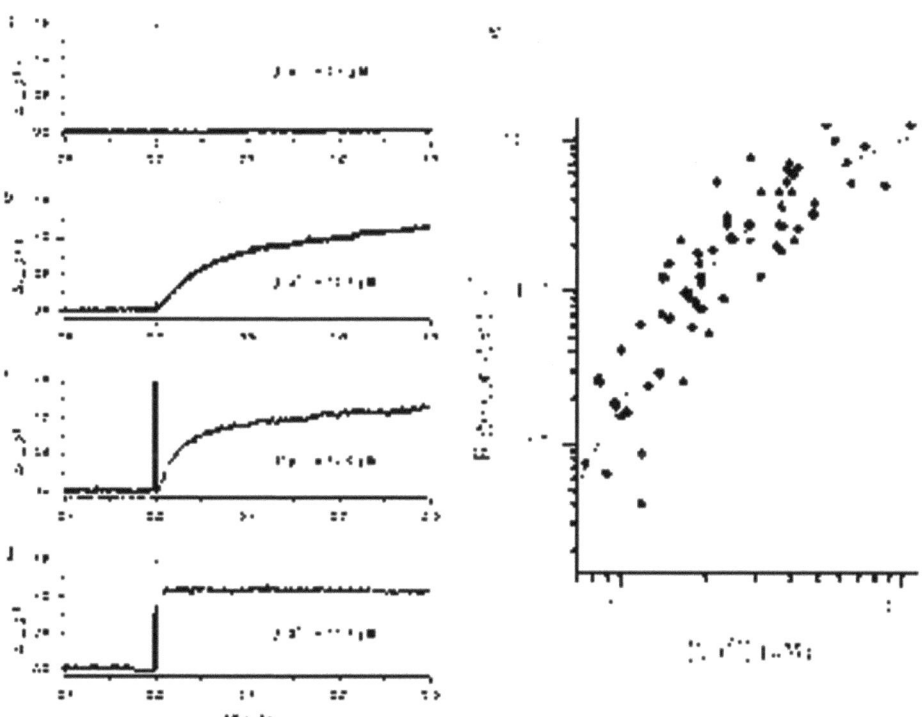

Abb. 4
Steile Kalziumabhängigkeit der Exozytose. Mit Flash-Photolyse von „caged-calcium" ließen sich Kapazitätszunahmen von ca. 1.5 pF evozieren (~40.000 Vesikel). In **a–d** sind die Kapazitätsantworten bei steigendem intrazellulärem Kalzium aufgezeigt. In **e** wird die steile Kalziumabhängigkeit der Ratenkonstante demonstriert

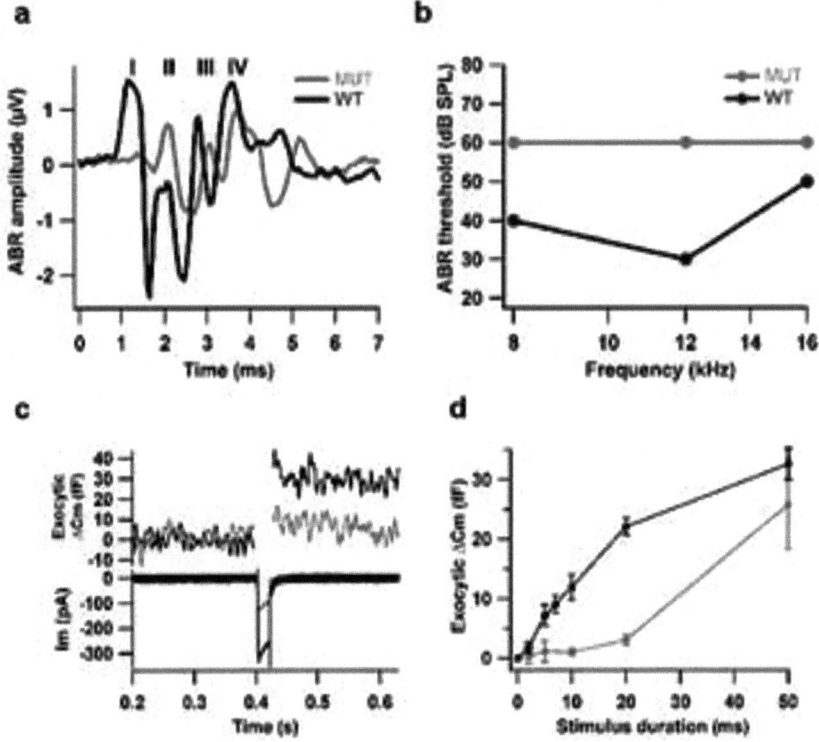

Abb. 5
*Vergleich zwischen Mausmutante Bassoon und Wildtyp. In der Hirnstammaudiometrie finden sich pathologische Potentialmuster bei Mäusen denen Bassoon fehlt (**a**). Die Schwellenwerte sind bei Bassoonmutanten deutlich erhöht (**b**). Die Kapazitätszunahme sowie der Kalziumeinwärtsstrom sind signifikant reduziert (**c**). Die initial schnelle Phase der Neurotransmitterausschüttung ist reduziert (**d**)*

möglich das [Ca]$_i$ an den Freisetzungsstellen zu bestimmen. Die exozytische Fusion von Vesikeln mit der Plasmamembran wurde stets durch Endozytose mit einer Zeitkonstante von 15 s kompensiert. Ein höheres [Ca]$_i$ aktivierte eine schnellere Form der Endozytose und kontrollierte die relative Beteiligung dieser schnellen Form an der gesamten Endozytose. Die Kinetik dieser schnellen Endozytose (Zeitkonstante von 300 ms) zeigte keine Abhängigkeit von [Ca]$_i$.

Mausmutanten für das synaptische Protein Bassoon, deren Haarzellsynapsen das präsynaptische Band fehlte (> 90% der Synapsen), zeigten eine starke Reduktion der schnellen Transmitterfreisetzung (Abb. 4) [4]: Ableitungen von Summenaktionspotenzialen der Spiralganglienneurone sowie die Hirnstammaudiometrie bestätigten eine Hörstörung in diesem Tiermodell. Dabei wurde eine klare Korrelation zwischen schneller Transmitterfreisetzung der IHZ und dem Summenaktionspotenzial der Spiralganglienneurone angezeigt. Als Hinweis auf eine intakte cochleäre Verstärkung fanden wir erhaltene DPOAE und Mikrophonpotenziale. Die Hörstörung der Bassoonmutante stellt somit eine auditorische Synaptopathie mit einem selektiven Defekt der synchronen synaptischen Transmission von IHZ zum Hörnerv dar.

Literatur

1. Beutner D, Voets T, Neher E, Moser T (2001) Calcium dependence of exocytosis and endocytosis at the cochlear inner hair cell afferent synapse. Neuron 29: 681–690
2. Hamill OP, Marty A, Neher E, Sakmann B, Sigworth FJ (1981) Improved patch-clamp techniques for high-resolution current recording from cells and cell-free membrane patches. Pflügers Arch 391: 85–100
3. Lenzi D, Runyeon JW, Crum J, Ellisman MH, Roberts WM (1999) Synaptic vesicle populations in saccular hair cells reconstructed by electron tomography. J Neurosci 19: 119–132
4. Khimich D, Nouvian R, Pujol R, tom Dieck S, Egner A, Gundelfinger ED, Moser T (2005) Khimich hair cell synaptic ribbons are essential for synchronous auditory signaling (eingereicht)
5. Moser T, Beutner D (2000) Kinetics of exocytosis and endocytosis at the cochlear inner hair cell afferent synapse of the mouse. Proc Natl Acad Sci USA 97: 883–888
6. Neher E, Marty A (1982) Discrete changes of cell membrane capacitance observed under conditions of enhanced secretion in bovine adrenal chromaffin cells. Proc Natl Acad Sci USA 79: 6712–6716
7. Relkin EM, Doucet JR (1991) Recovery from prior stimulation. I: Relationship to spontaneous firing rates of primary auditory neurons. Hear Res 55: 215–222
8. von Gersdorff H, Vardi E, Matthews G, Sterling P (1996) Evidence that vesicles on the synaptic ribbon of retinal bipolar neurons can be rapidly released. Neuron 16:1221–1227
9. Yates GK, Robertson D, Johnstone BM (1985) Very rapid adaptation in the guinea pig auditory nerve. Hear Res 17: 1–12

Zur Funktion cochleärer und vestibulärer Rezeptoren und Ionenkanäle

M. KNIPPER, C. BRAIG, J. ENGEL und U. ZIMMERMANN

In der inneren Haarzelle (IHZ) führt Depolarisierung zur Aktivierung des L-Typ Ca^{2+}-Kanals $Ca_v1.3$ (oder auch $\alpha1D$) und dem für die Transmitterfreisetzung erforderlichen Ca^{2+}-Einstrom. Die $Ca_v1.3^{-/-}$-Mausmutanten sind taub und zeigen überraschenderweise primäre Degenerationen der äußeren Haarzellen (ÄHZ) in apikalen Cochleawindungen.

Die zeitliche Präzision der Transmitterfreisetzung der IHZ hängt maßgeblich von der Repolarisierungszeit durch den Ausstrom von Kalium ab. Zur Zeit geht man davon aus, dass ein besonderer Ca^{2+}-abhängiger K^+-Kanal vom BK-Typ diese Aufgabe übernimmt und für die phasenabgestimmte Transmitterfreisetzung der IHZ bis zu Frequenzen von 1–2 kHz verantwortlich ist. Interessanterweise wird gerade der BK-Kanal in IHZ in der $Ca_v1.3^{-/-}$-Mausmutante nicht exprimiert, während die Rezeptoren und Ionenkanäle, die mit einer vorübergehenden efferenten Innervation gekoppelt sind, wie der Kaliumkanal SK2 und der Acetylcholinrezeptor $AChR\alpha9/\alpha10$, persistieren, was auf eine funktionelle Kopplung der Entwicklungsereignisse hindeutet. Untersuchungen an BKα-Mausmutanten zeigen überraschenderweise in den ersten postnatalen Wochen keine Verschlechterung der Hörschwelle. Eine progressive Schwerhörigkeit im hochfrequenten Bereich ist mit dem Verlust der aktiven Cochleamechanik korreliert sowie einer Degeneration der ÄHZ bevorzugt in basalen Cochleawindungen, weniger in apikalen. Zeitgleich mit dem Verlust der Hörschwelle lässt sich in BKα-Mausmutanten als ein erstes Anzeichen eines pathologischen Phänotyps der ÄHZ der Verlust eines anderen Kaliumkanals, des KCNQ4, beobachten. KCNQ4 wird für die Taubheit in DFNA2 Familien verantwortlich gemacht. Die pharmakologische Blockade von KCNQ4 führt – wie kürzlich gezeigt [19] – zu einem Phänotyp, der dem nach BKα-Gen-Deletion ähnelt: Auch nach KCNQ4-Blockade lässt sich ein hochfrequenter Hörverlust mit Verlust der aktiven Cochleamechanik und Verlust der ÄHZ in basalen Cochleawindungen nachweisen. Die Funktion der KCNQ4-Kanäle in IHZ und im Vestibularorgan bleiben in $BK\alpha^{-/-}$-Mausmutanten unbeeinträchtigt. Wie die Deletion des BK-Gens zum Verlust des KCNQ4-Kanals speziell in ÄHZ der basalen Cochleawindungen führt, ist unverstanden. Zusammenfassend zeigen die Befunde eine mögliche Ursache der Überempfindlichkeit der ÄHZ in gerade basalen Cochleawindungen auf, weisen auf die putative Unterschiedlichkeit von ÄHZ in apikalen und basalen Windungen hin und deuten die bisher wenig beachtete Problematik der funktionellen Kopplung von Ionenkanälen und Rezeptoren an, die insbesondere auch bei dem Problem der Prädispositionen für Schwerhörigkeit in Zukunft Beachtung finden muss.

Zusammenfassung

Eine frequenzabgestimmte Erregung der inneren Haarzellen wird durch Kontraktilität äußerer Haarzellen amplifiziert. Zum Teil erst jüngst identifizierte Ionenkanäle, Transporter und Rezeptoren in inneren (IHZ) und äußeren (ÄHZ) Haarzellen gewährleisten den komplexen Transduktionsprozess der hochspezialisierten Haarzellen. Neuere Experimente zeigen, dass der für die IHZ Funktion essentielle $Ca_v1.3$-Ionenkanal auch in ÄHZ exprimiert wird. Darüber hinaus zeigen überraschende Befunde, dass der vermeintlich an den $Ca_v1.3$ funktionell gekoppelte, für die Phasenkopplung verantwortlich gemachte Kaliumkanal der IHZ, der Ca^{2+}-abhängige BK-Kanal, auch in ÄHZ exprimiert wird. Die Deletion des $Ca_v1.3$-Ionenkanals führt zur Taubheit, die mit einer Degeneration von ÄHZ bevorzugt in apikalen/medialen Cochleawindungen einhergeht. Die Deletion des Ca^{2+}-abhängigen BK-Kaliumkanals führt zur progressiven Schwerhörigkeit, die mit einer Degeneration von ÄHZ bevorzugt in basalen/midbasalen Cochleawindungen einhergeht. Diese Befunde sind überraschend, da man bisher den entscheidenden Phänotyp beider Ionenkanäle in den IHZ vermutete, und der Zelltod von ÄHZ in entweder apikalen/medialen oder midbasalen/basalen Cochleawindungen nicht mit einem entsprechendem restriktiven Expressionsmuster der jeweiligen Ionenkanäle einhergeht. Die Beobachtungen zeigen definitiv, dass ÄHZ in hoch- bzw. niedrigfrequenten Cochlearegionen eine unterschiedliche Empfindlichkeit für die Deletion distinkter Ionenkanäle aufweisen, d.h. einen unterschiedlichen Phänotyp ausprägen. Die Aufklärung der unterschiedlichen Phänotypen der Haarzellen scheint klinisch relevant, da die Ursache definierter genetischer Defekte im Menschen mit Hoch- oder Niedrigtonverlust hier ihren molekularen Ursprung haben könnte. Ebenso könnten hormonelle und trophische Störungen während der Entwicklung des Hörorgans, aber auch Störungen im maturen oder alternden Hörorgan die beiden Haarzelltypen unterschiedlich beeinflussen und in Zukunft mit Schädigungen entweder apikaler oder basaler Haarzelltypen kausal in Verbindung gebracht werden.

Einleitung

$Ca_v1.3$- und BK-Kanäle im funktionellen Kontext von spezialisierten Ionenkanälen und Rezeptoren der IHZ und ÄHZ

Eine einzige Reihe von inneren Haarzellen im Cortischen Organ ist in der Mitte der Cochlea arrangiert, um die schallgetriebenen Bewegungen der cochleären Basilarembran in die Freisetzung des Neurotransmitters Glutamat zu transduzieren und damit die peripheren Dendriten der Spiralganglienneurone zu aktivieren, die das Signal über den VIII. Nerv ans Gehirn weiterleiten.

Der evolutionäre Druck zunehmend breiterer Frequenzwahrnehmung bei paralleler Anforderung, minimale Zeitdifferenzen des Schalls wahrzunehmen, führte dazu, den Transduktionsapparat insbesondere der inneren Haarzelle immer mehr auf Schnelligkeit und Phasenabgestimmtheit zu spezialisieren. Dies wurde

offenbar u.a. durch schnelle Kalzium- und Kaliumkanäle sowie spezialisierte Transmitterrezeptoren und besondere synaptische Strukturen wie die Ribbonsynapse realisiert.
Im Gegensatz zu N-, P- oder Q-Kalziumkanälen, die im Zentralnervensystem zur synaptischen Übertragung benutzt werden, sind es in der inneren Haarzelle L-Typ Ca^{2+}-Kanäle), die α1-Untereinheit Ca_v1.3 oder α1D besitzen [21]. Diese haben den Vorteil, dass sie sehr schnell aktivieren und langsam inaktivieren und dadurch die zeitlich präzise abgestimmte Transmitterfreisetzung gewährleisten, die für eine normale Hörfunktion notwendig ist. Noch ist nicht bekannt, ob irgendeine Schwerhörigkeit beim Menschen mit der Dysfunktion dieses Kanals einhergeht. Die Deletion des Kalziumkanals Ca_v1.3 in Mausmutanten führt zur Taubheit [21]. Kurz nach Hörfunktionsbeginn kommt es zur Degeneration erst der äußeren Haarzellen, dann der inneren Haarzellen, gefolgt von der Degeneration der Spiralganglienneurone [5, 21]. Bisher war eine Expression oder Funktion von Ca_v1.3 in ÄHZ nur vermutet worden. Erst kürzlich konnten erstmals Ca_v1.3-mediierte Ströme und die Expression von Ca_v1.3 in ÄHZ nachgewiesen werden (Knirsch M, Braig C, Münkner S, Knipper M, Engel J: Persistence of Ca_v1.3 Ca^{2+} channels suggests afferent function of mouse outer hair cells after the onset of hearing, *zur Publikation eingereicht*).
Noch wird angenommen, dass die über den Ca_v1.3-Kanal einströmenden Ca^{2+}-Ionen einen Ca^{2+}-abhängigen Kaliumkanal vom BK-Typ (KCNMA) direkt aktivieren und so über die hohe Leitfähigkeit des BK-Kanals eine sehr schnelle Repolarisierung der IHZ garantiert wird [13]. Die schnelle Zeitkonstante dieses Kanals, der erst mit Beginn der Hörfunktion exprimiert wird, synchronisiert die Ca^{2+}-Aktivität mit der Mechanotransduktion bis zu mehreren kHz und ermöglicht erst dadurch, dass die Transmitterfreisetzung bis zu Frequenzen von 1–2 kHz phasenabgestimmt ist [13]. Bisher ging man davon aus, dass der BK-Kanal bevorzugt in IHZ exprimiert wird.

Direkte elektrische Ableitungen an der afferenten Faser innerer Haarzellen ermöglichten erste Einblicke in die Effizienz der Transmitterfreisetzung dieser schnellen Synapse. So geht man zur Zeit davon aus, dass die Ribbonsynapse bei Depolarisierung die Fusionen vieler Vesikel initiiert, um die Fusion eines Vesikels zu garantieren [2]. Die Freisetzung schon eines Transmittervesikels scheint darüber hinaus zu genügen, um ein Aktionspotenzial des afferenten cochleären Nerven hervorzurufen [4].
Die mechano-elektrische Abstimmung der inneren Haarzellen wird durch die elektro-mechanischen Eigenschaften der jeweils drei Reihen äußerer Haarzellen am Ort verstärkt. Die Depolarisierung der ÄHZ-Zellkörper induziert kontraktile Bewegungen, welche in die Bewegung des Cortischen Organs zurückfließen und so das Resonanzverhalten der gesamten Struktur verstärken. Das für diese motile Zellantwort der ÄHZ kodierende Protein ist kürzlich als Prestin, das fünfte Mitglied aus der Familie der Sulfat-Anionen-Transporter SLC26, SLC26A5, identifiziert und kloniert worden [28]. Die genomische Sequenz und transkriptionelle Kontrolle weist auf starke Homologien zum humanen Prestin-Gen hin [27].
In der Basis der äußeren Haarzellen [9, 10] und in den inneren Haarzellen [1, 16, 20] wird ein Kaliumkanal vom KCNQ4-Typ exprimiert. Dieser scheint das molekulare Korrelat zu dem für äußere Haarzellen charakteristischen Kaliumstrom $I_{K,n}$ zu sein [8, 16, 18]. Wenigstens vor Hörfunktionsbeginn wird der L-Typ Kalziumkanal Ca_v1.3 nicht nur in den inneren (siehe oben), sondern auch in den äußeren Haarzellen nachgewiesen [17]. Die transiente Expression wird mit der progressiven Degeneration der ÄHZ in Ca_v1.3$^{-/-}$-Mausmutanten korreliert [21].
Elektrophysiologische Daten wiesen darüber hinaus auf die Expression von BK-Kanälen in den ÄHZ hin [25]. Dennoch scheint die Expression des BK-Kanals in ÄHZ nach wie vor widersprüchlich [7, 14, 24]. Erst kürzlich konnte der Phänotyp von BK-Mausmutanten mit der Expression von BK in ÄHZ und einer

progressiven Schwerhörigkeit korreliert werden [22].
Zusammenfassend lässt sich feststellen, dass einem **Ca$_V$1.3-Kanal** und einem Ca^{2+}-aktivierten Kaliumkanal, dem **BK**-Kanal, in der inneren Haarzelle eine gekoppelte Funktion für die schnelle Transmitterfreisetzung zugesprochen wird. Ihre Funktion und genaue Expression in ÄHZ ist jedoch bisher nicht verstanden.

Material und Methoden

Tiere
BKα$^{-/-}$ 129svj Inzucht-Mausmutanten wurden generiert und gezüchtet wie beschrieben [23]. Ca$_V$1.3$^{-/-}$ mit einem „mixed backround" C57xF129 wurden generiert und gezüchtet wie in [21] beschrieben.

Immunhistochemie
Die Cochleae wurden isoliert, präpariert und fixiert wie beschrieben [21, 27]. Antikörper gegen Prestin [27] und KCNQ4 [22] wurden generiert und eingesetzt wie in diesen Arbeiten beschrieben. Anti-NF200 (polyclonal anti-sheep, The Binding Site, PH187) und anti-synaptophysin (polyclonal anti-sheep, The Binding Site, PH510) wurden zur Gegenfärbung eingesetzt wie beschrieben [22]. Die Schnitte wurden mit Vectashield Mounting Medium mit DAPI (Vector Laboratories) eingebettet und mit Hilfe eines Olympus AX70 Mikroskopes mit Epifluoreszenz-Anregung digital aufgenommen.
Die Analyse der BKα-Expression wurde mit Hilfe der konfokalen Laser-Mikroskopie analysiert und aufgenommen wie beschrieben [22].

Riboprobensynthese und in situ-Hybridisierung
Mit Hilfe von Oligonucleotid-Primern gegen die porenformende α-Untereinheit des BK-Kanals BK-USP 5'-GACTGCAGCTGGATTCATC-CACTTGG-3' and BK-DSP 5'-CCATGTTTGC-CAGCTACGTCCCTG-3' (221bp) und gegen den Ca$_V$1.3-Kanal Ca$_V$1.3-USP 5'-GAGGGT CTTGCGGCCTCTCAGAGC-3' and Ca$_V$1.3-DSP 5'-ATCTCCACACGGTAGTTGTAGACA GGA-3' (421bp) wurden PCR-Fragmente aus cDNA der Rattencochlea (P25) amplifiziert, in pC®II TOPO Vector (Invitrogen) kloniert und sequenziert. Komplementäre Stränge für Sense und Antisense wurden entweder von SP6- oder T7 Promotor-Regionen in Anwesenheit von Digoxigenin-Labeling Mix (Roche) transkribiert und die in situ-Hybridisierung durchgeführt wie beschrieben [11, 12].

Ergebnisse und Diskussion

Expression des Ca$_V$1.3- und des BK-Ionenkanals in IHZ und ÄHZ
Das Expressionsmuster des Ca$_V$1.3-Ionenkanals und des BK-Kanals ist nach wie vor widersprüchlich [6, 7, 14, 24]. Mit Hilfe der

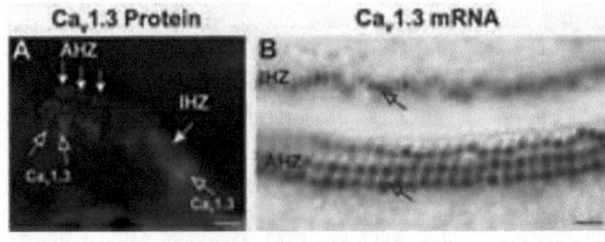

Abb. 1
*Expression von Ca$_V$1.3-Protein (**A**) und Ca$_V$1.3-mRNA (**B**) in der Rattencochlea am postnatalen Tag 15 (P15). (**A**) Ca$_V$1.3-Protein (offener Pfeil) und (**B**) Ca$_V$1.3-mRNA (offener Pfeil) lässt sich in inneren Haarzellen (IHZ) und äußeren Haarzellen (ÄHZ) nachweisen. Der Kryoschnitt (**A**) wurde mit einer DAPI-Kernfärbung (blau) gegengefärbt. Größenstandard = 10 μm (**A**); 25 μm (**B**)*

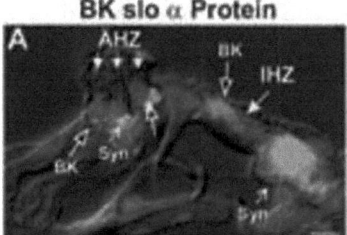 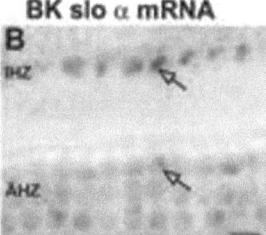

Abb. 2
Expression der α-Untereinheit des BK-Kanalproteins (**A**) und der mRNA (**B**) in der Rattencochlea an P15. (**A**) Co-Färbung von BK-Protein (offener Pfeil, rote Färbung) und Synaptophysin (Pfeilspitze, grüne Färbung). Der Kryoschnitt wurde mit einer DAPI-Kernfärbung (blau) gegengefärbt. BK-Protein (**A**, offener Pfeil, rote Färbung) und BK-mRNA (**B**, offener Pfeil) lassen sich in inneren Haarzellen (IHZ) und äußeren Haarzellen (ÄHZ) nachweisen. Größenstandard = 10 μm (**A**); 25 μm (**B**)

Immunhistochemie lokalisieren wir das $Ca_V1.3$-Protein an der Basis der IHZ und ÄHZ (Abb. 1A, offener Pfeil) in der Rattencochlea am postnatalen Tag 15 (P15), dokumentiert für die mediale Windung. Zeitgleich kann mit Hilfe der „whole mount" in situ-Hybridisierungstechnik $Ca_V1.3$-mRNA in der IHZ und ÄHZ nachgewiesen werden (Abb. 1B).
Mit Hilfe der konfokalen Laser-Mikroskopie wurde das BK-Protein in der Rattencochlea an P15 im apikalen Bereich der IHZ (Abb. 2A, IHZ, offener Pfeil, rote Färbung) und im basalen Bereich der ÄHZ (Abb. 2A, ÄHZ, offener Pfeil, rote Färbung) nachgewiesen. An der Basis der IHZ lassen sich Synaptophysin-immunpositive Efferenzen nachweisen (Abb. 2A, IHZ, Pfeilspitze, grüne Färbung), die auf der Ebene der ÄHZ postsynaptisch der BK-positiven ÄHZ-Basis lokalisiert sind (Abb. 2A, ÄHZ, Pfeilspitze, grüne Färbung). Zeitgleich lässt sich mit Hilfe der „whole mount" in situ-Hybridisierungstechnik BK-mRNA in IHZ und ÄHZ nachweisen (Abb. 2B). Für die BK-Expression lässt sich in der IHZ keine unterschiedliche Expression entlang der tonotopen Achse der Cochlea nachweisen, während die BK-Expression in den ÄHZ wohl in apikalen Cochleawindungen detektierbar ist, die Intensität jedoch signifikant in Richtung basaler Windung zunimmt (Daten nicht gezeigt).
Aufgrund des Expressionsmusters des $Ca_V1.3$- und BK-Kanals in IHZ und ÄHZ würde man bei einer Gendeletion der beiden Ionenkanäle eine Schädigung von innerer und äußerer Haarzelle erwarten.

ÄHZ in apikalen und basalen Cochleawindungen weisen unterschiedliche Sensibilität für das Fehlen des BK-Kanals und des $Ca_V1.3$-Kanals auf

Wir konnten vor kurzem zum ersten Mal die Hörfunktion von Mausmutanten untersuchen, die eine BK-Gendeletion erfahren haben. Es zeigte sich eine progressive Schwerhörigkeit korreliert mit einem Verlust von ÄHZ in basalen/midbasalen Windungen und einem Verlust der aktiven Cochleamechanik, gemessen als Distorsionsprodukte otoakustischer Emissionen, DPOAEs [22]. In Abb. 3 wurde die Lokalisation von Prestin-Protein (Abb. 3A, offener Pfeil, rote Färbung) und KCNQ4-Protein (Abb. 3A, Pfeilspitze, grüne Färbung) mit Hilfe immunhistologischer Doppelfärbung in 18 Wochen alten BK-Wildtyp-Mäusen (BK wt) bzw. BK-knockout-Mausmutanten (BK ko) nachgewiesen. Der KCNQ4-Kanal, der das Ruhepotential der ÄHZ determiniert und für die Repolarisierung der ÄHZ verantwortlich ist [13], ist in dem Prestin-freien Pol der äußeren Haarzelle lokalisiert [10] (Abb. 3A, Pfeilspitze). In den BK-knockout-Mausmutanten zeigte sich zeitgleich zum Beginn der Schwerhörigkeit nach circa 8 Wochen eine Degeneration von

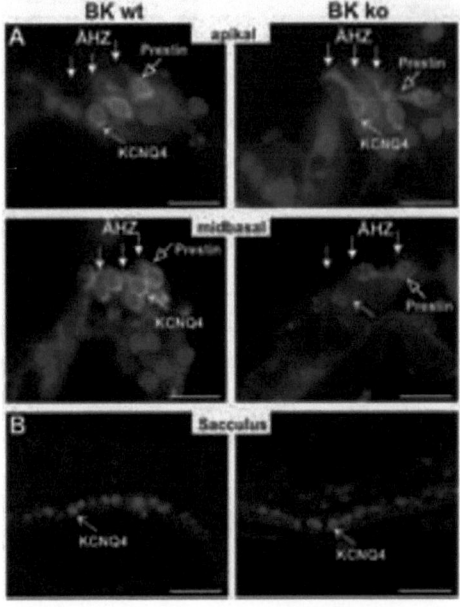

Abb. 3
A An Cochleaschnitten von 18 Wochen alten Wildtyp-Mäusen (BK wt) und BKα-Mausmutanten (BK ko) wurde eine Dreifachfärbung mit KCNQ4 (grün, Pfeilspitze), Prestin (rot, offener Pfeil) und DAPI (blau) durchgeführt. **B** KCNQ4-Expression (rot, Pfeilspitze) in Haarzellen des Vestibularorgans (Sacculus) von BK wt- und BKα ko-Tieren. Beachte die Degeneration von äußeren Haarzellen (ÄHZ) in den midbasalen Windungen der BK ko-Tiere bei gleichzeitigem normalen Phänotyp von ÄHZ in den apikalen Windungen und in Haarzellen des Vestibularorgans. Größenstandard = 20 µm (**A**); 50 µm (**B**)

ÄHZ in den midbasalen und basalen Windungen [22]. Wie in Abb. 3A gezeigt, führt die Degeneration nach 18 Wochen zu dem völligen Verschwinden des KCNQ4-Proteins (Abb. 3A, BK ko, mibasal, Pfeilspitze) in nur noch marginal Prestin-exprimierenden, degenerierenden ÄHZ (Abb. 3A, BK ko, midbasal, offener Pfeil). Interessanterweise sieht man zu dieser Zeit keinen signifikanten Unterschied in der KCNQ4-Verteilung in vestibulären Haarzellen (Abb. 3B, Sacculus, Pfeilspitze, rote Färbung). Im Rahmen der Studien zeigte sich, dass der Verlust des KCNQ4-Kanals in den ÄHZ der basalen/midbasalen Windungen der nachfolgenden Apoptose der Haarzellen voranschreitet und möglicherweise eine direkte Folge der BK-Deletion sein könnte [22]. Tatsächlich zeigt eine chronische pharmakologische Blockade des KCNQ4-Kanals einen überraschend identischen Phänotyp zur BK ko-Mausmutante. So führt in einem Tiermodell die chronische Blockade des KCNQ4-Kanals zum Verlust der ÄHZ in basalen/midbasalen, nicht aber in apikalen Windungen, begleitet von einem Verlust der DPOAEs [19]. Dies könnte als Indiz dafür gewertet werden, dass der BK-Kanal in den ÄHZ der basalen/midbasalen Windungen möglicherweise funktionell mit der Expression des KCNQ4-Kanals gekoppelt ist. Welcher molekulare Mechanismus einer solchen Kopplung zu Grunde liegen könnte, ist völlig unverstanden. Mutationen im KCNQ4-Gen sind für die autosomal-dominante Taubheit in vier DFNA2-Familien verantwortlich [3, 26]. Vergleichbar wie in Mausmutanten, könnte in DFNA2-Patienten eine chronische K^+-Überladung der Haarzellen zur langsamen Degeneration der Zellen führen, die den progressiven Hörverlust in diesen Patienten erklären [9, 10].

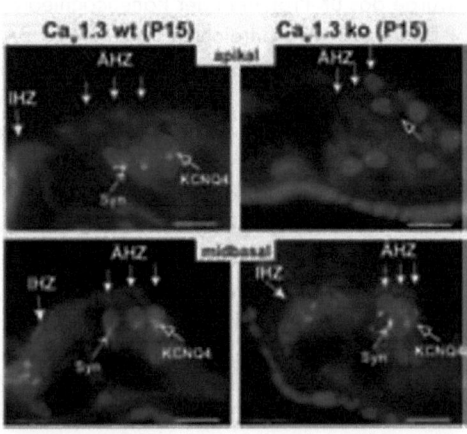

Abb. 4
An Cochleaschnitten von 15 Tage alten Wildtyp-Mäusen ($Ca_v1.3$ wt) und $Ca_v1.3$-Mausmutanten ($Ca_v1.3$ ko) wurde eine Dreifachfärbung mit KCNQ4 (rot, offener Pfeil), Synaptophysin (grün, Pfeilspitze) und DAPI (blau) durchgeführt. Beachte die Degeneration von äußeren Haarzellen (ÄHZ) in den apikalen Windungen der $Ca_v1.3$ ko-Tiere bei gleichzeitigem normalen Phänotyp von ÄHZ in midbasalen Windungen. Größenstandard = 20 µm

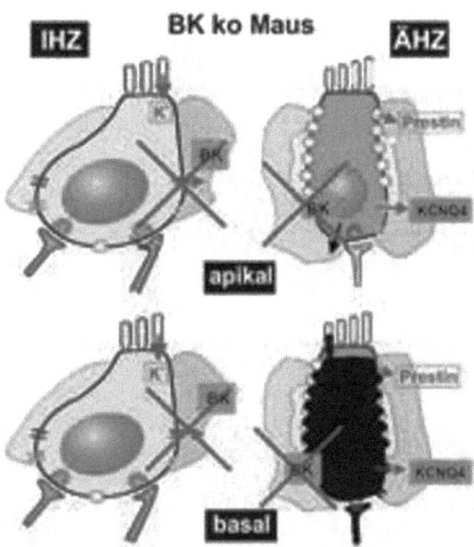

Abb. 5
Abstrakte Illustration des Degenerationsprofils der äußeren Haarzellen in der BK ko-Mausmutante. Beachte die Degeneration von äußeren Haarzellen (ÄHZ) im basalen (hochfrequenten) Bereich der Cochlea

Mausmutanten mit Deletion des $Ca_v1.3$-Kanals sind taub [5, 21]. Wir haben den Phänotyp der Haarzellen in den Mausmutanten auf die Expression distinkter Ionenkanäle untersucht. Es zeigt sich eine normale Expression von KCNQ4 in den ÄHZ der basalen und apikalen Cochleawindungen der Wildtyp-Mäuse an P15 (Abb. 4, $Ca_v1.3$ wt, offener Pfeil, rote Färbung). Eine normale Expression des KCNQ4 lässt sich ebenfalls in den ÄHZ der basalen und midbasalen Windungen der $Ca_v1.3$ ko-Mausmutante nachweisen (Abb. 4, $Ca_v1.3$ ko, midbasal, offener Pfeil, rote Färbung). In diesen Haarzellen sind die efferenten Projektionen mit Synaptophysin gegengefärbt (Abb. 4, Pfeilspitze, grüne Färbung). Die $Ca_v1.3$-Gendeletion führt jedoch zum Verlust der ÄHZ in apikalen (Abb. 4, $Ca_v1.3$ ko, apikal, offener Pfeil) und medialen (nicht gezeigt) Windungen. Erst kürzlich wurde mit Hilfe der Elektronenmikroskopie der Verlust der ÄHZ in apikalen Windungen der $Ca_v1.3$ ko-Mausmutante von der zweiten postnatalen Woche an beschrieben [5]. Wir fanden einen Verlust des Phänotyps der ÄHZ in apikalen/medialen Windungen von P8 an aufwärts, der wie in der BK ko-Mausmutante der Degeneration der Haarzellen vorausgeht (Daten nicht gezeigt). In Abb. 4 ist gezeigt, dass der gleiche Ionenkanal KCNQ4, der in der BK ko-Mausmutante zum Verlust der ÄHZ in basalen/midbasalen Windungen führt, nach Deletion des $Ca_v1.3$-Kanals in diesen basalen/midbasalen ÄHZ intakt ist, jetzt aber in den apikalen/medialen Windungen mit einer Degeneration der ÄHZ einhergeht.

Die Ergebnisse lassen sich wie folgt zusammenfassen: (1) Wir sehen eine Expression des BK-Kanals in IHZ und ÄHZ in allen Cochleawindungen, dennoch führt die Deletion des BK-Kanals bevorzugt zur Degeneration der ÄHZ in basalen und midbasalen Cochleawindungen (Abb. 5). (2) Wir gehen davon aus, dass der $Ca_v1.3$-Ionenkanal in IHZ und ÄHZ aller Cochleawindungen exprimiert wird, dennoch führt die Deletion des $Ca_v1.3$-Kanals bevorzugt zur Degeneration der ÄHZ in apikalen und medialen Cochleawindungen (Abb. 6).

Die oben aufgeführten Beobachtungen weisen auf einen differentiellen Phänotyp der äußeren Haarsinneszellen im hoch- bzw. niedrigfrequenten Bereich der Cochlea hin. Die Analyse dieses differentiellen Phänotyps kann sich in Zukunft von klinischer Relevanz erweisen, denn nur die feinabgestimmte differenzielle Expression der verschiedenen, teilweise auf die distinkten Anforderungen der Sinnesfunktion spezialisierten Ionenkanäle, Transporter und Rezeptoren gewährleistet ein normales Hörvermögen. Eine zunehmende Anzahl definierter genetischer Defekte im Menschen, aber auch im Tiermodell, weisen auf Fehlentwicklungen dieser Ionenkanäle, Transporter und Rezeptoren im Innenohr hin. Die oben gezeigten Daten zeigen, dass sich z.B. genetische Fehlentwicklungen der Ionenkanäle abhängig vom phänotypischen Kontext, in dem sie in einer Zelle exprimiert werden, von Zelle zu Zelle sehr unterschiedlich auswirken können. Das

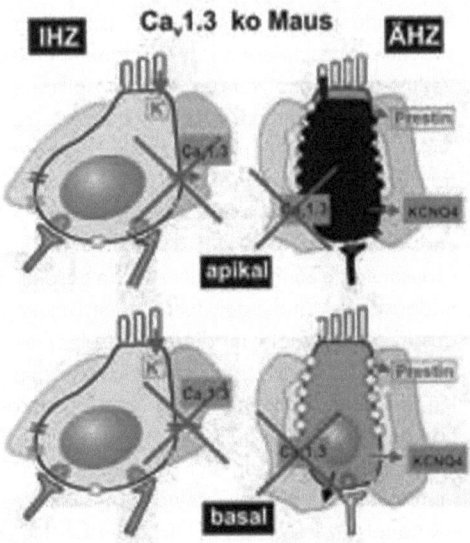

Abb. 6
Abstrakte Illustration des Degenerationsprofils der äußeren Haarzellen in der $Ca_v1.3$ ko-Mausmutante. Beachte die Degeneration von äußeren Haarzellen (ÄHZ) im apikalen (tieffrequenten) Bereich der Cochlea

Wissen um die Existenz von zwei unterschiedlichen Typen von äußeren Haarsinneszellen in der Cochlea, die unterschiedlich sensitiv auf die Deletionen von distinkten Ionenkanälen reagieren, zeigt, dass nicht nur genetisch bedingte Defekte, sondern auch hormonelle und trophische Störungen während der Entwicklung des Hörorgans, aber auch Störungen im maturen oder alternden Hörorgan einen sehr unterschiedlichen Einfluss auf die Empfindlichkeit dieser Haarzellen entwickeln könnten. In Zukunft könnten sich Hoch- und Tieftonschwerhörigkeiten möglicherweise zu der offenbar unterschiedlichen Komposition der Membranproteine dieser verschiedenen Haarzelltypen zuordnen lassen.

Die rasche Entwicklung der Humangenetik und Molekularbiologie und die funktionelle und molekulare Analyse einer zunehmenden Anzahl definierter Maus-Mutationsmodelle wird bald differenziertere Diagnostik von Innenohrpathologien ermöglichen. Ionenkanäle sind gute Zielmoleküle für Pharmaka und Ionen-kanal-Agonisten oder -Antagonisten und könnten neben gezielten gentherapeutischen Maßnahmen die Therapiechancen von Innenohrschwerhörigkeit in Zukunft erweitern helfen.

Literatur

1. Beisel KW, Nelson NC, Delimont DC, Fritzsch B (2000) Longitudinal gradients of KCNQ4 expression in spiral ganglion and cochlear hair cells correlate with progressive hearing loss in DFNA2. Brain Res Mol Brain Res 82: 137–149
2. Beutner D, Moser T (2001) The presynaptic function of mouse cochlear inner hair cells during development of hearing. J Neurosci 21: 4593–4599
3. Coucke PJ, Van Hauwe P, Kelley PM et al (1999) Mutations in the KCNQ4 gene are responsible for autosomal dominant deafness in four DFNA2 families. Hum Mol Genet 8: 1321–1328
4. Glowatzki E, Fuchs PA (2002) Transmitter release at the hair cell ribbon synapse. Nat Neurosci 5: 147–154
5. Glueckert R, Wietzorrek G, Kammen-Jolly K et al (2003) Role of class D L-type Ca2+ channels for cochlear morphology. Hear Res 178: 95–105
6. Hafidi A, Dulon D (2004) Developmental expression of Ca(v)1.3 (alpha1d) calcium channels in the mouse inner ear. Brain Res Dev Brain Res 150: 167–175
7. Hafidi A, Beurg M, Dulon D (2005) Localization and developmental expression of BK channels in mammalian cochlear hair cells. Neuroscience 130: 475–484
8. Housley GD, Ashmore JF (1992) Ionic currents of outer hair cells isolated from the guinea-pig cochlea. J Physiol 448: 73–98
9. Jentsch TJ (2000) Neuronal KCNQ potassium channels: physiology and role in disease. Nat Rev Neurosci 1: 21–30
10. Kharkovets T, Hardelin JP, Safieddine S et al (2000) KCNQ4, a K+ channel mutated in a form of dominant deafness, is expressed in the inner ear and the central auditory pathway. Proc Natl Acad Sci USA 97: 4333–4338
11. Knipper M, Gestwa L, Ten Cate WJ et al (1999) Distinct thyroid hormone-dependent expression of TrKB and p75NGFR in nonneuronal cells during the critical TH-dependent period of the cochlea. J Neurobiol 38: 338–356
12. Knipper M, Zinn C, Maier H et al (2000) Thyroid hormone deficiency before the onset of hearing causes irreversible damage to peripheral and central auditory systems. J Neurophysiol 83: 3101–3112

13. Kros CJ, Ruppersberg JP, Rusch A (1998) Expression of a potassium current in inner hair cells during development of hearing in mice. Nature 394: 281–284
14. Langer P, Grunder S, Rusch A (2003) Expression of Ca2+-activated BK channel mRNA and its splice variants in the rat cochlea. J Comp Neurol 455: 198–209
15. Marcotti W, Kros CJ (1999) Developmental expression of the potassium current IK,n contributes to maturation of mouse outer hair cells. J Physiol 520.3: 653–660
16. Marcotti W, Johnson SL, Kros CJ (2004) Effects of intracellular stores and extracellular Ca(2+) on Ca(2+)-activated K(+) currents in mature mouse inner hair cells. J Physiol 557: 613–633
17. Michna M, Knirsch M, Hoda JC et al (2003) Cav1.3 (alpha1D) Ca2+ currents in neonatal outer hair cells of mice. J Physiol 553: 747–758
18. Nakagawa T, Kakehata S, Yamamoto T, Akaike N, Komune S, Uemura T (1994) Ionic properties of IK,n in outer hair cells of guinea pig cochlea. Brain Res 661: 293–297
19. Nouvian R, Ruel J, Wang J, Guitton MJ, Pujol R, Puel JL (2003) Degeneration of sensory outer hair cells following pharmacological blockade of cochlear KCNQ channels in the adult guinea pig. Eur J Neurosci 17: 2553–2562
20. Oliver D, Knipper M, Derst C, Fakler B (2003) Resting potential and submembrane calcium concentration of inner hair cells in the isolated mouse cochlea are set by KCNQ-type potassium channels. J Neurosci 23: 2141–2149
21. Platzer J, Engel J, Schrott-Fischer A et al (2000) Congenital deafness and sinoatrial node dysfunction in mice lacking class D L-type Ca2+ channels. Cell 102: 89–97
22. Ruttiger L, Sausbier M, Zimmermann U et al (2004) Deletion of the Ca2+-activated potassium (BK) {alpha}-subunit but not the BK{beta}1-subunit leads to progressive hearing loss. Proc Natl Acad Sci USA 101: 12922–12927
23. Sausbier M, Hu H, Arntz C et al (2004) Cerebellar ataxia and Purkinje cell dysfunction caused by Ca2+-activated K+ channel deficiency. Proc Natl Acad Sci USA 101: 9474–9478
24. Skinner LJ, Enee V, Beurg M et al (2003) Contribution of BK Ca2+-activated K+ channels to auditory neurotransmission in the Guinea pig cochlea. J Neurophysiol 90: 320–332
25. van Den Abbeele T, Teulon J, Huy PT (1999) Two types of voltage-dependent potassium channels in outer hair cells from the guinea pig cochlea. Am J Physiol 277: C913–925
26. Van Hauwe P, Coucke PJ, Ensink RJ, Huygen P, Cremers CW, Van Camp G (2000) Mutations in the KCNQ4 K+ channel gene, responsible for autosomal dominant hearing loss, cluster in the channel pore region. Am J Med Genet 93: 184–187
27. Weber T, Zimmermann U, Winter H et al (2002) Thyroid hormone is a critical determinant for the regulation of the cochlear motor protein prestin. Proc Natl Acad Sci USA 99: 2901–2906
28. Zheng J, Shen W, He DZ, Long KB, Madison LD, Dallos P (2000) Prestin is the motor protein of cochlear outer hair cells. Nature 405: 149–155

Vestibulärer Kortex: Hirnaktivierungsmuster und klinisches Syndrom

M. DIETERICH

Das vestibuläre System detektiert lineare und rotatorische Kopfbeschleunigungen, es ist jedoch nicht in der Lage, Eigenbewegung bei konstanter Geschwindigkeit wahrzunehmen. Hierfür werden zusätzliche visuelle Informationen der relativen Umweltbewegung benötigt. Schaut man auf bewegte visuelle Stimuli ergeben sich zwei Möglichkeiten der Interpretation, entweder empfindet man sich selbst als stationär oder die Umwelt als stationär, das heißt die Reizmusterbewegung wird als relativ durch Eigenbewegung gedeutet. Dies lässt bereits eine enge Zusammenarbeit zwischen dem visuellen und vestibulären System vermuten, die mit Hilfe aktueller Hirnaktivierungsstudien beim Menschen näher charakterisiert werden konnte.
Aktivierungsstudien des vestibulären Systems können entweder mit Hilfe der kalorischen Reizung der äußeren Gehörgänge (Stimulation der horizontalen Bogengänge) oder durch galvanische Reizung über beiden Mastoidfortsätzen mit elektrischer Reizung des gesamten Vestibularnerven durchgeführt werden. Beide Techniken wurden in den letzten Jahren von verschiedenen Arbeitsgruppen eingesetzt, um die kortikale Repräsentation vestibulärer Areale im Kortex zu analysieren [1, 5, 13, 18]. Hier fanden sich einerseits Aktivierungen in der hinteren Insel, was dem sogenannten parieto-insulären vestibulären Kortex (PIVC) beim Affen entspricht, sowie darüber hinaus in einem Netzwerk von multisensorischen vestibulären Arealen wie im dorso-lateralen Thalamus, im Gyrus temporalis superior, im inferioren Parietallappen (BA 40), im anterioren Cingulum (BA 32), im medialen Frontallappen und präfrontalen Kortex (BA 46/9) sowie in okulomotorischen Arealen des frontalen Augenfeldes. Im Vergleich von gesunden Rechtshändern und gesunden Linkshändern konnte darüber hinaus festgestellt werden, dass mehrere Faktoren das Aktivierungsmuster beider Hemisphären beeinflussen: 1. die Dominanz der nicht-dominanten Hemisphäre, 2. die Seite des stimulierten Ohres mit einer stärkeren Aktivierung in der ipsilateralen Hemisphäre und 3. die Richtung der vestibulären Stimulation mit einer stärkeren Aktivierung in der Hemisphäre ipsilateral zur schnellen Nystagmusphase [4, 11]. Neben den Aktivierungen zeigten sich simultan während der vestibulären Stimulation Deaktivierungen in Teilen des visuellen und somatosensorischen Systems [1]. Damit ergeben sich Hinweise für eine hemmende

Interaktion der sensorischen Systeme – des vestibulären und des visuellen – der Gestalt, dass es während vestibulärer Reizung zu einer Aktivierung der multisensorischen vestibulären Kortexareale und einer gleichzeitigen Deaktivierung der visuellen Kortexareale kommt.

Die gleiche Region in der hinteren Insel, PIVC, stellte sich auch unter visueller optokinetischer Stimulation bei kleinem und bei großem Gesichtsfeld dar, und zwar diesmal im Sinne einer Deaktivierung bei gleichzeitiger Aktivierung visueller Kortexareale [12]. Diese Interaktion beider sensorischer Systeme ist damit unter visueller Stimulation reziprok. Ein solcher Mechanismus der reziproken hemmenden visuell-vestibulären Interaktion ermöglicht es, z.B. das Eigenbewegungsempfinden bei multisensorischen Bewegungsreizen durch ein Sinnessystem zu bestimmen, um so bei widersprüchlichen Sinnesmeldungen Zweideutigkeiten in der Wahrnehmung zu vermeiden. Funktionell könnte dies bedeuten, dass die gleichzeitige Deaktivierung vestibulärer Areale während visueller Vektion die Sensitivität des vestibulären Systems gegenüber gleichzeitigen Kopfbeschleunigungen reduziert. Dies würde die Wahrnehmung der optisch induzierten Eigenbewegungswahrnehmung stabilisieren und gegenüber Störreizen durch unwillkürliche Kopfbeschleunigungen in anderen Ebenen als der Fortbewegungsebene schützen.

Für zwei Wahrnehmungsleistungen ist das vestibuläre System besonders wichtig, für die Detektion (1) der Lage im Raum und (2) der Bewegung im Raum. Dazu arbeitet das vestibuläre System eng mit den anderen Sinnessystemen zusammen, besonders eng mit dem visuellen (visuell-vestibuläre Interaktion), aber auch mit dem somatosensorischen, propriozeptiven und akustischen System [5, 8]. Diese sensorischen Systeme liefern uns Informationen über den uns umgebenden Raum, dessen Wahrnehmung durch Bewegungen von Augen und Armen „geeicht" wird. Damit bedeutet Raumwahrnehmung eine ständige Integration von verschiedenen sensorisch-perzeptiven und motorischen Prozessen, was nach heutiger Kenntnis vorwiegend in Arealen des parietalen Kortex geleistet wird. Daneben gibt es kurzfristige Arbeitsspeicher für räumliche Informationen im präfrontalen Kortex und längerfristige Speicher im Hippocampus des medialen Temporallappens. Daran sieht man, dass die Raumorientierung nicht an einem einzelnen Ort im Großhirn repräsentiert ist, sondern durch ein neuronales Netz von Arealen im frontalen, temporalen und parietalen Kortex. Die einzelne Region ist funktionell spezialisiert.

1. Gibt es einen „vestibulären Kortex" beim Menschen?

In tierexperimentellen Studien der letzten 30 Jahre konnten verschiedene separate Areale im temporalen und parietalen Kortex identifiziert werden, deren Neurone vestibuläre Signale verarbeiten. Elektrophysiologisch definiert wurden Area 2v an der Spitze des intraparietalen Sulcus unter natürlicher vestibulärer und optokinetischer Reizung, Area 3aV im zentralen Sulcus unter vestibulärer und somatosensorischer Reizung, Area 7 im inferioren Parietallappen unter vestibulo-okulärer Stimulation und der parieto-insuläre vestibuläre Kortex, PIVC, am posterioren Ende der Inselregion unter vestibulärer, somatosensorischer und visueller Reizung [14, 15, 16]. Diese verschiedenen *multisensorischen* Areale sind miteinander, insbesondere mit dem PIVC, und mit den Vestibulariskernen verbunden. Die tierexperimentellen Ergebnisse lassen bereits vermuten, dass es beim Primaten keinen primären vestibulären Kortex gibt, sondern verschiedene *multisensorische* Areale, die unter mehreren sensorischen Eingängen auch solche für vestibuläre Informationen aufweisen.

Unsere Kenntnisse zu homologen vestibulären Arealen des menschlichen Kortex sind bis heute noch spärlich. Sie beruhen auf alten Berichten über elektrische Kortexreizung bei Patienten mit Epilepsie, auf klinischen Untersuchungen vestibulärer Funktionsstörungen bei Patienten mit akuten Thalamus- und Großhirninfarkten sowie auf ersten Aktivierungsstudien mit Positronenemissionstomographie (PET) und funktioneller Magnetresonanztomographie (fMRT).

2. Multisensorische vestibuläre Kortexareale: parieto-insulärer vestibulärer Kortex (PIVC)

Aufgrund tierexperimenteller Befunde entwickelten Guldin und Grüsser [16] das Konzept, dass der PIVC ein Integrationszentrum (core region) des gesamten kortikalen vestibulären Systems, d.h. für alle übrigen Areale mit vestibulären Informationen, darstellt. Dieses Zentrum ist nicht nur an der Verarbeitung vestibulärer, somatosensorischer und visueller Informationen beteiligt – wenn sich die Körperposition in Relation zum extrapersonalen Raum ändert – sondern auch, wenn bei unbewegter Körperposition ein visueller optokinetischer Stimulus zu „entsprechenden" Augenbewegungen führt. Dieses Konzept scheint auch für den Menschen zu gelten. Zur Frage der Lokalisation und der Multimodalität eines solchen Inte-

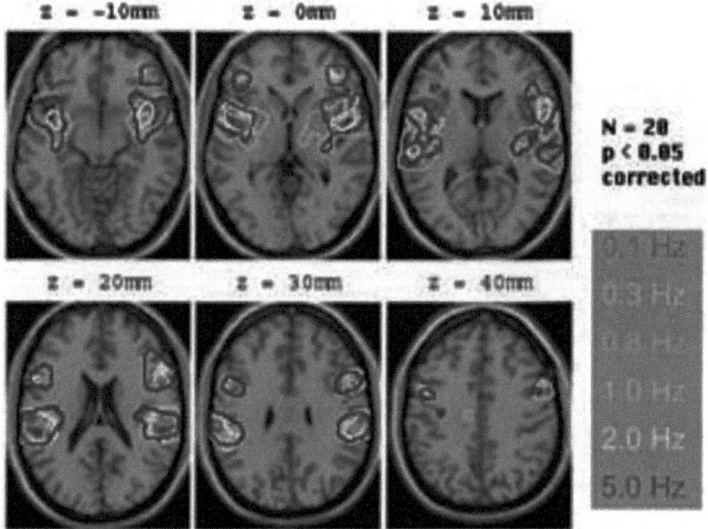

Abb. 1
BOLD-Signal-Anstiege (Aktivierungen) bei elektrischer (galvanischer) Stimulation des Vestibularnerven über dem Mastoid mit verschiedenen Frequenzen finden sich bei Gesunden in der hinteren Insel (PIVC), angrenzenden retroinsulären Arealen, dem Gyrus temporalis superior, dem inferioren Frontallappen, dem inferioren Parietallappen

grationszentrums PIVC in der hinteren Insel wurden Hirnaktivierungsstudien durchgeführt. Mit Hilfe der fMRT gelang es z.B. unter vestibulärer galvanischer Stimulation über dem Mastoid eine Aktivierung in der hinteren Insel beidseits und im angrenzenden Parietallappen (BA 40) zu identifizieren (Abb. 1), die in ihrer Lokalisation dem menschlichen Homolog des PIVC und der angrenzenden Area 7 beim Rhesusaffen entsprechen [7, 1]. Die gleiche Region in der hinteren Insel stellt sich auch im fMRT unter rein visueller (optokinetischer) Stimulation Gesunder bei kleinem Gesichtsfeld dar, auch wenn keine Eigenbewegungsempfindung oder Körperbewegung ausgelöst werden. Hierbei wird eine bilaterale Aktivierung des visuellen Kortex (V1–V5) bei gleichzeitiger sog. „Deaktivierung" der hinteren Insel und des angrenzenden parietalen Kortex (BA 40) beidseits induziert (Abb. 2). Eine vergleichbare Lokalisation von Aktivierungsarealen in der hinteren Insel beidseits wurde auch bei Gesunden während einseitiger kalorischer Reizung mit Eiswasser bzw. 44°C warmem Wasser mit der PET nachgewiesen [11] (Abb. 3). Bei dieser Reizung kommt es zu einer Aktivierung von Afferenzen eines horizontalen Bogengangs verbunden mit Drehschwindel und horizontalem kalorischem Nystagmus. Die Aktivierungen waren von drei Faktoren abhängig: 1. der Händigkeit des Probanden mit einer stärkeren Aktivierung in der nicht-dominanten rechten Hemisphäre bei Rechtshändern, 2. der Seite der Stimulation mit stärkerer Aktivierung in der Hemisphäre ipsilateral zum stimulierten Ohr und 3. der Richtung der Stimulation mit einer stärkeren Aktivierung ipsilateral zur schnellen Nystagmusphase. Diese Stimulation löste im PET nicht nur eine Aktivierung u.a. im PIVC aus, sondern gleichzeitig eine signifikante Deaktivierung des visuellen Kortex beidseits [19]. Eine solche simultane Deaktivierung von Teilen des visuellen Systems unter vestibulärer Stimulation im PET fehlte konsequenterweise während kalorischer Reizung bei Patienten mit hochgradiger bilateraler Schädigung der peripher-vestibulären Endorgane [3].

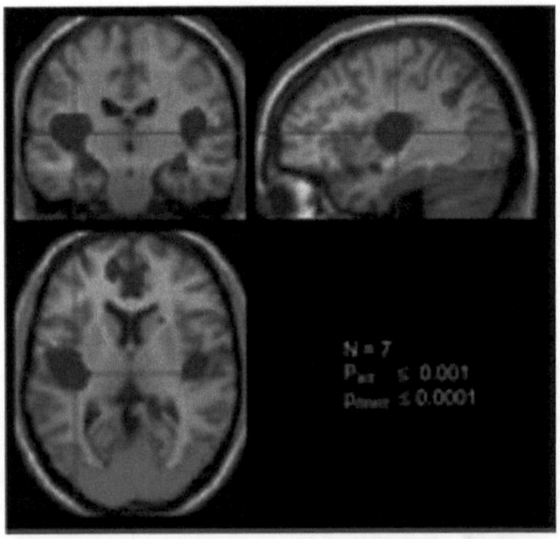

3. Lage im Raum

Der tonische bilaterale Einfluss der peripheren Vestibularorgane stabilisiert Augen, Kopf und Körper entsprechend der Schwerkraft in einer aufrechten Position in den drei Ebenen des Raumes und bestimmt unsere Wahrnehmung von Vertikalität. In der Primärposition sind die Achsen der Augen und des Kopfes horizontal ausgerichtet und das Empfinden für horizontale und vertikale Strukturen – messbar mit der subjektiven visuellen Vertikalen (SVV) – entspricht der objektiven Horizontalen oder Vertikalen. Schwerkraftrezeptoren im Vestibularapparat sind die Otolithen. Mit der Methode der Vertikalen-Wahrnehmung, bei der es auf die Ausrichtung einer Linie *im Raum* ankommt, wird *nicht* die subjektive Augentorsion psychophysisch gemessen, sondern die Raumorientie-

Abb. 2
Aktivierungen (rot) und Deaktivierungen (blau) in einer fMRT-Aktivierungsstudie bei 7 gesunden Rechtshändern ohne und während visueller optokinetischer Stimulation mit einem kleinen Gesichtsfeld, das keine Eigenbewegungsempfindung auslöst (p < 0,01). Während visueller Reizung wird eine Aktivierung in Arealen des visuellen Kortex ausgelöst und gleichzeitig eine Deaktivierung u.a. in der hinteren Insel (z = 0 mm) und im angrenzenden inferioren Parietallappen (z = 5 mm) beidseits sowie im Hippocampus rechts und anterioren Cingulum (z = 5 mm)

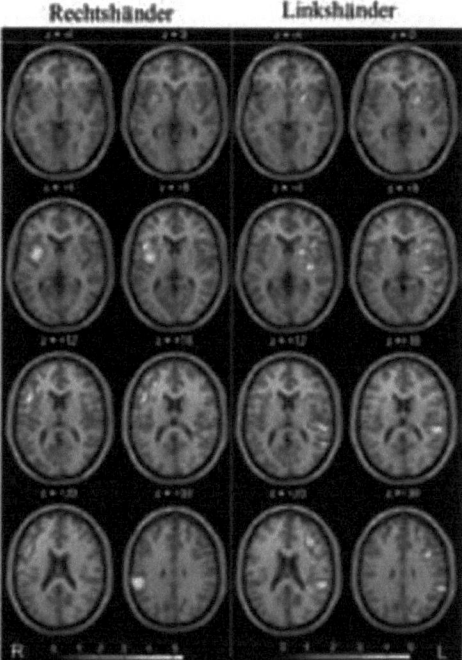

Abb. 3
Aktivierungen in einer PET-Aktivierungsstudie bei 12 gesunden Rechtshändern und 12 gesunden Linkshändern vor und während vestibulärer kalorischer Reizung. Bei den Rechtshändern ist die Stimulation des rechten Ohres mit 44°C warmem Wasser bei den Linkshändern des linken Ohres dargestellt (p < 0,01; korrigiert für multiple Vergleiche). Ein Blutflussanstieg findet sich u.a. in verschiedenen temporoparietalen Arealen, z.B. in der hinteren Insel (größeres unteres Areal), im Gyrus temporalis superior, unteren Parietallappen, Gyrus praecentralis, und präfrontalen Kortex. Es zeigt sich eine eindeutige Dominanz der nicht-dominanten Hemisphäre

rung bestimmt. Die Messung kann z.B. mit einer Leuchtlinie im dunklen Raum erfolgen; der Gesunde kann die SVV in einem Bereich von ± 2,5° genau einstellen [9]. Eine pathologische Auslenkung der SVV zeigt eine periphere oder zentrale Otolithenfunktionsstörung an entlang der vestibulären Bahn vom Labyrinth über das Vestibulariskerngebiet im Hirnstamm und den posterolateralen Thalamus zu multisensorischen vestibulären Kortexarealen im Temporal- und Parietallappen, besonders zum PIVC.

3.1 Kortikale vestibuläre Funktionsstörungen

Als „thalamische Astasie" bezeichnet man eine Stand- und Gangstörung bei Patienten mit Thalamusläsionen, die sich im Stehen nicht aufrecht halten können und zur Seite fallen, ohne dass eine Hemiparese oder ein anderes neurologisches Defizit erkennbar sind [17]. Die Läsionen liegen vorwiegend im posterolateralen Thalamus. Es gibt mittlerweile Hinweise dafür, dass es sich bei der „thalamischen Astasie" um ein zentral-vestibuläres Syndrom handeln könnte aufgrund einer Funktionsstörung in den multisensorischen Kernanteilen des posterolateralen Thalamus (Vim, Vce, Vci). Diese stellen eine Relay-Station für vestibuläre und somatosensorische Bahnen zum Kortex dar und wurden deshalb im Tierexperiment als „vestibuläre Thalamuskerne" bezeichnet. Patienten mit akuten einseitigen Infarkten im posterolateralen Thalamus weisen eine signifikante Störung der Raumorientierung mit pathologischer Auslenkung der SVV auf [10]. Eine Funktionsstörung entlang der vestibulären Bahn löst eine pathologische Verstellung des vestibulär bestimmten Sollwertes für die Vertikale aus, sodass der Patient im Stehen und Gehen den Körper auf den pathologisch verkippten, falschen Sollwert einstellt und fällt.

Ähnliche Symptome treten auch bei Patienten mit akuten Läsionen einer Hemisphere auf, wenn der temporo-parietale Kortex insbesondere die hintere Insel (PIVC) betroffen ist. Von 52 Patienten mit akuten Mediateilinfarkten zeigten 23 Patienten eine Fallneigung, meist zur kontralateralen Seite, sowie regelmäßig eine signifikante Kippung der SVV, ohne dass Augenmotilitätsstörungen oder -fehlstellungen assoziiert waren. Überträgt man die im MRT sichtbaren Infarkte dieser Patienten auf einen anatomischen Atlas, so umfasst das gemeinsame Überlappungsareal eine Region in der hinteren Insel, die den Gyrus temporalis transversus (Heschl), Gyrus insularis longus und Gyrus temporalis superior einbezieht (Abb. 4). Diese Region beinhaltet den PIVC. Im Gegensatz dazu führten akute Infarkte in anderen

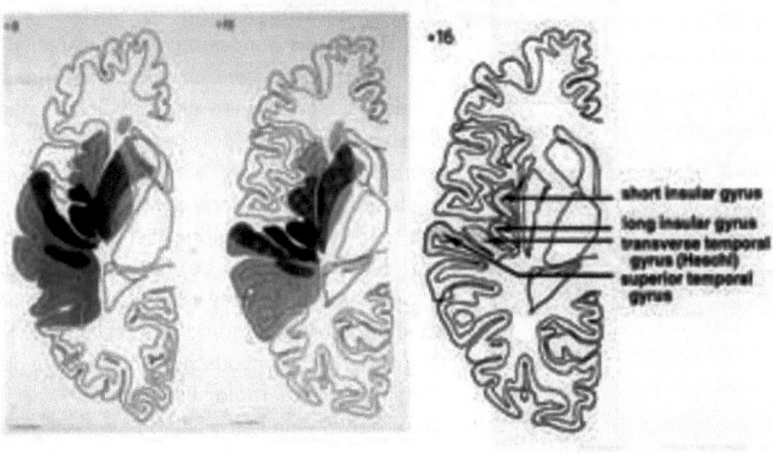

Abb. 4
Projektion von Infarktarealen im MRT auf die entsprechenden Schichten (20 mm, 8 mm, 0 mm oberhalb und 5 mm unterhalb der AC-PC-Linie) des Duvernoy-Atlas bei 7 Patienten mit akuten Mediainfarkten, die eine signifikante Auslenkung der subjektiven visuellen Vertikalen zur Gegenseite aufwiesen. Das Überlappungsareal umfasst die hintere Insel in verschiedenen Höhen mit dem Gyrus insularis longus und brevis, Gyrus temporalis transversus und superior. Das graue Gebiet kennzeichnet mindestens 6 von 7 Überlappungen

Versorgungsgebieten (A. cerebri anterior und posterior, in der hinteren Grenzzone oder in Area 2 oder 3) zu keinen messbaren vestibulären Funktionsstörungen [6].

Läsionsstudien zeigen, dass beim Menschen – wie beim Affen in Form des PIVC nachgewiesen – ein Areal in der hinteren Insel existiert, das bei Schädigung passagere vestibuläre Funktionsstörungen der Körperlage im Raum mit Fallneigung zur Seite verursacht. Dies lässt sich klinisch mit der Bestimmung der subjektiven visuellen Vertikalen (SVV) nachweisen, die in der akuten Erkrankungsphase eine pathologische Auslenkung meist zur Gegenseite zeigt.

4. Bewegung im Raum

Das vestibuläre System detektiert lineare und rotatorische Kopfbeschleunigungen. Es ist jedoch nicht in der Lage, Eigenbewegung bei konstanter Geschwindigkeit wahrzunehmen; hierfür werden zusätzliche visuelle Informationen der relativen Umweltbewegung benötigt. Dies lässt bereits eine enge Zusammenarbeit zwischen dem visuellen und vestibulären System vermuten, die mit Hilfe aktueller Hirnaktivierungsstudien beim Menschen näher charakterisiert werden konnte. Schaut man auf bewegte visuelle Stimuli, ergeben sich zwei Möglichkeiten der Interpretation, entweder empfindet man sich selbst als stationär (egozentrische Bewegungswahrnehmung) oder die Umwelt als stationär (exozentrische Bewegungswahrnehmung), d.h., die Reizmusterbewegung wird als relativ durch Eigenbewegung gedeutet (Vektion).

4.1 Eigenbewegungswahrnehmung – Visuell-vestibuläre Interaktion im Kortex

In einer PET-Studie wurde die visuell induzierte Eigenbewegungswahrnehmung untersucht, indem gesunde Probanden in eine sich (im oder entgegen dem Uhrzeigersinn) drehende Halbkugel mit randomisiertem Punktmuster blickten. Ist das Reizfeld groß genug, kommt es nach ca. 20 Sekunden zu einer physiologischen Eigenbewegungsempfindung (Rollvektion), obwohl der Proband sich objektiv nicht bewegt. Diese optokinetische Reizung eines größeren Gesichtsfelds (> 40° x 40°) wurde eingesetzt, um die visuell-vestibuläre Interaktion im menschlichen Kortex bei Gesunden zu analysieren [4]. Interessanterweise zeigte sich bei dieser Analyse neben der bilateralen Aktivierung der parieto-okzipitalen Area gleichzeitig eine signifikante Deaktivierung in der hinteren Insel beidseits [4] entsprechend dem PIVC beim Affen. Der gleichzeitige Nachweis von „Aktivierungen" im visuellen Kortex und „Deaktivierungen" im multisensorischen vestibulären Kortex führte uns zu der funktionellen Interpretation, dass unter bestimmten Reizbedingungen eine *reziproke hemmende visuell-vestibuläre Interaktion* vorliegen könnte. Die Hypothese einer hemmenden multisensorischen Interaktion für die Eigenbewegungswahrnehmung ist funktionell sinnvoll und wird durch eine Reihe von psychophysischen und elektrophysiologischen Einzelbefunden gestützt.

Literatur

1. Bense S, Stephan T, Yousry TA, Brandt T, Dieterich M (2001) Sensory cortical activation and deactivation during vestibular galvanic stimulation (fMRI). J Neurophysiol 85: 886–899
2. Bense et al (2003) Three determinants of vestibular hemispheric dominance during caloric stimulation. NY Acad Sci 1004: 440–445
3. Bense S, Deutschländer A, Stephan T, Bartenstein P, Schwaiger M, Brandt T, Dieterich M (2004) Preserved visual-vestibular interaction in patients with bilateral vestibular failure. Neurology 63: 122–128
4. Brandt T, Bartenstein P, Janek A, Dieterich M (1998) Reciprocal inhibitory visual-vestibular interaction: visual motion stimulation deactivates the parieto-insular vestibular cortex. Brain 121: 1749–1758
5. Brandt T, Dieterich M (1999) The vestibular cortex. Its locations, functions, and disorders. Ann NY Acad Sci 871: 293–312
6. Brandt T, Dieterich M, Danek A (1994) Vestibular cortex lesions affect the perception of verticality. Ann Neurol 35: 403–412
7. Bucher SF, Dieterich M, Wiesmann M, Weiss A, Zink R, Yousry TA, Brandt T (1998) Cerebral functional magnetic resonance imaging of vestibular, auditory, and nociceptive areas during galvanic stimulation. Ann Neurol 44: 120–125
8. Dieterich M (2003) Vestibuläres System und Störungen der vestibulären Raumorientierung. In: Karnath H-O, Thier P (Hrsg) Neuropsychologie. Berlin: Springer, S 199–208
9. Dieterich M, Brandt T (1993a) Ocular torsion and tilt of subjective visual vertical are sensitive brainstem signs. Ann Neurol 33: 292–299
10. Dieterich M, Brandt T (1993b) Thalamic infarctions: differential effects on vestibular function in the roll plane (35 patients). Neurology 43: 1732–1740
11. Dieterich M, Bense S, Lutz S, Drzezga A, Stephan T, Brandt T, Bartenstein P (2003) Dominance for vestibular cortical function in the non-dominant hemisphere. Cerebral Cortex 13: 994–1007
12. Dieterich M et al (2003) fMRI signal increases and decreases in cortical areas during small-field optokinetic stimulation and central fixation. Experimental Brain Reseach 148: 117–127
13. Fasold et al (2002) Human vestibular cortex as identified with caloric stimulation in fMRI. NeuroImage 17: 1384–1393
14. Grüsser OJ, Pause M, Schreiter U (1990) Localization and responses of neurons in the parieto-insular vestibular cortex of the awake monkeys (Macaca fascicularis). J Physiol 430: 537–557
15. Grüsser OJ, Pause M, Schreiter U (1990) Vestibular neurons in the parieto-insular cortex of monkeys (Macaca fascicularis): visual and neck receptor responses. J Physiol 430: 559–583
16. Guldin WO, Grüsser O-J (1996) The anatomy of the vestibular cortices of primates. In: Collard M, Jeannerod M, Christen Y (eds) Le cortex vestibulaire. Paris: Editions IRVINN, Ipsen, pp 17–26
17. Masdeu JC, Gorelick PB (1988) Thalamic astasia: inability to stand after unilateral thalamic lesions. Ann Neurol 23: 596–603
18. Suzuki M et al (2001) Cortical and subcortical vestibular response to caloric stimulation detected by fMRI. Cognitive Brain Research 12: 441–449
19. Wenzel R, Bartenstein P, Dieterich M, Danek A, Weindl A, Minoshima S, Ziegler S, Schwaiger M, Brandt T (1996) Deactivation of human visual cortex during involuntary ocular oscillations, a positron emission tomography activation study. Brain 119: 101–110

Stellenwert der Posturografie bei Diagnostik und Therapiekontrolle peripher-vestibulärer Störungen

A.-W. Scholtz

Zur Körperkontrolle und Standstabilität erhält das Individuum über die afferenten Bahnen propriozeptive, visuelle und vestibuläre Informationen, die zentralnervös unter Einbeziehung des kognitiven Systems verarbeitet werden, um die Balance über eine abgestimmte motorische Reaktion innerhalb der Stabilitätsgrenzen zu halten.

Die Posturographie stellt eine Messmethode zur Einschätzung der Sensomotorik bei der Regulation des Körpergleichgewichtes des Menschen dar und dient der Registrierung von Körperschwankungen. Sie wird in statische und dynamische Verfahren eingeteilt.

Die statische Posturographie erlaubt die Objektivierung vestibulo-spinaler Abweichreaktionen, die dynamische Posturographie, insbesondere das EquiTest®-System, gestattet darüber hinaus die Untersuchung von Störungen des Zusammenspiels zwischen propriozeptiv, visuell und vestibulär kontrollierten neuromuskulären Antworten.

Mit beiden Methoden ist keine Topodiagnostik peripher-vestibulärer Störungen möglich. Sie dienen eher der Quantifizierung von Gleichgewichtsstörungen unter verschiedenen sensorischen Bedingungen und der Erfassung von kompensatorischen Veränderungen nach peripher/zentral vestibulären Störungen im Rahmen von Verlaufskontrollen. Sie haben somit einen hohen Stellenwert bei der Kontrolle physikalischer und medikamentöser Therapiekontrolle, der Erfassung von Trainingseffekten sowie der Erkennung von Aggravation und Simulation.

Ziel der vestibulospinalen Untersuchungen

Die klinische Vestibularisuntersuchung umfasst Methoden zur Prüfung des vestibulookulären, vestibulospinalen und des okulomotorischen Systems. Hierbei nimmt die Prüfung des vestibulospinalen Systems eine besondere Rolle ein, da es schwierig ist, dessen Funktionszustand unabhängig von den anderen sensorischen Afferenzen zu beurteilen [1]. Körperkontrolle und Standstabilität werden durch ein komplexes Zusammenwirken verschiedener Systeme gewährleistet. Hierzu erhält das Individuum über die afferenten Bahnen propriozeptive, visuelle, vestibuläre, auditive und andere Informationen, die zentralnervös unter Einbeziehung des kognitiven Systems verarbeitet werden, um über abgestimmte motorische Reaktionen den Blick gerichtet und die Körperbalance innerhalb von Grenzen stabil zu halten [2, 3].

Dieser Regelkreislauf untersteht Kontrollmechanismen, die Informationen aus übergreifenden sensorischen Abläufen nutzen, wie aus dem Erwerb wiederholter athletischer Fähigkeiten oder aus der Anpassung der Augenbewegungen bei der Nutzung vergrößernder oder verkleinernder Linsen [4].

Die sensorischen Afferenzen werden je nach Situation unterschiedlich gewichtet, wobei unter den Teilsystemen der Propriozeption die wohl größte Bedeutung zukommt. Während ein Ausfall des Visus sowohl durch eine vermehrte Propriozeptorenaktivität insbesondere der unteren Extremitäten als auch durch eine erhöhte Funktionsfähigkeit des vestibulären Systems kompensiert wird, kann ein Funktionsverlust des propriozeptiven Systems durch ein intaktes visuelles und vestibuläres System nicht völlig ausgeglichen werden [5].

Untersuchung des sensomotorischen Systems

Zur Untersuchung des sensomotorischen Systems dienen Koordinationsprüfungen, mit denen solche komplexen Funktionen, wie Stehen, Gehen und Zeigen u.a., unter verschiedenen Bedingungen getestet werden.

Indikation: Objektivierung vestibulospinaler Abweichreaktionen.

Befundung: Reproduzierbare, richtungsbestimmte Abweichreaktion bei peripher-vestibulären Störungen.

Grenzen: Subjektive Beurteilung der Abweichreaktion durch den Untersucher; Beeinflussbarkeit der Abweichreaktion durch den Patienten; eine richtungsbestimmte Abweichreaktion gibt nur in der Anfangsphase einer peripher-vestibulären Störung einen Hinweis auf die Seite der Störung (zentrale Kompensation).

Pathophysiologischer Hintergrund

Peripher- wie auch zentral-vestibuläre Störungen sind für den Patienten meist mit unerwarteten Abweichreaktionen bzw. Fallneigungen verbunden. Die Pathomechanismen können von den verschiedenen Strukturen des vestibulären Labyrinths ausgelöst werden. Sie resultieren aus Veränderungen im Funktionszustand der Otolithenorgane oder der horizontalen bzw. vertikalen Bogengänge und ihren afferenten Nerven. Ihre Informationen erreichen einerseits über die vestibulären und okulomotorischen Kerne den Thalamus und den vestibulären Kortex, andererseits über vestibulospinale Neurone die Antigravitationsmuskeln.

Die peripher-vestibulären Störungen rufen eine tonische Imbalance hervor, die durch einen richtungsbestimmten Spontannystagmus und durch eine Standinstabilität mit bevorzugter Richtungstendenz gekennzeichnet ist. Einem derartigen Funktionsverlust folgen alsbald Kompensationsvorgänge. Als Kompensation wird ein zentralnervöses Phänomen bezeichnet, bei dem aufgrund der neuronalen Plastizität ergänzende Funktionsabläufe ausgelöst werden, um eine Abschwächung der mit der Störung verbundenen Schwindel- und Gleichgewichtsbeschwerden zu erzielen. Initial scheint hierbei das Vestibulozerebellum eine Reduktion der Empfindlichkeit der Vestibulariskerne auszulösen. Jedoch verschwinden die Symptome nur, wenn die Tonusdifferenz wieder ausgeglichen wird.

Einen wichtigen Mechanismus der Kompensation stellt hierbei die multisensorische Substitution durch die stellvertretende Neubewertung der Perzeption durch Regelkreise einer intermediären neuronalen Plastizität dar. Dieser Prozess bis zur kompletten vestibulären Kompensation – gekennzeichnet durch Abwesenheit des Spontannystagmus, des Richtungsüberwiegens bei der Drehpendelprüfung sowie der vestibulospinalen Abweichreaktionen – kann Tage bis einige Wochen dauern und muss bei der Beurteilung der Untersuchungsergebnisse des vestibulospinalen Systems in Betracht gezogen werden.

Eine ipsiverse Fallneigung zeigt sich bei der Neuropathia vestibularis acuta und dem benignen paroxysmalen Lagerungsschwindel (BPPV).

Bei der Neuropathia vestibularis sind die schnelle Phase des Horizontalnystagmus mit torsionaler Komponente und die anfängliche Wahrnehmung scheinbarer Körperschwankungen – meist als Drehschwindelgefühl – von der gestörten Seite weg gerichtet. Die kompensatorischen vestibulospinalen Reaktionen wirken meist entgegen der Richtung des Schwindelgefühls. Sie führen zu einer objektiv messbaren Destabilisierung mit Körperschwankungen – verbunden mit Abweichreaktionen und Fallneigung – und sind entgegengesetzt der schnellen Nystagmusphase gerichtet. Beim BPPV entstehen durch Kopfkippung zur Seite nach kurzer Latenz ausgeprägte Körperschwankungen nach vorn und hinten mit einer Frequenz unter 3 Hz. Die Standstabilität verbessert sich mit abnehmendem Nystagmus und Schwindelgefühl in einem Zeitraum von 10–30 s. Beim Augenschließen besteht die Tendenz zum Fallen. Aufgrund der meist ampullofugalen Stimulation und der räumlichen Anordnung des hinteren Bogenganges auf der Seite der Kopfkippung kommt es zu einer Verschiebung des Körperschwerpunktes nach vorn und in Richtung der seitlichen Kopfneigung, ausgelöst durch eine motorische Kompensation entgegengesetzt dem initial aufgetretenen Schwindelgefühl.

Die Schwindelempfindungen und die Standinstabilität beim Morbus Menière ähneln zunächst denen bei der Neuropathia vestibularis acuta. Im Verlaufe eines Anfalls kann es zu einer Richtungsänderung des Drehgefühls und des Nystagmus in Abhängigkeit vom stärker betroffenen Bogengang kommen. In seltenen Fällen entsteht in der Anfangs- oder Endphase eines endolymphatischen Hydrops eine unphysiologische Stimulation des vestibulären Sinnesepithels (wahrscheinlich durch eine Deformation der Membran von Sacculus oder Utriculus) mit einem reflexartigen vestibulospinalen Verlust des posturalen Tonus. Die Patienten fallen in sich zusammen und schildern, dass sie die Empfindung gespürt haben, auf den Boden gedrückt zu werden [6, 7].

Koordinationsprüfungen

Prüfung des Stehens
Romberg-Versuch
Der Romberg-Versuch stellt eine statische Untersuchung dar und bildet die Ausgangsposition für die Posturografie. Der Proband steht mit geschlossenen Augen und aufrechtem Körper sowie paralleler Fußstellung in einem abgedunkelten, ruhigen Raum. Die Arme werden in der Regel nach vorn mit den Handflächen in Pronationsstellung gestreckt. Selten werden

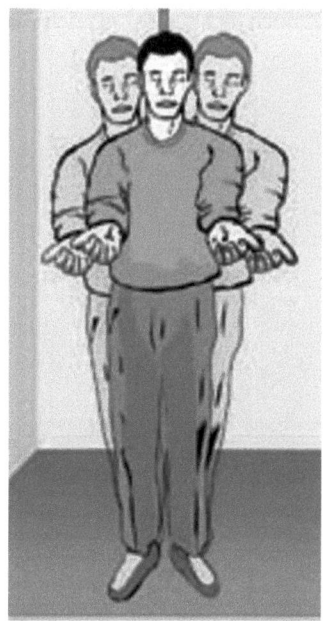

Abb. 1
Romberg-Versuch

die Handflächen in Supinationsstellung gebracht oder die Arme seitlich locker nach unten hängen gelassen (eigentliche Romberg-Stellung). Die Untersuchung sollte 1 bis 3 Minuten dauern.

Hierbei gilt es, reproduzierbare Abweichreaktionen bzw. eine Fallneigung zur gestörten Seite zu finden. Bei Kopfdrehung zur gestörten Seite weicht der Körper meist nach hinten ab, d.h. die Abweichung wechselt bei einer Veränderung der Kopfstellung. Bei starker Unsicherheit muss der Lidschluss entfallen (Abb. 1).

Prüfungen des Gehens

Unterberger-Versuch
Der Unterberger-Versuch als Treten auf der Stelle verkörpert eine dynamische Untersuchung. Der Proband tritt mit geschlossenen Augen 50–80-mal auf der Stelle bzw. für einen Zeitraum von 1–3 Minuten.
Reproduzierbare Körperdrehreaktionen bestehen meist zur gestörten Seite.
Die Toleranzgrenzen für eine normale Abweichreaktion liegen bei Untersuchung in einem Kreis von 1 m Radius zwischen 40° nach links, 60° nach rechts und 1 m nach vorn (Abb. 2).

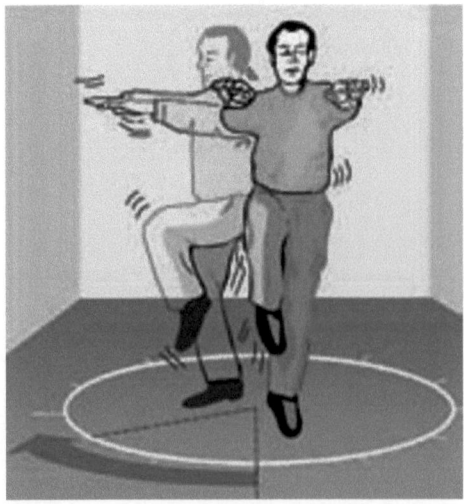

Abb. 2
Unterberger-Versuch

Blindzielgang
Der Proband schreitet mit geschlossenen Augen eine Linie ab, die er zuvor in Augenschein genommen hat. Auch kann man in den Frühstadien peripherer Störungen reproduzierbare Abweichreaktionen bzw. eine Fallneigung zur gestörten Seite finden.
Da der Untersuchungsraum bei dieser Methode häufig zu klein für objektivierbare Messergebnisse ist, stellt der Sterngang nach Babinski und Weil eine Alternative dar. Hierbei geht der Proband mehrfach 2–3 Schritte vor und zurück. Auf diese Weise summieren sich die Winkelabweichungen [8].

Positionsversuche
u.a. Finger-Nase-Zeigeversuch;
  Prüfung der Diadochokinese;
  Vertikaler Zeichentest nach Stoll.

Spezielle Untersuchungsmethoden

Zur genaueren Objektivierung von Kopf-Körper-Schwankungen beziehungsweise der minimalen oszillierenden reflexbedingten Muskelbewegungen beim Stehen in Ruhe oder bei Bewegungen dienen verschiedene Verfahren:

- Elektromyografie,
- Kraniokorporografie,
- Posturografie.

Die *Elektromyografie* wird zur Registrierung von Muskelaktivitäten vor allem an den unteren Extremitäten genutzt und kann mit anderen Verfahren kombiniert werden.
Die *Kraniokorporografie* zeichnet fotooptisch Kopf- und Schulterbewegungen mittels Leuchtspuren von Lämpchen auf und erlaubt insbesondere unter dynamischen Bedingungen, wie beim Unterberger-Versuch oder Blindgang, pathologische Abweichreaktionen besser aufzudecken.
Die Leuchtspuren werden auf einer fotografischen Aufnahme als Mehrfachbelichtung registriert und liefern Reaktionsmuster, die nach

Abweichwinkel und -länge, Drehung um die Körperachse sowie Lateralschwankungsbreite ausgewertet und mit den Normkennlinien gesunder Probanden verglichen werden. Nach Claussen (1989) lassen sich aus den Leuchtspurmustern typische Konfigurationen ableiten, die bestimmten Erkrankungen zugeordnet werden können. So weisen peripher-vestibuläre Störungen neben der Abweichung zur erkrankten Seite kleine Lateralschwankungen auf. Da keine unmittelbare Abhängigkeit von Kopf-/Schulterbewegungen und den Schwankungen der Körperschwerpunktes besteht, ergibt sich ein weiterer Unterschied zwischen den Messmethoden der Kraniokorporografie und der Posturografie [9, 10].

Posturografie

Die Posturografie mit ihren verschiedenen Untersuchungsmöglichkeiten stellt eine präzisere Messmethode des vestibulospinalen Reflexes dar. Man unterscheidet die statische und dynamische Posturografie.

Statische Posturografie
Als einfachste Messtechnik zur Aufzeichnung der Körperschwankungen wird die ruhende Posturografieplattform benutzt.

Technische Angaben
Es gibt verschiedene Ausführungen, die aber in ähnlicher Weise konzipiert sind und die Projektion des Körperschwerpunktes auf eine Standfläche während des aufrechten Stehens festlegen. Hierbei wird die Position des Fußdruckzentrums gemessen, die mit der Position des Körperschwerpunktes korreliert, falls der Körper nur langsam schwankt.
Das Fußdruckzentrum wird durch 4 Kraftaufnehmer – angebracht an den 4 Eckpunkten in der Fußplatte – bestimmt. Da die Kraftaufnehmer in der Regel nicht direkt unter den Fußdruckpunkten angebracht sind, ist die Scherkraft mathematisch zu berücksichtigen. Es werden die Schwankungen als Weg in der x-Richtung (lateral) und in der y-Richtung (anterior/posterior), die Fläche des sich hin und

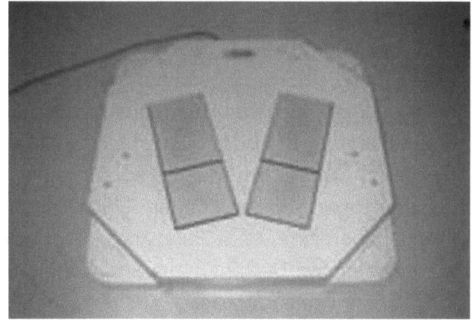

Abb. 3
Interaktives Balance System (IBS) (Tetrax®) mit vier unabhängigen Plattformen für Ferse beziehungsweise Ballen pro Fuß zur Messung der jeweiligen vertikalen Druckschwankungen

her bewegenden Fußdruckzentrums in einem definierten Zeitraum sowie die Geschwindigkeit der neuromuskulären Antwort gemessen.
Eine Verbesserung gegenüber den traditionellen Methoden der statischen Posturografie stellt das Interaktive Balance System (IBS) (Tetrax®) dar (Abb. 3). Es beruht auf der Messung der jeweiligen vertikalen Druckschwankung, die von vier unabhängigen Plattformen aufgenommen werden, wobei jeweils eine Platte für Ferse beziehungsweise Ballen pro Fuß bestimmt ist. Obgleich das IBS Gerät auch alle Parameter der anderen Posturografiesysteme erfassen kann, ermöglicht dieses System spezifische Messungen, wie Links/Rechts- beziehungsweise Fersen/Ballenverteilung sowie den Vergleich der Druckwellensignale zwischen Ferse und kontralateralem Ballen und umgekehrt, ein Phänomen, welches als Synchronisation bezeichnet wird.
Andere Systeme, die nur das Fußdruckzentrum angeben, sind nicht in der Lage, unipedale Asymmetrien zu erkennen. Die diagonale Synchronie ist normalerweise kompensatorisch, was auf die reziproke Innervation der für die Haltung verantwortlichen Muskelgruppen hinweist. Ist dies nicht der Fall, liegt eine Störung des posturalen Systems vor. Synchronisationen, die um den Nullpunkt liegen, können ein Anzeichen für eine posturale Desintegration darstellen, typisch bei Lähmungen.

Durch die Anwendung der Histogrammanalyse beziehungsweise Fouriertransformation lassen sich die Körperschwankungen in mehrere Frequenzbereiche einteilen, die auch für die Beurteilung der 3 maßgeblichen sensorischen Systeme – visuell, vestibulär, propriozeptiv – herangezogen werden können. Dabei sind 4 Frequenzbereiche bedeutungsvoll. Niedrige Frequenzen von 0–0,25 Hz weisen auf eine funktionelle Dominanz des visuell – vestibulären Systems hin, das für eine normale Standstabilität charakteristisch ist. Mittlere Frequenzen von 0,25–0,5 Hz deuten auf eine gesteigerte Aktivität des vestibulären Systems hin, typisch für einen intersensorischen Konflikt oder für eine vestibuläre Störung. Die Frequenzen im oberen mittleren Bereich (0,5–1,0 Hz) reflektieren eine Mobilisation der propriozeptiven Reaktionen, die auftreten, wenn das vestibuläre System nicht in der Lage ist, die Standstabilität aufrecht zu halten oder Störungen der Rezeptoren insbesondere der unteren Extremitäten vorliegen. Frequenzen über 1,0 Hz sind meist ein Anzeichen einer zentralen, ggf. zerebellären, Störung oder eines posturalen Tremors.

Methodik

Bei der statischen Posturografie steht der Proband mit offenen beziehungsweise geschlossenen Augen jeweils für eine Dauer von 20–30 s auf einer ruhenden Plattform.

Indikation der statischen Posturografie: Objektivierung des Romberg-Versuchs.

Grenzen der statischen Posturografie mit traditionellen Plattformen:

1. Keine differenzierte Betrachtung der verschiedenen sensorischen Inputs während der Aufrechterhaltung des Standstabilität.
2. Keine Erzeugung von kontrollierten Reiz-Antwort-Messungen des vestibulospinalen Reflexes.
3. Geringe Variabilität der Testbedingungen.
4. Geringe Spezifität.

Eine Verbesserung der Aussagefähigkeit der statischen Posturografie wird durch das Stehen auf elastischer Unterlage ermöglicht.

Dynamische Posturografie
Kippende Posturografieplattformen mit verschiedenen Bewegungsmustern dienen der Überwindung der Grenzen der statischen Messsysteme.

Grundprinzip
Messen der Position des Fußdruckzentrums während des aufrechten Stehens bei Bewegung der Standfläche durch Kippung um das Sprunggelenk oder durch Translation in einer stabilisierenden oder destabilisierenden Gleichgewichtsreaktion, gegebenenfalls kombiniert mit EMG-Registrierung.

Ziel
- Getrennte Beurteilung vorwiegend der propriozeptiven Afferenz, je nach Ausstattung auch der visuellen und der vestibulären Afferenzen im sensomotorischen System;
- Erkennung von vestibulospinalen Störungen.

Es werden *langsame* und *schnelle* Bewegungen der Standfläche genutzt. Langsame Be-

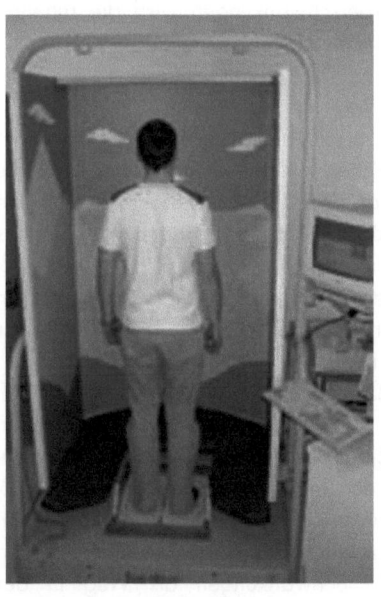

Abb. 4
EquiTest®-System (Neurocom)

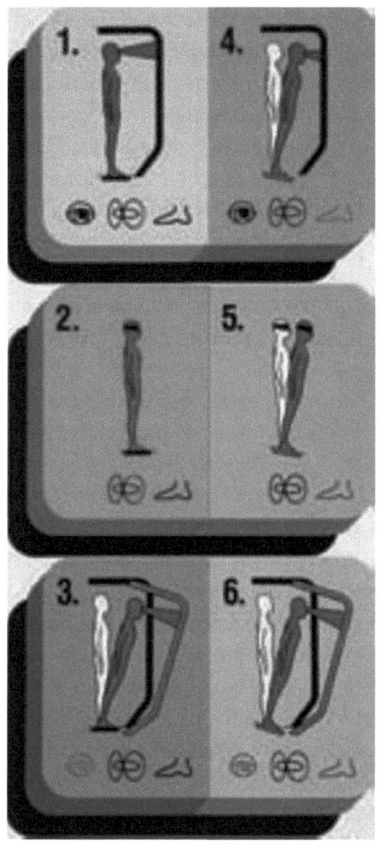

Abb. 5
Sensorischer Organisationsprozess. Einfluss der propriozeptiven, visuellen und vestibulären Afferenzen im Sensory Organisation Test (EquiTest®), n. Nasher, 1990

wegungen (1°/s) dienen der Auslösung von Gleichgewichtsreaktionen innerhalb der Normwerte der Stabilitätsgrenzen, wie beim Sensory Organization Test nach Nashner (1982) mit dem EquiTest®System. Schnellere Bewegungen (40–50°/s) zielen auf die Erzeugung einer destabilisierenden Situation.

Im Rahmen der *langsamen* Bewegungsanalyse erlaubt der Sensory Organization Test (Neurocom) darüber hinaus die Untersuchung des Zusammenspiels zwischen propriozeptiv, visuell und vestibulär kontrollierten neuromuskulären Antworten. Der Equilibrium Score (EC), ein Zahlenwert in Prozentangabe, stellt das Kriterium für die Standsicherheit des Probanden dar. Er vergleicht die anterior–posteriore Schwankung des Körperschwerpunktes (COG = center of gravity) des Probanden mit der theoretischen Schwankungsbreite (12,5°) einer altersentsprechenden Population. Je höher der Wert (maximal 100%), desto stabiler steht der Proband. Eine mehr als 10%ige Abweichung gilt als pathologisch. Null entspricht dem Fall. Zusätzlich wird ein Gesamtmittelwert (GMW) der gesamten Untersuchungsgänge pro Person berechnet.

Der Sensory Organisation Test umfasst 6 Untersuchungsgänge (T), die jeweils 20 Sekunden dauern (Abb. 4, 5, Tabelle 1).

Die Equilibrium Scores der 6 Untersuchungsgänge werden mit Diagnoserastern in Relation gebracht und ergeben typische Befundkonstel-

Tabelle 1. 6 Untersuchungsgänge mit jeweiligen Testbedingungen im Sensory Organisation Test (EquiTest®)

Untersuchungsgang	Testbedingungen		
	Augen	Plattformunterlage	Visuelles Umfeld
1	Geöffnet	Fixiert	Stabil
2	Geschlossen	Fixiert	
3	Geöffnet	Fixiert	Instabil
4	Geöffnet	Beweglich	Stabil
5	Geschlossen	Beweglich	
6	Geöffnet	Beweglich	Instabil

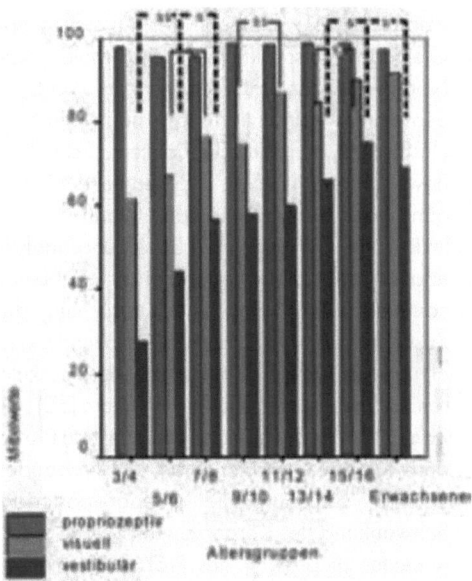

Abb. 6
Einfluss der einzelnen sensorischen Systeme auf die Standstabilität nach Altersgruppen und deren Altersgruppenvergleiche ([s] p ≤ 0,05, [ss] p ≤ 0,01)

lationen. Zur Beurteilung der einzelnen sensorischen Systeme werden folgende Quotienten der Mittelwerte der entsprechenden Untersuchungsgänge (T1–T6) gebildet: T2/T1 für das propriozeptive System; T4/T1 für das visuelle System und T5/T1 für das vestibuläre System [2, 11, 12].
Altersabhängige Veränderungen der Standstabilität weisen auf eine Entwicklungstendenz des sensomotorischen Systems hin. Untersuchungen an Kindern und Jugendlichen verschiedenen Alters und Geschlechts erweiterten die Kenntnisse über die Entwicklung des sensorischen Organisationsprozesses bei der komplexen Sicherung der Standstabilität [13, 14]. Die Reifung des Einflusses des propriozeptiven Systems auf die Körperbalance scheint schon im 3./4. Lebensjahr vollendet zu sein. Die visuelle und vestibuläre Afferenz erreicht erst mit dem 15./16. Lebensjahr das Erwachsenenniveau, wobei Unterschiede zwischen Mädchen und Knaben zu entdecken sind (Abb. 6) [15–17].

Die *schnellen* Bewegungen der Standfläche provozieren eine destabilisierende Situation. Neben der Bestimmung des Schwankungsverlaufes des Fußdruckzentrums werden EMG-Antworten auf eine zugrunde liegende Störung der schnellen automatischen Gleichgewichtsreaktionen der Bein- und Rumpfmuskeln erfasst. Hierbei werden im Motor Control Test (EquiTest®) Latenzzeiten, Dauer und Fläche der Dehnungsreflexe und der gleichgewichtskorrigierenden Körperreaktion mit Normwerten verglichen [18, 19].
Durch die Koppelung der Bewegung der Plattform mit den Schwankungen des Probanden ist es möglich, den Winkel zwischen Fuß und Unterschenkel konstant zu halten, um den Einfluss des propriozeptiven Inputs auf die posturale Kontrolle zu reduzieren. Ein ähnlicher Effekt wird bei der Untersuchung mit einer traditionellen Plattform erreicht, wenn der Proband auf einer elastischen Unterlage steht. Schließt der Proband zusätzlich die Augen oder ist die Bewegung des Gesichtsfeldes mit den Körperschwankungen gekoppelt, dann ist die visuelle Information für das posturale Schwanken ebenfalls entzogen oder eingeschränkt. Auf diese Weise kann der Einfluss des vestibulären Systems auf die Standstabilität über das vestibulospinale System bestimmt werden. Der Nachteil besteht aber darin, dass während der posturalen Schwankungen verschiedene Bestandteile des vestibulären Labyrinths gleichzeitig stimuliert werden, insbesondere die vertikalen Bogengänge und die Otolithenorgane.
Aus dem gleichen Grunde kann die dynamische Posturographie keine Informationen über die Funktion einzelner Strukturen des Labyrinths liefern [4, 7]. Die dynamische Posturografie stellt somit keinen Test für die Diagnostik peripher-vestibulärer Störungen dar, sie ist eher eine Methode zur Quantifizierung der Störung und deren Einfluss auf die Standstabilität unter den verschiedenen sensorischen Bedingungen. Sie hat einen großen Nutzen für die Beurteilung und Dokumentation von Kompensationseffekten im Rahmen der medika-

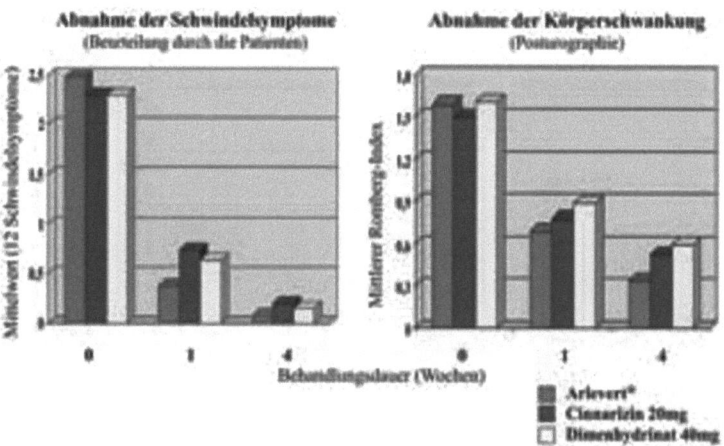

Abb. 7
Therapieergebnisse bei akuter Neuronitis vestibularis (n = 50). Signifikante Abnahme der Schwindelsymptomatik unter Arlevert® gegenüber Cinnarizin (p < 0,001) und Dimenhydrinat (p < 0,01). Abnahme der Körperschwankungen bei statischer Posturografie unter Arlevert® größer als unter Cinnarizin und Dimenhydrinat [20]

mentösen Therapie und des physikalischen Trainings bei peripher- und zentral-vestibulären Erkrankungen (Abb. 7–9). Darüber hinaus hat die Posturografie einen hohen Stellenwert bei klinischen Studien. Die Prüfung einer neuen oder in ihrem Wert zur Frage stehenden Therapie am Patienten erfordert in der Regel den Vergleich mit einer oder mehreren geeigneten Kontrollgruppen. Voraussetzung ist jedoch, dass eine Studie hinsichtlich der Anlage und Interpretation aber auch hinsichtlich der Durchführung die notwendigen Bedingungen erfüllt. Die Durchführung basiert auf den Regeln der „guten klinischen Praxis". In diesem Sinne stellt

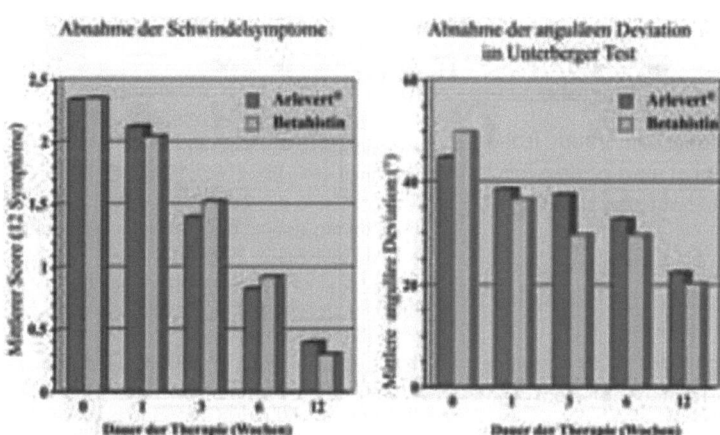

Abb. 8
Therapieergebnisse bei M. Menière (n = 80). Signifikante Abnahme der Schwindelsymptomatik und der angulären Deviation im Unterberger-Test (Kraniokorpografie) ab der 1. Woche. Keine signifikanten Unterschiede zwischen Arlevert® und Betahistin [21]

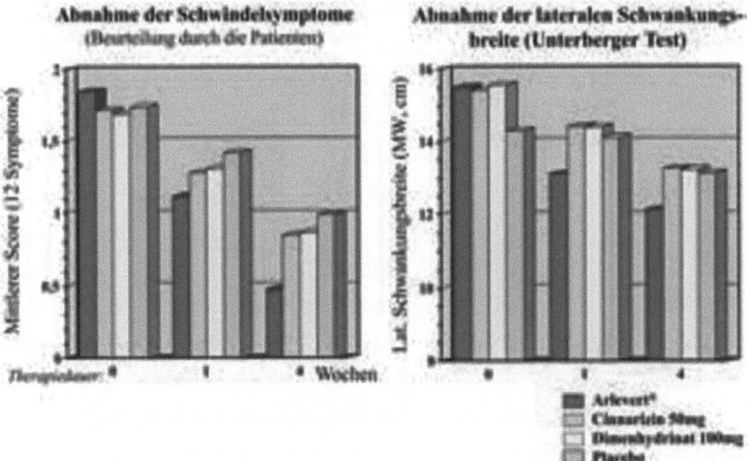

Abb. 9
Therapieergebnisse bei peripher/zentral vestibulärem Schwindel (n = 182). Abnahme der Schwindelsymptomatik und der lateralen Schwankungsbreite im Unterberger-Versuch unter Arlevert® signifikant besser als unter Placebo (p < 0,001 bzw. p < 0,01) [22]

auch die Posturografie eine aussagefähige Methode dar, die adäquat und zumutbar sowie deren Untersuchungsdauer an die zu beeinflussenden Vorgänge angepasst ist. Zugleich garantiert dieses Verfahren durch die hohe intraindividuelle Konstanz der Reaktionsmuster eine ausreichende Beweiskraft trotz der interindividuellen Variabilität. Diese Methode ist auch geeignet, für die Unterscheidung zwischen organischen und funktionellen Gleichgewichtsstörungen herangezogen zu werden. Indikation der dynamischen Posturografie:

1. Erfassung von Kompensations- und Trainingseffekten bei peripher- und zentral-vestibulären Störungen bei hoher intraindividueller Konstanz.
2. Erzeugung von kontrollierten Reiz-Antwort-Messungen zur Diagnostik von Störungen des vestibulospinalen Reflexes.
3. Erkennen von Störungen des propriozeptiven Systems unter verschiedenen sensorischen Bedingungen.
4. Nachweis von traumatisch-bedingten Tonusdifferenzen der Muskulatur.
5. Aufdeckung von Simulation und Aggravation.

Grenzen der dynamischen Posturografie:

1. eingeschränkte Beurteilung der einzelnen sensorischen Afferenzen im sensomotorische System während der Aufrechterhaltung der Standstabilität,
2. deutliche interindividuelle Streubreite der Antwortmuster,
3. keine Topodiagnostik bei peripher-vestibulären Störungen.

Literatur

1. Scherer H (1996) Das Gleichgewicht. Berlin, Heidelberg, New York: Springer
2. Nashner LM, Black FO, Wall C, III (1982) Adaptation to altered support and visual conditions during stance: patients with vestibular deficits. J Neurosci 2: 536–544
3. Black FO (1985) Vestibulospinal function assessment by moving platform posturography. Am J Otol [Suppl]: 39–46
4. Baloh RW, Honrubia V (2001) Clinical neurophysiology of the vestibular system. In: Gliman S, Herdman WJ (eds) Contemporary neurology series. New York, Oxford: University Press
5. Scholtz AW, Federspiel T, Appenroth E, Thumfart WF (2000) Effects of standardized optokinetic stimuli on standing stability. Laryngorhinootologie 79: 315–319

6. Brandt T, Daroff RB (1980) The multisensory physiological and pathological vertigo syndromes. Ann Neurol 7: 195–203
7. Brandt T (1999) Vertigo. Its multisensory syndrome. Berlin, Heidelberg, New York: Springer
8. Stoll W, Most E, Tegenthoff M (2004) Schwindel und Gleichgewichtsstörungen. Stuttgart, New York: Thieme
9. Claussen CF, Schneider D, Marcondes LG, Patil NP (1989) A computer analysis of typical CCG patterns in 1,021 neuro-otological patients. Acta Otolaryngol [Suppl] 468: 235–238
10. Schneider D, Hahn A, Claussen CF (1991) Cranio-corpo-graphy. A neurootological screening test. Acta Otorhinolaryngol Belg 45: 393–397
11. Nashner LM (1983) Analysis of movement control in man using the movable platform. Adv Neurol 39: 607–619
12. Nashner LM, Peters JF (1990) Dynamic posturography in the diagnosis and management of dizziness and balance disorders. Neurol Clin 8: 331–349
13. Brandt T, Wenzel D, Dichgans J (1976) Visual stabilization of free stance in infants: a sign of maturity. Arch Psychiatr Nervenkr 223: 1–13
14. Diener HC, Dichgans J (1988) On the role of vestibular, visual and somatosensory information for dynamic postural control in humans. Prog Brain Res 76: 253–262
15. Hirabayashi S, Iwasaki Y (1995) Developmental perspective of sensory organization on postural control. Brain Dev 17: 111–113
16. Aust G (1996) Age dependence of the interaction between proprioception and vision – a posturographic study. Laryngorhinootologie 75: 379–383
17. Steindl R, Ulmer H, Scholtz AW (2004) Standing stability in children- and young adults. Influence of proprioceptive, visual and vestibular systems in age- and sex dependent changes. HNO 52: 423–430
18. Allum JH, Shepard NT (1999) An overview of the clinical use of dynamic posturography in the differential diagnosis of balance disorders. J Vestib Res 9: 223–252
19. Westhofen MH (2002) Vestibuläre Untersuchungsmethoden. Ratingen: PVV Science Publications
20. Scholtz AW, Schwarz M, Baumann W, Kleinfeldt D, Scholtz HJ (2004) Treatment of vertigo due to acute unilateral vestibular loss with a fixed combination of cinnarizine and dimenhydrinate: a double-blind, randomized, parallel-group clinical study. Clin Ther 26: 866–877
21. Novotny M, Kostrica R (2002) Fixed combination of cinnarizine and dimenhydrinate versus betahistine dimesylate in the treatment of Meniere's disease: a randomized, double-blind, parallel group clinical study. Int Tinnitus J 8: 115–123
22. Schremmer D, Bognar-Steinberg I, Baumann W, Pytel J (1999) Wirksamkeit und Verträglichkeit einer fixen Kombination von Cinnarizin und Dimenhydrat bei der Behandlung von Schwindel. Clin Drug Invest 18: 355–368

Evidenz und Effektivität –
Vestibuläre Therapie zwischen Wissenschaft und Wirtschaft

Wie gut ist die Arzneimitteltherapie des Hörsturzes wissenschaftlich belegt?

G. SCHMALZING

Die Ätiologie des Hörsturzes ist nach wie vor weitgehend unbekannt. Tierversuche belegen, dass die Mikrozirkulation der Cochlea störanfällig ist und bereits eine geringe Minderperfusion mit einem weitreichenden Funktionsverlust einhergehen kann. Zu den diskutierten Ursachen des idiopathischen Hörsturzes gehören daher vor allem lokale Durchblutungsstörungen aufgrund von Vasospasmen oder Endothelzell-Schwellungen, aber auch Elektrolytstörungen der Endolymphe aufgrund einer Dysfunktion von Ionenkanälen, neuronale Fehlsteuerungen, entzündliche oder immun-pathologische Prozesse und möglicherweise auch ein komplexes Zusammenspiel mehrerer dieser Faktoren.

Behandlungsoptionen beinhalten unter anderem Glucocorticoide, Vasodilatatoren, Diuretika, Thrombocyten-Aggregationshemmer, Plasmaexpander, Lokalanästhetika, Kontrastmittel, Virostatika und Fibrinogen-LDL-Apherese. Glucocorticoide werden in der AWMF-Leitlinie der Kommission der Deutschen Gesellschaft für Hals-Nasen-Ohren-Heilkunde, Kopf- und Hals-Chirurgie als initiale Therapie des Hörsturzes alternativ zur Fibrinogenabsenkung durch Apherese empfohlen (www.uni-duesseldorf.de/WWW/AWMF/ll/hno_ll10.htm). In der wissenschaftlichen Literatur findet sich jedoch nur eine einzige, durch den Vergleich mit einer Placebogruppe abgesicherte prospektive Doppelblindstudie, in der Glucocorticoide (in einem von zwei beteiligten Krankenhäusern) von signifikantem Nutzen für Hörsturz-Patienten waren. Zwei weitere Doppelblindstudien sprechen für eine Wirkungslosigkeit von Glucocorticoiden. Neben diesen wenigen kontrollierten Studien mit niedrigen Fallzahlen existieren zahlreiche retrospektive Studien mit teilweise großen Patientenzahlen, aber sehr variablen Ergebnissen. Ein den heutigen Ansprüchen genügender Wirksamkeitsnachweis für Glucocorticoide ist in der wissenschaftlichen Literatur schwerlich dokumentiert.

Der empirische Einsatz von Hydroxyethylstärke (HES) und Pentoxifyllin, aber auch von Thrombocyten-Aggregationshemmern basiert im Wesentlichen auf dem Ziel, die Durchblutung und die Sauerstoffversorgung des Innenohrs zu verbessern. Die Pentoxifyllin zugeschriebene Verbesserung der Durchblutung und O_2-Sättigung des Gewebes scheint primär auf rheologischen Faktoren wie einer Erhöhung der Erythrocyten-Flexibilität bei gleichzeitiger Verminderung der Blutviskosität zu beruhen. Trotz nachgewiesener Verbesserung der Fließeigenschaften des Blutes im Tierversuch sprechen kontrollierte klinische Studien eher gegen eine Gehör-verbessernde Wirksamkeit von HES und Pentoxifyllin im Vergleich mit der alleinigen Gabe von Glucocorticoiden. Im Hinblick auf die möglichen unerwünschten Wirkungen und dem Prinzip *nihil nocere* erscheint die unkritische Verwendung von Pentoxifyllin und HES beim Hörsturz nach derzeitigem Kenntnisstand eher bedenklich.

Auch für eine antivirale Therapie mit Aciclovir in Kombination mit Prednisolon wurde in einer prospektiven Doppelblindstudie mit 91 Patienten kein Vorteil gegenüber alleiniger Gabe von Prednisolon gefunden [48]. Der kürzlich in einer prospektiven Doppelblindstudie mit 28 Patienten beobachtete Hörgewinn bei der oralen Gabe von Magnesium zusätzlich zu Glucocorticoiden [44] bedarf der Verifizierung bei einem größeren Patientenkollektiv.

Insgesamt gesehen erscheint die medikamentöse Verbesserung der cochleären Durchblutung aus der vermuteten Pathogenese zwar logisches Therapieziel beim idiopathischen Hörsturz, der Nutzen der derzeitig in dieser Hinsicht eingesetzten Medikamente für den Patienten jedoch gering bis fehlend. Das mangelnde Verständnis der Pathogenese behindert einen begründeten Einsatz anderer Arzneimittel. Ein weiteres Problem ist, dass dem Hörsturz vermutlich kein einheitliches Krankheitsbild zugrunde liegt, sondern dass er ein vergleichsweise homogenes Symptom heterogener Formen akuter Innenohr-Funktionsstörungen darstellt. Der zweifelsfreie Nachweis einer wirksamen Arzneimittel-Therapie wird vor dem Hintergrund der sehr hohen und von Studie zu Studie stark schwankenden Spontanheilungsrate schwierig bleiben.

*„Zusammenfassend möchte ich sagen, **dass wir viel zu wenig wissen, wie manche Krankheiten ohne ärztliche Eingriffe verlaufen**, und dass wir, soweit wir es wissen, diese Kenntnis in autistischer Weise von unseren medizinischen Überlegungen absperren, statt sie zur Basis unserer therapeutischen Handlungen und Forschungen zu machen. Wir verschreiben den Patienten auf Rezepten und den Ärzten in unseren Lehrbüchern eine Menge Mittel, von denen wir nicht wissen, ob sie nötig oder nützlich, ja oft nicht recht, ob sie schädlich sind und stellen sie häufig nebeneinander, ohne den relativen Wert derselben zu kennen. Und was das Schlimmste ist, wir tun nicht alles Erdenkliche, um aus diesem Zustande herauszukommen."* [1]

Die Bedeutung kontrollierter Therapiestudien für die Arzneimittelsicherheit

Mehrere eklatante Studienergebnisse der letzten Jahre dokumentieren, dass eine breite Akzeptanz einer Arzneimitteltherapie keine Garantie dafür ist, dass diese wirklich für die Patienten durchgängig vorteilhaft ist. Häufig sind es Placebo-kontrollierte randomisierte Doppelblindstudien, die unerwartete Ergebnisse zu Tage fördern. Drei Beispiele sollen diese Aussage unterstreichen.

Hormonersatztherapie erhöht das Risiko für Brustkrebs und Herzinfarkt

Bis zum Sommer 2002 galt die Hormonersatztherapie bei Frauen in der Menopause als Therapie 1. Wahl gegen Wechseljahrbeschwerden. Die Mehrzahl der Experten erhoffte sich über eine wirksame Therapie des klimakterischen Syndroms hinaus die Prävention von zahlreichen Altersleiden wie Osteoporose, Herz-Kreislauferkrankungen und Demenz, verbunden mit einem deutlichen Rückgang der Gesamt-Mortalität. In Deutschland erhielten im Jahr 2000 über vier Millionen Frauen in der Menopause Hormone. Das leicht erhöhte Risiko für Brustkrebs, so die Vorstellung, sollte durch einen 50%igen Rückgang der Todesfälle wegen Herzinfarkt mehr als kompensiert werden [2]. Überraschend wurden im Juli 2002 beide Teile der randomisierten WHI-Studie mit 27.000 Frauen vorzeitig abgebrochen, weil die eingesetzten Östrogen- und Östrogen-Gestagen-Präparate enttäuschten [3]. Entgegen aller Erwartung gab es nämlich keine Reduktion der Herzinfarkte, sondern sogar einen leichten Anstieg. Die Erhöhung des Brustkrebsrisikos fiel plötzlich deutlich stärker ins Gewicht. Die Ergebnisse wurden in der Folge von der Million Women Study bestätigt und zeigten vor allem ein deutlich erhöhtes Tumorrisiko auf [4].

Bis zum heutigen Tage werden diese Studien zur Hormonersatztherapie außerordentlich kontrovers diskutiert und teilweise in Frage gestellt, weil beispielsweise die Probandinnen beim Start der Hormongabe bereits im Mittel 63 Jahre alt waren oder Begleiterkrankungen nicht berücksichtigt wurden [5]. Selbst wenn manche Einwände berechtigt erscheinen [6], resultiert im Endergebnis zweifelsfrei eine Neubewertung der Hormontherapie auch in Deutschland: Die Indikation zur Hormonersatztherapie wird vielerorts sehr viel differenzierter gestellt und erfordert kompliziertere Aufklärung der Patientinnen als vor wenigen Jahren [7], die Therapiedauer ist oft drastisch verkürzt. Die Ansicht, dass Frauen mit bestehender koronarer Herzkrankheit besonders von der Hormonersatztherapie profitieren [2, 8], ist heute in ihr Gegenteil verkehrt, so dass eine bestehende koronare Herzkrankheit als Kontraindikation gegen eine Hormonersatztherapie angesehen werden kann [3]. Auch sind Arzneimittelbehörden wie FDA, EMEA, das BfArM, aber auch die Arzneimittelkommission der deutschen Ärzteschaft und die Deutsche Gesellschaft für Gynäkologie und Geburtshilfe in ihrer Bewertung der Hormonersatztherapie deutlich kritischer geworden.

Steroide schaden bei Hirntrauma

Die jüngste unangenehme Überraschung brachte die Crash-Studie (Corticosteroid Randomisation After Significant Head injury, [9]), mit der der Nutzen von Glucocorticoiden bei Hirnverletzten überprüft wurde. Glucocorticoid-Gabe ist nach schweren Hirnverletzungen seit über 30 Jahren etablierte und weit verbreitete Praxis mit dem plausiblen Ziel, den intrakraniellen Druck zu senken und post-traumatischen entzündlichen Veränderungen vorzubeugen, von denen vermutet wird, dass sie zu neuronaler Degeneration führen. Obwohl Millionen von Patienten weltweit einer solchen Therapie unterzogen wurden, wurde die Wirksamkeit nur in mehreren kleineren Studien mit insgesamt etwa 2.000 Patienten überprüft. Eine Cochrane-Database-Metaanalyse der verfügbaren Studien konnte weder moderat günstige noch moderat ungünstige Effekte durch Steroide ausschließen [10].

In der internationalen, randomisierten und Placebo-kontrollierten Crash-Studie wurde die Wirkung einer frühzeitigen 48 h Gabe von Methylprednisolon auf Mortalität und Ausmaß der Behinderung nach Kopfverletzung untersucht. Die Studie war ursprünglich auf etwa 20.000 Patienten anlegt mit dem Ziel, eine zweiprozentige relative Änderung der Mortalität bei einer erwarteten 15%igen Mortalität in der Placebogruppe noch als signifikant erkennen zu können. Nach Zufallskriterien erhielten die Verletzten entweder intravenös Methylprednisolon oder als Placebo die gleiche Menge physiologischer Kochsalzlösung. Im Mai

2004 wurde die Studie auf der Grundlage der Daten von 10.008 Patienten vorzeitig abgebrochen. Zu diesem Zeitpunkt war der primäre Endpunkt, Tod innerhalb der ersten zwei Wochen, bei 17,9% der Patienten der Placebogruppe und bei 21,1% der Verumgruppe eingetreten, d.h. unter Placebo verstarben signifikant weniger Patienten als unter Methylprednisolon. Das Ergebnis eines signifikanten Nachteils der Glucocorticoide ist schockierend, aber eindeutig: Glucocorticoide dürfen nicht routinemäßig zur Behandlung von Kopfverletzungen eingesetzt werden. Viele Experten hatten auf Grundlage der Metaanalyse [10] einen geringen Vorteil oder schlimmstenfalls keinen Vorteil der Steroidgabe erwartet. Die Widerlegung eines Nutzens der Glucocorticoide dürfte jährlich Tausende von Patienten vor dem Tode unter diesen Arzneimitteln bewahren. Deshalb ist die Studie auch eine nachdrückliche Warnung: Der Einsatz ungeprüfter Therapien ist wie Blindflug ohne Radar [11].

Methotrexat ist bei Autoimmunerkrankung des Innenohrs wirkungslos

Die Autoimmun-induzierte Innenohr-Erkrankung (Autoimmune inner ear disease, AIED) ist eine Form des asymmetrischen, bilateralen Innenohr-Hörverlusts, der unbehandelt rasch progredient ist. Methotrexat hatte sich im Laufe der Zeit als bevorzugtes Standardmedikament entwickelt, an dem andere Medikamente in klinischen Studien gemessen wurden. Eine Wirksamkeit von Methotrexat war allerdings nur in offenen, unkontrollierten Studien dokumentiert worden. Kürzlich wurden die Ergebnisse einer randomisierten Placebo-kontrollierten Doppelblindstudie an 67 Patienten vorgelegt, die entweder mit Methotrexat oder Placebo behandelt worden waren, wobei beide Gruppen zusätzlich über 18 Wochen Prednison (in langsam abfallender Dosierung) erhielten [12]. Das ernüchternde Ergebnis: Methotrexat war nicht wirksamer als Placebo, die durch Prednison-Therapie erzielte Hörverbesserung aufrechtzuerhalten.

Hörsturz-Definition und Epidemiologie

Beim Hörsturz handelt es sich definitionsgemäß um eine akute Funktionsstörung des Innenohres ohne bekannte Ursache. Eine allgemein akzeptierte Definition des Hörsturzes ist ein Hörverlust von 30 dB und mehr über drei benachbarte audiometrische Frequenzen, der sich in höchstens drei Tagen entwickelt. Die Schätzungen der globalen Häufigkeit schwanken zwischen 5 und 20 neuen Fällen pro 100.000 Einwohner jährlich [13]. Die wirkliche Inzidenz könnte jedoch höher sein, weil ein Teil der Patienten, deren Gehör sich spontan wieder bessert, möglicherweise keinen Arzt aufsuchen. Schätzungen auf bis zu 500 Fälle pro Jahr und 100.000 Patienten, wie sie aus einer Befragung niedergelassener HNO-Ärzte getroffen wurden [14], scheinen im internationalen Vergleich allerdings ungewöhnlich hoch. Am häufigsten tritt der Hörsturz bei 30–60-Jährigen auf, wobei Männer etwas häufiger erkranken als Frauen. Jahreszeitliche Häufungen wurden nicht beobachtet; Rückfälle sind selten [15].

Ätiologie des Hörsturzes

Die Ätiologie des Hörsturzes ist nach wie vor weitgehend unklar. Diesem Umstand trägt auch die Definition des Hörsturzes als idiopathisches Krankheitsgeschehen Rechnung, so dass die Diagnose Hörsturz eine Ausschlussdiagnose darstellt. Bei intraoperativen Messungen der perilymphatischen O_2-Sättigung im Innenohr wurden bei Hörsturz-Patienten nur etwa 30% der normalen Oxygenierung gefunden [16]. Tierversuche belegen, dass die Mikrozirkulation der Cochlea störanfällig ist und bereits eine geringe Minderperfusion mit einem weitreichenden Funktionsverlust einhergehen kann. Zu den diskutierten Ursachen des idiopathischen Hörsturzes gehören daher vor allem lokale Durchblutungsstörungen der Cochlea. Diese könnten durch Vasospasmen oder Endothelzell-Schwellungen zustande kommen, beispielsweise auf dem Boden entzündlicher oder immunpathologischer Prozesse, viraler Infekte des Hörnerven, aber auch Elektrolytstörungen der Endolymphe aufgrund einer Dysfunktion von Ionenkanälen und neuronalen Fehlsteuerungen. Auch ein komplexes Zusammenspiel mehrerer dieser Faktoren ist möglich.

Für ein Innenohr-spezifisches Geschehen spricht, dass generalisierte Gefäßerkrankungen nicht generell mit Hörsturz einhergehen. So konnte zwischen bekannten Risikofaktoren für eine Gefäßerkrankung wie arterielle Hypertonie und Diabetes mellitus und dem Auftreten des Hörsturzes kein statistischer Zusammenhang nachgewiesen werden [17, 18]. Dagegen scheinen erhöhter Alkoholkonsum und kurze Schlafdauer [19] ebenso wie westliche anstelle traditioneller japanischer Ernährungsgewohnheiten [20] Risikofaktoren für einen Hörsturz darzustellen.

Therapieansätze

Eine gezielte Behandlung des Hörsturzes wird durch die mangelhafte Einsicht in die Pathogenese und die hohe Spontanheilung behindert. Gemeinsamer Nenner der diskutierten Hörsturz-Auslöser ist die cochleäre Mikrozirkulationsstörung, die aufgrund einer verminderten Versorgung der Zellen mit Sauerstoff und Substraten in ein Energiedefizit im Innenohr einmündet. Der (poly)pragmatische Therapieansatz zielt folglich darauf ab, über eine Vasodilatation (durch Pentoxifyllin, Carbogen etc.) und Verbesserung der rheologischen Eigenschaften des Blutes (durch Dextran-40 oder Hydroxyethylstärke) die Mikrozirkulation und damit die Sauerstoffversorgung in der Cochlea zu verbessern. Da Virusinfektionen oder (Auto-)Immunreaktionen zugrunde liegen können, kommen zusätzlich Glucocorticoide wegen ihren starken antiphlogistischen und immunsuppressiven Wirkungen zum Einsatz. Glucocorticoide werden in der AWMF-Leitlinie der Kommission der Deutschen Gesellschaft für Hals-Nasen-Ohren-Heilkunde, Kopf- und Hals-Chirurgie als initiale Therapie des Hörsturzes empfohlen (www.uni-duesseldorf.de/WWW/AWMF/ll/hno_ll10.htm).

Das in Deutschland häufig in seiner ursprünglichen Form oder modifiziert angewandte antiphlogistisch-rheologische Infusionsschema nach Stennert sieht eine 10-tägige Infusionsdauer mit Pentoxifyllin, Dextran-40 und Cortison vor. Diese Therapieform wurde ursprünglich bei Patienten mit idiopathischer Fazialisparese (Bell'sche Parese) eingesetzt [21]. Mit diesem polypragmatischen Therapieansatz wird versucht, praktisch sämtlichen vermuteten Hörsturz-Ursachen Rechnung zu tragen in der Hoffnung, dass in jedem Falle wenigstens eines der drei angewandten Medikamente wirksam wird [22].

Auf andere derzeit aktuelle nicht-medikamentöse Therapieverfahren wie hyperbare Sauerstoff-Gabe [23] oder Fibrinogen-LDL-Apherese [24] wird nicht eingegangen.

Placebo-kontrollierte prospektive Studien zur Hörsturztherapie: Steroide

Prospektive randomisierte klinische Doppelblindstudien werden als Goldstandard zur Prüfung der Wirksamkeit von Behandlungsmethoden angesehen. Prospektiv meint, dass der Ablauf der Studie einschließlich der zu prüfenden Hypothese bereits vor Studienbeginn festgelegt ist. Randomisiert bedeutet, dass der Zufall entscheidet, welcher Studienteilnehmer welche Behandlungsmethode erhält. Prospektive Studien gelten als besonders aussagefähig, weil systematische Fehler – etwa in der Zuordnung der Patienten zu verschiedenen Therapiegruppen oder in der Auswahl der Zielgrößen – minimiert werden.

Wie ist die Datenlage zum Nutzen der medikamentösen Hörsturztherapie? Unter den Tausenden von Artikeln zur Hörsturztherapie finden sich überraschenderweise nur wenige Placebo-kontrollierte randomisierte prospektive Studien, die im Wesentlichen drei Kategorien zugeordnet werden können: (i) Glucocorticoide (Tabelle 1a), (ii) Gefäß- bzw. rheologisch wirksame Medikamente (Tabelle 1b) und (iii) spezifische antivirale Therapie (s. Kapitel „Antivirale Therapie bei Hörsturz").

Der Einsatz von Glucocorticoiden basiert auf der vermuteten Innenohr-Entzündung, die auf einer viralen Infektion, einem Autoimmunprozess oder auch einer Ischämie oder Infarzierung beruhen könnte. In der ältesten prospektiven Studie [17] mit 88 Patienten wurde bei rund 65% der Patienten eine vollständige Genesung beobachtet, unabhängig davon, ob die Patienten mit Steroiden oder Vasodilatator alleine oder Vasodilatator kombiniert mit Steroiden behandelt wurden oder unbehandelt blieben. Antihistaminika bewirkten eine Verschlechterung des Hörvermögens. Die insgesamt sehr sorgfältige und kritische Studie hat den einzigen Nachteil, dass Detailangaben zu den eingesetzten Medikamenten fehlen.

Eine der am häufigsten zitierten Studien zur Hörsturztherapie ist die randomisierte Kontrollstudie von Wilson und Mitarbeitern, die Steroide mit der Vorstellung einsetzten, dass ein beträchtlicher Anteil der Hörsturzfälle auf viralen Entzündungen beruht [25]. An zwei Kliniken (Kaiser-Permanente, Oakland; Massachusetts Eye, Boston) wurden insgesamt 67 Patienten untersucht, die eine Hörminderung von mindestens 30 dB über drei Frequenzen in weniger als 3 Tagen erlitten. Die Patienten wurden an beiden Kliniken auf zwei Gruppen verteilt, die entweder mit Dexamethason oder Methylprednisolon in absteigender Dosierung über 10 Tage oder mit Placebo behandelt wurden. Bei Patienten mit moderatem Hörverlust bewirkten Steroide bei 61% der Patienten eine Hörverbesserung und waren damit signifikant wirksamer als Placebopräparate, unter denen nur bei 32% der Patienten eine Hörverbesserung beobachtet wurde. Die Spontanheilungsrate war mit 31% (Massachusetts Eye) bis 33% (Kaiser-Permanente) an beiden Kliniken auffallend niedrig. Irritierend ist, dass der statistisch signifikante Vorteil der Steroide alleine auf deren ausgezeichneter Wirksamkeit am Massachusetts Eye beruht, während am Kaiser-Permanente die Werte für Placebo- und Steroidgruppe mit 31% und 36% fast gleich waren. Erwähnenswert ist ferner, dass eine weitere nicht-randomisierte Kontrollgruppe von 52 Patienten, die die Behandlung verweigerten, eine viel höhere Spontanheilungsrate von 58% aufwies.

Die Ergebnisse wurden in einer kleinen prospektiven Studie mit nur 36 Patienten, davon 27 Steroid-behandelt und 9 unbehandelt, bestätigt [26]. In der mit Steroiden behandelten Gruppe besserte sich das Hörvermögen bei 89% der Patienten verglichen mit nur 44% der unbehandelten Patienten. Der Wert der Studie wird dadurch stark eingeschränkt, dass es sich um eine offene Studie und nicht um eine Doppelblindstudie handelt. Damit ist die 1980 von Wilson et al. publizierte Studie [25] die *einzige* Placebo-kontrollierte Doppelblindstudie, bei der Steroide einen signifikanten Nutzen für Hörsturz-Patienten hatten.

Die Wirksamkeit der Glucocorticoide beim Hörsturz wurde in der Folge wiederholt angezweifelt. So zeigte ein Vergleich der Wirksamkeit einer Defibrinogenierung durch intravenöse Gabe des Schlangengiftes Batroxobin (plus Placebo oral) gegenüber einer intravenösen und oralen Gabe von Steroiden eine überlegene Wirksamkeit der Defibrinogenierung [27]. Da eine unbehandelte Kontrollgruppe nicht mitgeführt wurde, kann aus dieser gut kontrollierten randomisierten und prospektiven Doppelblindstudie mit insgesamt 169 Patienten allerdings nicht direkt auf eine Unwirksamkeit der Steroide geschlossen werden.

Auch in einer neueren prospektiven Doppelblindstudie, die eine Placebo-kontrollierte Kontrollgruppe einschloss, kamen die Autoren zu dem Ergebnis, dass Glucocorticoide in der Hörsturztherapie wirkungslos sind [28]. Insgesamt 41 Patienten wurden randomisiert 4 Behandlungsgruppen zugeordnet und erhielten jeweils 5 Tage lang entweder Prednison- oder Placebo-Tabletten oder Carbogen-Inhalation

Tabelle 1. Medikamentöse Hörsturz-Therapiestudien mit Placebo-Kontrollgruppen

Autoren	Studientyp	Patientengruppen	Hauptergebnis	Besserungsrate oder Hörgewinn sofern angegeben
a) Steroide				
Mattox und Simmons 1977 [17]	Prospektive randomisierte Doppelblindstudie mit 88 Patienten	5 Gruppen: (i) Steroid vs. (ii) Vasodilatator vs. (iii) Steroid & Vasodilatator vs. (iv) Antihistaminika vs. (v) keine Therapie	Antihistaminika verschlimmern, sonst kein Unterschied zwischen den Gruppen: Steroide wirkungslos	65% alle Gruppen
Wilson, Byl, Laird 1980 [25]	Prospektive randomisierte Doppelblindstudie mit 67 Patienten	2 Gruppen: (i) Placebo vs. (ii) Dexamethason oder Methylprednisolon	Steroide signifikant wirksamer als Placebo	61% Gruppe (i) 32% Gruppe (ii) (58% Verweigerer)
Moskowitz, Lee, Smith 1984 [26]	Prospektive randomisierte offene Studie mit 36 Patienten	2 Gruppen: (i) Placebo vs. (ii) Dexamethason	Steroide signifikant wirksamer als Placebo	89% Steroide 44% Placebo
Cinamon, Bendet, Kronenberg 2001 [28]	Prospektive randomisierte Doppelblindstudie mit 41 Patienten	4 Gruppen: (i) Placebo vs. (ii) Prednison vs. (iii) Carbogen vs. (iv) Raumluft	Steroide wirkungslos	77–81% Gruppen (i) + (iv) 80% Gruppe (ii) 55% Gruppe (iii)
b) Rheologica-Vasodilatatoren				
Desloovere, Lorz, Klima 1989 [30]	Prospektive randomisierte Doppelblindstudie mit 102 Patienten	2 Gruppen: (i) HES &PTX vs. (ii) NaCl-Infusionen	Gleiche Hörverbesserung; retrospektiv HES & PTX besser bei RR > 130 mmHg systolisch	+31% dB-Besserung Gruppe (i) +39% dB-Besserung Gruppe (ii) (nach 10 Tagen)
Michel und Matthias 1991 [29]	Prospektive Doppelblindstudie mit 22 Patienten	2 Gruppen: (i) Taprosten vs. (ii) 30 ml NaCl i.v. für 6 Tage	Taprosten wie Placebo	70% Vollremission beide Gruppen
Probst et al. 1992 [31]	Prospektive randomisierte Doppelblindstudie mit 184 Patienten	3 Gruppen: (i) NaCl vs. (ii) NaCl & PTX vs. (iii) NaCl & Dextran & PTX	Kein signifikanter Unterschied zw. den 3 Gruppen	+23 dB Gruppe (i) +16 dB Gruppe (ii) +20 dB Gruppe (iii)
Kronenberg et al. 1992 [32]	Randomisierte Doppelblindstudie mit 27 Patienten	2 Gruppen: (i) Procain & Dextran vs. (ii) Placebo (NaCl-Infusion)	Kein signifikanter Unterschied zw. den beiden Gruppen	+11 dB Gruppe (i) +25 dB Gruppe (ii)

oder Raumluft-Inhalation (als Placebo). Weder zu einem frühen noch zu einem späten Zeitpunkt nach der Behandlung ergaben sich audiometrisch Unterschiede zwischen den Gruppen, so dass sich weder für Steroidgabe noch für die Carbogen-Inhalation ein Nutzen für die Patienten abzeichnete [28]. Ebenfalls unabhängig von der Behandlungsgruppe verbesserte sich das Gehör noch mindestens einen Monat nach Therapieende. Die Besserungsraten lagen mit durchschnittlich 73% (Spontanheilungsrate 77–81%; Steroide 80%, Carbogen-Inhalation 55%) etwa im gleichen 65–70%-Bereich wie bei Mattox und Simmons [17] oder Michel und Matthias [29] und damit weit höher als bei Wilson et al. mit 32% [25], die als einzige einen positiven Effekt von Steroiden gefunden hatten.

Placebo-kontrollierte prospektive Studien zur Hörsturztherapie: vasodilatatorisch und rheologisch wirksame Medikamente

Neben Steroiden werden Plasmaexpander und durchblutungsfördernde Medikamente wie Dextran-40, Hydroxyethylstärke und Pentoxifyllin routinemäßig in der Hörsturz-Therapie eingesetzt. Vier Placebo-kontrollierte Studien liegen zur Frage der Wirksamkeit dieser Medikamente beim Hörsturz vor (Tabelle 1b). In der ersten prospektiven Studie zu dieser Frage erhielten Patienten in der (a) Verumgruppe Infusionen mit Hydroxyethylstärke und Pentoxifyllin und (b) in der Kontrollgruppe NaCl-Infusionen. Eine weitere mit einer Kombination aus Hydroxyethylstärke, Pentoxifyllin und Naftidrofuryl infundierte Patientengruppe (c) wurde retrospektiv analysiert. Für alle drei Gruppen wurde die gleiche Hörverbesserung beobachtet. Erst die retrospektive Miteinbeziehung des Blutdruckes ergab für Patienten mit einem systolischen Blutdruck über 130 mmHg einen signifikanten Nutzen der Kombination Hydroxyethylstärke und Pentoxifyllin gegenüber der Kontrollgruppe (b) bzw. der mit Hydroxyethylstärke, Pentoxifyllin und Naftidrofuryl behandelten Patientengruppe (c) [30].

In einer ähnlich angelegten, jedoch komplett prospektiven und vergleichsweise großen Studie von Probst und Mitarbeitern wurden drei Vergleichsgruppen untersucht, die entweder (a) NaCl-Infusion mit Placebo, (b) NaCl-Infusionen mit Pentoxifyllin oder (c) Dextran-40-Infusionen mit Pentoxifyllin erhielten. Von den insgesamt 331 Patienten, die die Studie beendeten, wurden 184 Patienten wegen Hörsturz behandelt, die anderen 147 dagegen wegen eines akuten akustischen Traumas. Die Verbesserung des Hörvermögens war in den drei Gruppen statistisch gesehen gleich. Eine Analyse der Aussagekraft der Studie ergab, dass bereits eine Arzneimittel-bedingte Hörverbesserung um nur 10 dB mit 90%iger Sicherheit als signifikant erkannt worden wäre [31]. Aus dem gleichen Jahr existiert eine weitere (kleine) prospektive Studie mit insgesamt 27 Patienten mit (a) einer Verumgruppe, die Infusionen mit Procain und niedermolekularem Dextran erhielt und (b) einer Placebo-Kontrollgruppe. Die Hörverbesserung war in der Placebo-Gruppe besser, ohne dass der Unterschied statistisch signifikant war [32].

Trotz nachgewiesener Verbesserung der Fließeigenschaften des Blutes ergeben sich aus den drei publizierten prospektiven Studien keinerlei Hinweise dafür, dass Hörsturz-Patienten von rheologischen oder vasoaktiven Medikamenten profitieren. Im Hinblick auf mögliche unerwünschte Wirkungen und nicht unerhebliche Kosten erscheint die Verwendung dieser Medikamente beim Hörsturz nach derzeitigem Kenntnisstand nicht gerechtfertigt. Der in einer randomisierten Doppelblindstudie mit insgesamt 72 Patienten geführte Nachweis, dass *Ginkgo biloba*-Extrakte bei Hörsturz ebenso wirksam sind wie Pentoxifyllin [33] muss vor diesem Hintergrund als starker Hinweis auf die Wirkungslosigkeit des *Ginkgo*-Extraktes gewertet werden.

Retrospektive Studien zu rheologisch oder antiphlogistisch wirksamen Medikamenten

Vor wenigen Jahren wurden Behandlungsergebnisse der Jahre 1986 bis 1998 publiziert, die bei 1001 Hörsturz-Patienten mit dem originalen antiphlogistisch-rheologischen Infusionsschema nach Stennert (100 mg Cortison initial in absteigender Dosierung, Dextran-40, Pentoxifyllin) erzielt worden waren [22]. Aus der Hörverbesserung bei 85% der behandelten Patienten schließen die Autoren, dass das Therapieverfahren wirksam ist. Bei aller Sorgfalt der erhobenen Daten ist das Manko dieser Studie nicht nur, dass es sich um eine retrospektive Studie handelt, sondern vor allem, dass jegliche Vergleichsgruppe fehlt. Ein Therapieerfolg einer Hörverbesserung für 85% der behandelten Patienten wirkt auf den ersten Blick überzeugend, muss aber vor dem Hintergrund der hohen Spontanheilung gesehen werden, die von Untersucher zu Untersucher erheblich variiert. Erwähnenswert ist, dass auch unter der aufwändigen Stennert-Therapie nur 45% der Patienten, d.h. weniger als die Hälfte, eine *Restitutio ad integrum* erfährt; bei 2,6% der behandelten Patienten verschlechterte sich die Hörschwelle sogar. In einer Placebo-kontrollierten Doppelblindstudie aus der gleichen Klinik, in der die Wirkung des durchblutungsfördernden Prostaglandin-Analogons Taprosten untersucht wurde, wurde bei 70% der Patienten auch ohne Therapie eine vollständige Wiederherstellung des Gehörs gefunden [29] verglichen mit nur 45% unter Stennert-Infusionsschema [22]. Der Vergleich dieser Zahlen dokumentiert die zentrale Bedeutung sorgfältig kontrollierter Kontrollgruppen. Aus dem direkten Vergleich der beiden Studien müsste im Grunde auf eine geringere Anzahl an Vollremissionen unter der antiphlogistisch-rheologischen Infusionstherapie geschlossen werden. Wie variabel die Ergebnisse und ihre Interpretation durch die Autoren sind, wird auch aus dem Vergleich mit einer anderen retrospektiven Studie ohne Kontrollgruppe deutlich, in der 68 Patienten wie beim Stennert-Schema mit Prednison und Dextran behandelt wurden, jedoch anstelle von Pentoxifyllin das (die Gehirndurchblutung fördernde) Antidementivum Piracetam erhielten. Nachdem sich das Hörvermögen bei nur 54% der Patienten verbesserte, zogen die Autoren den Schluss, dass diese Therapie keinen Nutzen für den Patienten bringt, der über die Spontanheilung hinausgeht [34].

Über den Nutzen der antiphlogistisch-rheologischen Infusionstherapie nach Stennert beim Hörsturz von Kindern gibt es eine kleine retrospektive Studie, die eine Kontrollgruppe unbehandelter Kinder einschließt [35]. Sieben Kinder wurden in der Verumgruppe mit Prednisolon, Pentoxifyllin und Hydroxyethylstärke behandelt; 13 der Kinder blieben unbehandelt. Während in der Verumgruppe sechs der sieben Kinder eine partielle bis komplette Wiederherstellung des Hörvermögens zeigten, waren es in der Gruppe der unbehandelten Kinder nur drei von 13 Kindern. Dieser Unterschied sieht auf den ersten Blick überzeugend aus. Schaut man sich das Studienprotokoll jedoch genauer an, fällt eine extreme Verzerrung bei der Verteilung der Kinder auf die beiden Gruppen auf: In die Verumgruppe wurden Kinder aufgenommen, wenn der Hörsturz erst kurz vor Diagnosestellung erfolgt war, während in der Kontrollgruppe Kinder enthalten waren, bei denen der Hörsturz drei und mehr Wochen zurücklag. Von vielen Autoren wird beschrieben, dass die Spontanremission in den ersten Wochen nach Hörsturz am höchsten ist. Damit musste die Kontrollgruppe *a priori* schlechter abschneiden als die Verumgruppe.

Weitere Studienergebnisse aus verschiedenen Therapie-Vergleichsstudien zu potentiell vasoaktiven bzw. rheologisch wirksamen Medikamenten sind in Tabelle 2 zusammengestellt (die Übersicht ist unvollständig).

Zur Frage der Wirksamkeit von Glucocorticoiden liegen zahlreiche retrospektive Studien

Tabelle 2. Verschiedene Therapie-Vergleichsstudien zu potentiell vasoaktiven bzw. rheologisch wirksamen Medikamenten ohne Placebo-Kontrollgruppe

Autoren	Studientyp	Patientengruppen	Hauptergebnis	Besserungsrate oder Hörgewinn sofern angegeben
Giger 1979 [57]	Prospektive randomisierte offene Studie mit 55 Patienten	2 Gruppen: (i) Carbogen-Inhalation vs. (ii) Papaverin & Prednisolon & Heparin & Dextran	5 Tage nach Therapie kein signifikanter Unterschied. 1 J. nach Therapie Carbogen signifikant besser	+22 dB Gruppe (i) 5d; +14 dB Gruppe (ii) 5d; +30 dB Gruppe (i) 1a; +16 dB Gruppe (ii) 1a
Mann, Beck, Beck 1986 [58]	Prospektive randomisierte Studie mit 50 Patienten	2 Gruppen: (i) Nifedipin & NaCl-Inf. vs. (ii) Naftidrofuryl & Vit. A & E & Zink	Kein signifikanter Unterschied	+12 dB Gruppe (i) +17 dB Gruppe (ii) (nach 16 Tagen)
Wilkins, Mattox, Lyles [59]	Offene Studie mit 109 Patienten	2 Gruppen: (i) Dextran, Histamin, Diuretika, Vasodil., Steroide, Carbogen vs. (ii) keine Steroide oder kein Dextran oder kein Histamin	Kein signifikanter Unterschied	52% Partial-Vollrem. Gruppe (i) 54% Partial-Vollrem. Gruppe (ii)
Laskawi et al. 1987 [60]	Prospektive randomisierte Studie mit 151 Patienten	2 Gruppen: (i) Cortison & Dextran & Naftidrofuryl vs. (ii) Cortison & Dextran & PTX	Kein Unterschied zwischen Naftidrofuryl und PTX	Prozentualer Hörgewinn 42% Gruppe (i) 42% Gruppe (ii)
Poser und Hirche 1992 [61]	Prospektive randomisierte Doppelblindstudie mit 80 Patienten	2 Gruppen: (i) Dextran alleine vs. (ii) Dextran & Naftidrofuryl	Zusätzlich Naftidrofuryl signifikant besser	+13 dB Gruppe (i) +21 dB Gruppe (ii) (nach 10 Tagen)
Meier et al. 1993 [62]	Prospektive offene Phase-II-Studie mit 37 Patienten plus 67 Vergleichspatienten aus früherer Studie	3 Gruppen: (i) Flunarizin vs. (ii) Gruppe aus früherer Studie! NaCl-Infusionen & Placebo-Tabletten	Flunarizin wirkungslos	+21 dB Gruppe (i) +24 dB Gruppe (ii) (nach 4 Wochen)
Hoffmann et al. 1994 [63]	Prospektive randomisierte offene referenzkontrollierte Studie mit 80 Patienten	2 Gruppen: (i) Ginkgo-Extrakt & HES vs. (ii) Naftidrofuryl & HES	Ginkgo-Gruppe signifikant besser. Beiden Gruppen: 40% Therapieabbrüche in 1. Wo. wg. Vollremission	77% Vollremission Gruppe (i) 50% Vollremission Gruppe (ii)
Kallinen et al. 1997 [64]	Offene Studie mit 168 Patienten	3 Gruppen: (i) Heparin & Warfarin vs. (ii) Heparin & Warfarin & Carbogen vs. (iii) Carbogen	Antikoagulantien besser bei Tiefton-Hörverlust, Carbogen besser bei Hochton-Hörverlust	+38 dB (+11 dB) (i) +26 dB (+12 dB) (ii) +21 dB (+21 dB) (iii)

Tabelle 2. Fortsetzung

Autoren	Studientyp	Patientengruppen	Hauptergebnis	Besserungsrate oder Hörgewinn sofern angegeben
Reisser, Weidauer 2001 [33]	Prospektive randomisierte Doppelblindstudie mit 72 Patienten	2 Gruppen: (i) PTX vs. (ii) Ginkgo-Extrakt	PTX und Ginkgo-Extrakt gleich wirksam	+12 dB Gruppe (i) +13 dB Gruppe (ii) (nach 10 Tagen)
Burschka et al. 2001 [65]	Randomisierte Doppelblindstudie mit 106 ambulanten Patienten	2 Gruppen: (i) *Ginkgo*-Extrakt niedrig dosiert vs. (ii) hoch dosiert	Kein signifikanter Unterschied zwischen den beiden Gruppen[1]	+22 dB Gruppe (i) +25 dB Gruppe (ii) 76% Vollremission
Mora et al. 2003 [66]	Offene Studie an 17 Patienten	Keine Vergleichsgruppe	Gewebeplasminogenaktivator t-PA exzellent wirksam	94%

[1] Retrospektive Analyse zeigt bessere Wirksamkeit für die höhere Dosis bei fehlendem Tinnitus.

vor, bei denen in der Regel unterschiedliche Behandlungsverfahren miteinander verglichen wurden, aber so gut wie nie Placebo-behandelte Patienten als Kontrollgruppen berücksichtigt sind. Um die große Heterogenität des jeweiligen Studiendesigns exemplarisch zu beleuchten, wird auf einige dieser Studien nachfolgend etwas genauer eingegangen. Die wichtigsten Ergebnisse dieser und anderer retrospektiver Studien, bei denen mindestens eine Patientengruppe mit Glucocorticoiden behandelt wurde, sind auch in Tabelle 3 zusammengefasst.

In einer retrospektiven Studie mit insgesamt 250 Patienten wurde eine Einteilung in zwei Therapiegruppen vorgenommen: Eine Gruppe erhielt täglich eine spezifizierte Dosis eines Glucocorticoids, während Patienten einer zweiten Gruppe mit der gleichen oder einer höheren als der spezifizierten Glucocorticoid-Dosis behandelt wurden [36]. Die Höhe der Initialdosis korrelierte signifikant negativ mit der Verbesserung der Hörschwelle. Dies bedeutet mit anderen Worten, dass hohe Glucocorticoid-Dosen für die Hörverbesserung nachteilig waren. Die Autoren zogen aus diesen Daten den Schluss, dass die generelle Anwendung von Glucocorticoiden in der Hörsturz-Therapie nicht empfohlen werden kann bzw. auf < 30 mg/Tag begrenzt werden sollte. Die Aussagekraft dieser Studie wird dadurch eingeschränkt, dass die Patienten zusätzlich mit einer ganzen Serie zusätzlicher Medikamente oder sonstiger Verfahren behandelt wurden, die von Vasodilatatoren über Diuretika bis hin zur hyperbaren Sauerstofftherapie reichen [36].

Der fehlende Nachweis einer Wirksamkeit von Glucocorticoiden stellt allerdings keine Einzelbeobachtung dar. In einer retrospektiven Studie an 183 Patienten ergab sich kein Unterschied zwischen einer Behandlung mit Dextran alleine oder zusätzlicher Steroidgabe [37]. In einer weiteren Studie mit insgesamt 78 Patienten, die alle eine für deutsche Verhältnisse ungewöhnliche Standardtherapie mit ATP, Kallidinogenase und Cyanocobalamin erhielten, wurden 42 der Patienten zusätzlich mit Glucocorticoiden behandelt. Die Anzahl der gebesserten bzw. geheilten Patienten war mit 79% für die Glucocorticoidgruppe und 81% für die Kontrollgruppe praktisch identisch [38]. Auch das gegenteilige Ergebnis, eine Wirksamkeit der Glucocorticoide, wird durch meh-

Tabelle 3. Verschiedene Therapie-Vergleichsstudien mit Steroiden

Autoren	Studientyp	Patientengruppen	Hauptergebnis	Besserungsrate oder Hörgewinn sofern angegeben
Byl 1984 [13]	Retrospektive Studie mit 225 Patienten	1 Gruppe: 4 d 60 mg Prednison, 6 d ausschleichen	Steroide wie Placebo „If you can do no good, do not harm"	69% partielle bis komplette Remission
Kubo et al. 1988 [27]	Prospektive Doppelblindstudie mit 169 Patienten	2 Gruppen: (i) Batroxobin (DF) i.v. & Placebo oral vs. (ii) Steroide i.v. und oral	DF durch Schlangengift Batroxobin wirksamer als Steroide	57% Defibrinogenierung 39% Steroide
Kanzaki, Taiji, Ogawa 1988 [37]	Retrospektive Studie mit 183 Patienten	2 Gruppen: (i) Dextran, ATP etc vs. (ii) dito mit Steroiden	Steroide ohne Effekt	70% mit Steroiden 75% ohne Steroide
Shiraishi, Kubo, Matsunaga 1991 [67]	Doppelblindstudie an 168 Patienten	2 Gruppen: (i) Batroxobin (DF) & Placebo vs. (ii) Steroide	DF signifikant wirksamer als Steroide nach 1 Wo. nicht nach 2 Wo.	+32 dB Gruppe (i) +27 dB Gruppe (ii) nach 2 Wochen
Fetterman, Saunders, Luxford 1996 [68]	Retrospektive Studie an 837 Patienten	4 Gruppen: (i) Steroide; (ii) Vasodilatatoren; (iii) Steroide & Vasodilatator; (iv) andere	Steroide plus Vasodilatatoren (Histamin, Papaverin, Niacin, oder Cyklandelat) am besten	48% Steroide 45% Vasodilatatoren 63% Steroide & Vasodilatatoren 8% andere
Minoda et al. 2000 [36]	Retrospektive Studie mit 250 Patienten	2 Gruppen: Steroide in unterschiedlicher Dosierung	Umso höher die initiale Steroiddosis, umso unwahrscheinlicher die Heilung	40% Komplettremission 36% Partialremission
Michel et al. 2000 [22]	Retrospektive Studie an 1001 Patienten	Nur 1 Gruppe: Stennert-Schema	Infusionsschema ist sicher und wirksam	85% Gesamt 45% Heilung
Alexiou et al. 2001 [69]	Retrospektive Studie an 603 Patienten. Gruppe (i) 1986–91; Gruppe (ii) 1992–98	2 Gruppen: (i) PTX & HES & Vit B vs. (ii) PTX & HES & Vit B & Steroide	Steroide zusätzlich besser bei pancochleärem Hörverlust sowie mittlerem-niedrigen Frequenzbereich	+18 dB Tiefton (i) +24 dB Tiefton (ii) +14 dB Hochton (i) +12 dB Hochton (ii)
Streppel et al. 2001 [35]	Retrospektive Studie bei 20 Kindern	2 Gruppen: (i) Prednisolon & PTX & HES vs. (ii) unbehandelt bei später Diagnose (> 3 Wo.)	Stennert-Schema signifikant besser	86% Partial-Vollrem. (i) 23% Partial-Vollrem. (ii)

Tabelle 3. Fortsetzung

Autoren	Studientyp	Patientengruppen	Hauptergebnis	Besserungsrate oder Hörgewinn sofern angegeben
Kitajiri et al. 2002 [38]	Retrospektive nicht-randomisierte Studie mit 78 Patienten. Gruppe (i) 1994–99; Gruppe (ii) 1999–2001	2 Gruppen: (i) ATP & Kallidinigenase & Cyanocobalamin vs. (ii) dito & Steroide	Steroide ohne zusätzlichen Effekt bei Tiefton-Hörsturz	Gesamt-Besserungsrate: 81% Gruppe (i) 79% Gruppe (ii)
Suzuki et al. 2003 [70]	Retrospektive Studie an 88 Patienten Gruppe (i) 1986–91; Gruppe (ii) 1992–98	2 Gruppen: (i) Steroide hoch dosiert vs. (ii) Batroxobin (DF)	Kein signifik. Unterschied; bei moderatem Hörverlust Steroide signifikant besser	54±7% dB-Besserung (i) 51±7% dB-Besserung (ii)
Yue et al. 2003 [71]	Randomisierte offene Studie an 100 Patienten	2 Gruppen: (i) Steroide vs. (ii) Steroide & niedermolekulares Heparin	Kombination mit niedermolekularem Heparin wirksamer	86%[1]
Chen, Halpin, Rauch 2003 [41]	Retrospektive Studie an 318 Patienten	2 Gruppen: (i) Prednison vs. (ii) 52 unbehandelt (Verweigerer, Schwangerschaft, Kontraindikationen)	Steroide wirksam bei schwerem Hörsturz. Kein Unterschied bei < 60dB Hörverlust	50% Steroide 35% unbehandelt
Ziegler et al. 2003 [18]	Retrospektive Studie an 257 Patienten	2 Gruppen: (i) HES & PTX vs. (ii) dito & Steroide	HES & PTX & Steroide signifikant besser als HES & PTX alleine	75% Vollrem. ~89%[2] HES, PTX, Steroide ~48%[2] HES, PTX[2]
Narozny et al. 2004 [40]	Retrospektive Studie an 133 Patienten	2 Gruppen: (i) hochdosierte Steroide, Rheotherapie & O_2 vs. (ii) niedriger dosierte Steroide & Rheotherapie	Steroide in hoher Dosierung mit O_2 besser als niedrig dosierte Steroide ohne O_2	+47% dB-Besserung (i) +26% dB-Besserung (ii) (3 Monate nach Aufnahme)
Samim et al. 2004 [34]	Retrospektive Studie an 68 Patienten	1 Gruppe: (i) Prednison, Dextran-40, Piracetam	Therapieerfolg nicht über Spontanheilung	54% Partial-Vollrem.
Slattery et al. 2005 [39]	Retrospektive Studie an 75 Patienten	3 Gruppen: Steroide in unterschiedlichen Dosierungen (schlecht definiert außer Gruppe 1)	Höhere Steroiddosis besser als niedrige bei nur 1 Begleitsymptom	35%

DF, Defibrinogenierung; HES, Hydroxyethylstärke; PTX, Pentoxifyllin. [1]Die Angaben in der Arbeit von Yue et al. sind verwirrend, weil Text und Tabellen unterschiedliche Werte enthalten. Für die Heparingruppe wird eine signifikante Besserung postuliert ohne dass in der Publikation entsprechende Werte genannt werden. [2]Aus Abb. 3 der Arbeit von Ziegler et al. abgelesen. HES & PTX-Gruppe n = 21 Patienten; HES & PTX & Steroide n = 171 Patienten. Es bleibt unklar, wieso in diese Auswertung nur 192 der angegebenen 257 Patienten einbezogen wurden, die retrospektiv ausgewertet werden konnten.

rere retrospektive Studien dokumentiert (Tabelle 3). Während in einer bereits erwähnten Studie [36] hohe Glucocorticoid-Dosen für die Hörverbesserung eher nachteilig waren, kommt eine kürzlich publizierte retrospektive Studie mit 75 Patienten, bei der unterschiedliche Glucocorticoid-Dosen miteinander verglichen wurden, zum entgegengesetzten Schluss. Besonders bei frühem Therapiebeginn (Zeitfenster 2 Wochen) und dem Vorliegen von nur einem zusätzlichen Symptom (Schwindel oder Tinnitus) profitierten die Patienten von höheren Glucocorticoid-Dosen (9 Tage 60 mg Prednison, dann ausschleichen über 5 Tage; zum Vergleich: die deutsche Leitlinie empfiehlt mindestens 250 mg Prednisolon für 3 Tage; in der Wilson-Studie [25], auf die sich die Steroidgabe begründet, wurden wesentlich niedrigere Dosen eingesetzt: 4,5 mg Dexamethason bzw. 16 mg Methylprednisolon!). Die Gesamt-Besserungsrate lag in dieser Studie mit nur 35% allerdings vergleichsweise sehr niedrig [39].

Auch beim Vergleich von zwei Patientengruppen, die mit Vasodilatatoren, Vitaminen, Betasec und hyperbarer Sauerstofftherapie und entweder niedrigen oder hohen Dosen an Glucocorticoiden behandelt wurden, verbesserten die hochdosierten Glucocorticoide die Standardtherapie [40]. In einer weiteren dieser Studien wurde die Mehrzahl der Patienten mit absteigenden Glucocorticoid-Dosen behandelt; als Vergleichsgruppe dienten Patienten, die eine Behandlung ablehnten und folglich unbehandelt blieben. In dieser Studie profitierten vor allem Patienten mit schwerem Hörsturz (> 60 dB) signifikant von der Glucocorticoid-Gabe [41].

Sonstige prospektive Therapiestudien zum Hörsturz: Magnesiumsalz und Vitamin E

Es existieren eine Reihe weiterer prospektiver Studien, die eine Wirksamkeit für Substanzen wie Magnesiumsalze und Vitamin E zeigen, denen eher unspezifische Effekte zuzuordnen sind. Basierend auf dem Befund, dass orale Magnesiumaspartat-Gabe die Lärm-induzierte zeitweilige Hörschwellenverschiebung reduziert [42], wurden in einer prospektiven randomisierten Studie die Patienten entweder durch Carbogen-Inhalation alleine oder in Kombination mit intravenös gegebenem $MgSO_4$ behandelt. Die $MgSO_4$-Gruppe sprach mit einer durchschnittlichen Besserungsrate von 66% signifikant besser auf die Therapie an als die alleine mit Carbogen-Inhalation behandelte Gruppe mit nur 50% Besserung [43]. Eine weitere prospektive Studie an 28 Patienten ergab eine signifikant bessere Wirksamkeit für eine Kombinationsbehandlung mit Steroid und oralem Magnesiumaspartat als mit Steroid alleine [44]. Eine Wirkungssteigerung über den Effekt der kombinierten Gabe von Glucocorticoiden, Magnesiumsalzen und Carbogen-Inhalation hinaus wurde schließlich in einer prospektiven Studie mit 66 Patienten beobachtet, wenn zusätzlich Vitamin E gegeben wurde [45]. Placebokontrollen wurden in keiner dieser Studien mitgeführt.

Antivirale Therapie bei Hörsturz

Reaktivierung latent persistierender Viren wird seit langem als auslösender Faktor des Hörsturzes verdächtigt, da viral induzierte Ödeme der Kapillarendothelien Störungen der Mikrozirkulation nach sich ziehen könnten. Tatsächlich wurden durch PCR Herpes-1-Viren sowohl im *Ganglion vestibulare* als auch im *Ganglion spirale* bei 50–60% der autoptisch untersuchten Felsenbeine nachgewiesen [46].

Nachdem inzwischen wirksame und relativ gut verträgliche antiviral wirksame Medikamente vorliegen, ist ihr empirischer Einsatz in kontrollierten Studien logisch. In zwei prospektiven Doppelblindstudien wurden 44 bzw. 91 Hörsturz-Patienten entweder mit Prednisolon alleine oder zusätzlich mit dem gegen Herpes-

Viren wirksamen Virostatikum Aciclovir behandelt. Beide Studien ergaben keinerlei Anhalt für einen Nutzen der zusätzlichen Aciclovir-Gabe [47, 48]. Dieses Ergebnis wurde in zwei weiteren prospektiven Studien bestätigt. Weder der Vergleich von Hydrocortison und Aciclovir mit Hydrocortison alleine bei 60 Patienten [49] noch der Vergleich von Prednisolon und Valaciclovir, dem besser resorbierbaren Valylester von Aciclovir, mit Prednisolon alleine [50] ergab irgendeinen über die Glucocorticoid-Gabe hinausgehenden Nutzen des Virostatikums für die Patienten. Gegen Herpes-Viren als Ursache des Hörsturzes spricht auch der fehlende serologische Infektionsnachweis [51].

Auch für Varizellen-Zoster-Viren und HI-Viren ergaben sich keine Unterschiede zwischen Patienten und Kontrollgruppen. Dagegen wurden bei 40% der Hörsturz-Patienten, aber keinem Mitglied der Kontrollgruppe enterovirale DNA durch RT-PCR nachgewiesen. Diese Beobachtung führte zu der Vermutung, dass ein Zusammenhang zwischen Enterovirus-Infektion und Hörsturz bestehen könnte [52]. Leider ist eine spezifische medikamentöse Therapie der Enterovirus-Infektion nicht möglich.

Fazit

Eine kritische Durchsicht der bis heute publizierten Literatur zur medikamentösen Hörsturz-Therapie lässt leider keinen Zweifel, dass es nur für Glucocorticoide einen Wirksamkeitsnachweis gibt, und auch für diese nur durch eine einzige prospektive Doppelblindstudie, die durch den Vergleich mit einer Placebogruppe abgesichert ist [25]. Wie erwähnt beruht der statistisch signifikante Vorteil der Glucocorticoide in dieser Studie alleine auf deren ausgezeichneter Wirksamkeit an einer der beiden beteiligten Kliniken, so dass bei genauerer Betrachtung auch diese oft zitierte Studie keine Sicherheit für eine Entscheidung zugunsten der Glucocorticoid-Therapie bietet. Dazu kommt, dass zwei weitere Doppelblindstudien für eine Wirkungslosigkeit der Glucocorticoide sprechen [17, 28]. Wenn man sich allerdings trotz der nicht eindeutigen Datenlage auf die Wilson-Studie beruft und Glucocorticoide zur Therapie des Hörsturzes empfiehlt, dann muss streng genommen auch genau das gleiche therapeutische Prozedere zugrundegelegt werden, wie es in der Wilson-Studie eingesetzt wurde, weil nur dieses geprüft ist. In Abweichung von der Wilson-Studie werden in der deutschen Leitlinie zur Hörsturz-Therapie jedoch wesentlich höhere Glucocorticoid-Dosen vorgeschlagen, die in keiner ausreichend kontrollierten Studie je überprüft wurden. Der logische Schluss ist demnach, dass eine Therapieempfehlung von 250 mg Glucocorticoiden über mehrere Tage wissenschaftlich nicht begründet ist.

Den kontrollierten Studien stehen zahlreiche retrospektive Studien mit teilweise großen Patientenzahlen gegenüber, die entweder ganz auf Kontrollgruppen verzichten oder Patientenkollektive vergleichen, die einige Jahre lang mit der einen Therapieform und einige weitere Jahre mit einer anderen Therapieform behandelt wurden (Tabelle 3); höchst zweifelhaft ist auch, wenn die Vergleichsgruppe aus Patienten besteht, die wegen Kontraindikationen gegen bestimmte Medikamente unbehandelt blieben. Systematische Fehler sind bei solchem Studiendesign geradezu vorprogrammiert. Vor dem Hintergrund einer Spontanheilungsrate in einer Größenordnung von 65% können solche Studien keine relevanten Entscheidungshilfen für die Auswahl einer wirksamen Therapie darstellen. Diese Sicht wird dadurch unterstützt, dass es kaum zwei Studien gibt, die gleiche Ergebnisse erzielen (Tabelle 3): Steroide sind wirksam oder unwirksam, sie wirken besser in hoher oder niedriger Dosierung, sie wirken besser bei starkem oder moderatem Hörsturz. Eine zusammenfassende Auswertung der publizierten Daten in Form einer Metaanalyse ist praktisch unmöglich, weil viele Studien auf Schrotschusstherapien basieren, die Vergleiche erschweren bzw. unmöglich machen. Wie dringend das Mitführen randomisierter Kontrollgruppen ist, wird eindringlich dadurch belegt, dass die Besserungsraten unter Steroiden in den verschiedenen Studien zwischen 39% und ~89% variierten (Tabelle 3). Ohne jede Therapie („Nulltherapie") lag der Prozentsatz der Patienten mit deutlicher Hörverbesserung bei 90% (69% komplette Remission, 21% partielle Remission [53]). Auch die wiederholte Beobachtung, dass frühzeitige Therapie vorteilhaft ist, kann ohne weiteres mit der hohen Spontanheilungsrate zusammenhängen. Da die Wahrscheinlichkeit der Spontanheilung mit der Zeit abnimmt und nach mehreren Monaten schließlich gegen Null geht, ist es nicht überraschend, dass frühes therapeutisches Handeln (vermeintlich) vorteilhaft ist.

Die Aussage, dass es keinen validen Wirksamkeitsnachweis für die medikamentöse Hörsturz-Therapie gibt, ist nicht gleichzusetzen mit der Aussage, dass die bestehenden Therapien alle unwirksam sind. Scheinbar etablierte Therapien müssen nur endlich in prospektiven randomisierten Doppelblindstudien evaluiert werden, wie dies beispielsweise in anderen Fächern wie der Inneren Medizin zum Nutzen von Patient, Arzt und Gesellschaft gang und gebe ist. Vorbehaltlich einer Entscheidung einer Ethikkommission sollte es vor dem Hintergrund der derzeitigen Datenlage ethisch ohne weiteres vertretbar sein, eine sorgfältig geplante große Studie mit einer Placebogruppe abzusichern. Auch wenn die Steroidtherapie stereotyp in vielen Hörsturz-Publikationen als nebenwirkungsfrei deklariert wird, wünscht man sich, dass durchaus bekannte unerwünschte Wirkungen (wie Blutdrucksteigerungen, diabetische Stoffwechsellage, Glaukom, psychische Alterationen etc.) dieser äußerst potenten Arzneimittel in einer großen Studie prospektiv mit erfasst werden, um eine echte Nutzen-Risiko-Analyse im Sinne des Patienten treffen zu können.

Eine kürzlich durchgeführte Abschätzung des Stichprobenumfangs kommt auf mindestens 203 Patienten pro Gruppe, um vor dem Hintergrund einer Spontanheilung von 60% eine Heilungsrate von unter 75% als signifikant erkennen zu können (S.D. Rauch in [54]). Eine prospektive Doppelblindstudie von auch nur annähernd dieser Größenordnung existiert bisher nicht (Tabelle 1). Ein Einschluss weiterer Parameter wie beispielsweise Angaben zur Hörverbesserung in dB dürfte den erforderlichen Stichprobenumfang auf 1000 und mehr Patienten pro Gruppe treiben. Bis eine solche (multizentrische) Studie vorliegt, scheint mir der beste Weg zu sein, den Patienten über Therapiemöglichkeiten und die möglicherweise identische Prognose mit und ohne Therapie ebenso aufzuklären [55] wie über potentielle unerwünschte Arzneimittelwirkungen (siehe z.B. [56]). Der mündige Patient sollte in die Lage versetzt werden, selbst eine Entscheidung zu treffen, ob er unter den gegebenen Umständen eine Therapie vorzieht, die möglicherweise unwirksam ist, oder lieber unbehandelt bleibt.

Widmung

Diese Arbeit widme ich in Dankbarkeit und Verbundenheit meinem verehrten Mentor und Kollegen Prof. Dr. Dr. Dres. hc. Ernst Mutschler in Erinnerung an die gemeinsame Zeit am Pharmakologischen Institut für Naturwissenschaftler der Frankfurt Pharmazie.

Literatur

1. Bleuler E (2005) Das autistisch-undisziplinierte Denken in der Medizin und seine Überwindung. 4. Neudruck der 5. Aufl. ed. Berlin: Springer
2. Grady D, Rubin SM, Petitti DB, Fox CS, Black D, Ettinger B, Ernster VL, Cummings SR (1992) Hormone therapy to prevent disease and prolong life in postmenopausal women. Ann Intern Med 117: 1016–1037
3. Rossouw JE, Anderson GL, Prentice RL, LaCroix AZ, Kooperberg C, Stefanick ML, Jackson RD, Beresford SA, Howard BV, Johnson KC, Kotchen JM, Ockene J (2002) Risks and benefits of estrogen plus progestin in healthy postmenopausal women: principal results from the Women's Health Initiative randomized controlled trial. JAMA 288: 321–333

4. Beral V (2003) Breast cancer and hormone-replacement therapy in the Million Women Study. Lancet 362: 419–427
5. Koch K (2004) Neubewertung der Hormontherapie: Verschwörungstheorie. Deutsches Ärzteblatt 101: A-990–A-991
6. Creasman WT, Hoel D, Disaia PJ (2003) WHI: Now that the dust has settled. A commentary. Am J Obstet Gynecol 189: 621–626
7. Speroff L (2004) Postmenopausal hormone therapy and breast cancer: a clinician's message for patients. Endocrine 24: 211–216
8. Wenger NK, Speroff L, Packard B (1993) Cardiovascular health and disease in women. N Engl J Med 329: 247–256
9. Roberts I, Yates D, Sandercock P, Farrell B, Wasserberg J, Lomas G, Cottingham R, Svoboda P, Brayley N, Mazairac G, Laloe V, Munoz-Sanchez A, Arango M, Hartzenberg B, Khamis H, Yutthakasemsunt S, Komolafe E, Olldashi F, Yadav Y, Murillo-Cabezas F, Shakur H, Edwards P (2004) Effect of intravenous corticosteroids on death within 14 days in 10008 adults with clinically significant head injury (MRC CRASH trial): randomised placebo-controlled trial. Lancet 364: 1321–1328
10. Alderson P, Roberts I (2000) Corticosteroids for acute traumatic brain injury. Cochrane Database Syst Rev: CD000196
11. Sauerland S, Maegele M (2004) A CRASH landing in severe head injury. Lancet 364: 1291–1292
12. Harris JP, Weisman MH, Derebery JM, Espeland MA, Gantz BJ, Gulya AJ, Hammerschlag PE, Hannley M, Hughes GB, Moscicki R, Nelson RA, Niparko JK, Rauch SD, Telian SA, Brookhouser PE (2003) Treatment of corticosteroid-responsive autoimmune inner ear disease with methotrexate: a randomized controlled trial. JAMA 290: 1875–1883
13. Byl FM Jr (1984) Sudden hearing loss: eight years' experience and suggested prognostic table. Laryngoscope 94: 647–661
14. Elies W (2002) Hörsturz und Tinnitus wesentlich häufiger als angenommen. HNO-Nachrichten 2: 38–42
15. Furuhashi A, Matsuda K, Asahi K, Nakashima T (2002) Sudden deafness: long-term follow-up and recurrence. Clin Otolaryngol 27: 458–463
16. Fisch U (1983) Management of sudden deafness. Otolaryngol Head Neck Surg 91: 3–8
17. Mattox DE, Simmons FB (1977) Natural history of sudden sensorineural hearing loss. Ann Otol Rhinol Laryngol 86: 463–480
18. Ziegler EA, Hohlweg-Majert B, Maurer J, Mann WJ (2003) Epidemiologische Daten des Hörsturzes – eine retrospektive Studie über drei Jahre. Laryngorhinootologie 82: 4–8
19. Nakamura M, Aoki N, Nakashima T, Hoshino T, Yokoyama T, Morioka S, Kawamura T, Tanaka H, Hashimoto T, Ohno Y, Whitlock G (2001) Smoking, alcohol, sleep and risk of idiopathic sudden deafness: a case-control study using pooled controls. J Epidemiol 11: 81–86
20. Nakamura M, Whitlock G, Aoki N, Nakashima T, Hoshino T, Yokoyama T, Morioka S, Kawamura T, Tanaka H, Hashimoto T, Ohno Y (2001) Japanese and Western diet and risk of idiopathic sudden deafness: a case-control study using pooled controls. Int J Epidemiol 30: 608–615
21. Stennert E (1979) Bell's palsy – a new concept of treatment. Arch Otorhinolaryngol 225: 265–268
22. Michel O, Jahns T, Joost-Enneking M, Neugebauer P, Streppel M, Stennert E (2000) Das antiphlogistisch-rheologische Infusionsschema nach Stennert in der Behandlung von kochleo-vestibulären Störungen. HNO 48: 182–188
23. Racic G, Maslovara S, Roje Z, Dogas Z, Tafra R (2003) Hyperbaric oxygen in the treatment of sudden hearing loss. ORL J Otorhinolaryngol Relat Spec 65: 317–320
24. Suckfüll M (2002) Fibrinogen and LDL apheresis in treatment of sudden hearing loss: a randomised multicentre trial. Lancet 360: 1811–1817
25. Wilson WR, Byl FM, Laird N (1980) The efficacy of steroids in the treatment of idiopathic sudden hearing loss. A double-blind clinical study. Arch Otolaryngol 106: 772–776
26. Moskowitz D, Lee KJ, Smith HW (1984) Steroid use in idiopathic sudden sensorineural hearing loss. Laryngoscope 94: 664–666
27. Kubo T, Matsunaga T, Asai H, Kawamoto K, Kusakari J, Nomura Y, Oda M, Yanagita N, Niwa H, Uemura T (1988) Efficacy of defibrinogenation and steroid therapies on sudden deafness. Arch Otolaryngol Head Neck Surg 114: 649–652
28. Cinamon U, Bendet E, Kronenberg J (2001) Steroids, carbogen or placebo for sudden hearing loss: a prospective double-blind study. Eur Arch Otorhinolaryngol 258: 477–480
29. Michel O, Matthias R (1991) Plazebokontrollierte Doppelblindstudie zur Hörsturzbehandlung mit einem stabilen Prostacyclinanalog. Laryngorhinootologie 70: 255–259
30. Desloovere C, Lorz M, Klima A (1989) Sudden sensorineural hearing loss influence of hemodynamical and hemorheological factors on spontaneous recovery and therapy results. Acta Otorhinolaryngol Belg 43: 31–37
31. Probst R, Tschopp K, Lüdin E, Kellerhals B, Podvinec M, Pfaltz CR (1992) A randomized, double-

blind, placebo-controlled study of dextran/pentoxifylline medication in acute acoustic trauma and sudden hearing loss. Acta Otolaryngol 112: 435–443
32. Kronenberg J, Almagor M, Bendet E, Kushnir D (1992) Vasoactive therapy versus placebo in the treatment of sudden hearing loss: a double-blind clinical study. Laryngoscope 102: 65–68
33. Reisser CH, Weidauer H (2001) Ginkgo biloba extract EGb 761 or pentoxifylline for the treatment of sudden deafness: a randomized, reference-controlled, double-blind study. Acta Otolaryngol 121: 579–584
34. Samim E, Kilic R, Ozdek A, Gocmen H, Eryilmaz A, Unlu I (2004) Combined treatment of sudden sensorineural hearing loss with steroid, dextran and piracetam: experience with 68 cases. Eur Arch Otorhinolaryngol 261: 187–190
35. Streppel M, Wittekindt C, von Wedel H, Walger M, Schondorf HJ, Michel O, Stennert E (2001) Progressive hearing loss in hearing impaired children: immediate results of antiphlogistic-rheologic infusion therapy. Int J Pediatr Otorhinolaryngol 57: 129–136
36. Minoda R, Masuyama K, Habu K, Yumoto E (2000) Initial steroid hormone dose in the treatment of idiopathic sudden deafness. Am J Otol 21: 819–825
37. Kanzaki J, Taiji H, Ogawa K (1988) Evaluation of hearing recovery and efficacy of steroid treatment in sudden deafness. Acta Otolaryngol [Suppl] 456: 31–36
38. Kitajiri S, Tabuchi K, Hiraumi H, Hirose T (2002) Is corticosteroid therapy effective for sudden-onset sensorineural hearing loss at lower frequencies? Arch Otolaryngol Head Neck Surg 128: 365–367
39. Slattery WH, Fisher LM, Iqbal Z, Liu N (2005) Oral steroid regimens for idiopathic sudden sensorineural hearing loss. Otolaryngol Head Neck Surg 132: 5–10
40. Narozny W, Sicko Z, Przewozny T, Stankiewicz C, Kot J, Kuczkowski J (2004) Usefulness of high doses of glucocorticoids and hyperbaric oxygen therapy in sudden sensorineural hearing loss treatment. Otol Neurotol 25: 916–923
41. Chen CY, Halpin C, Rauch SD (2003) Oral steroid treatment of sudden sensorineural hearing loss: a ten year retrospective analysis. Otol Neurotol 24: 728–733
42. Attias J, Sapir S, Bresloff I, Reshef-Haran I, Ising H (2004) Reduction in noise-induced temporary threshold shift in humans following oral magnesium intake. Clin Otolaryngol 29: 635–641
43. Gordin A, Goldenberg D, Golz A, Netzer A, Joachims HZ (2002) Magnesium: a new therapy for idiopathic sudden sensorineural hearing loss. Otol Neurotol 23: 447–451
44. Nageris BI, Ulanovski D, Attias J (2004) Magnesium treatment for sudden hearing loss. Ann Otol Rhinol Laryngol 113: 672–675
45. Joachims HZ, Segal J, Golz A, Netzer A, Goldenberg D (2003) Antioxidants in treatment of idiopathic sudden hearing loss. Otol Neurotol 24: 572–575
46. Schulz P, Arbusow V, Strupp M, Dieterich M, Rauch E, Brandt T (1998) Highly variable distribution of HSV-1-specific DNA in human geniculate, vestibular and spiral ganglia. Neurosci Lett 252: 139–142
47. Stokroos RJ, Albers FW, Tenvergert EM (1998) Antiviral treatment of idiopathic sudden sensorineural hearing loss: a prospective, randomized, double-blind clinical trial. Acta Otolaryngol 118: 488–495
48. Westerlaken BO, Stokroos RJ, Dhooge IJ, Wit HP, Albers FW (2003) Treatment of idiopathic sudden sensorineural hearing loss with antiviral therapy: a prospective, randomized, double-blind clinical trial. Ann Otol Rhinol Laryngol 112: 993–1000
49. Uri N, Doweck I, Cohen-Kerem R, Greenberg E (2003) Acyclovir in the treatment of idiopathic sudden sensorineural hearing loss. Otolaryngol Head Neck Surg 128: 544–549
50. Tucci DL, Farmer JC Jr, Kitch RD, Witsell DL (2002) Treatment of sudden sensorineural hearing loss with systemic steroids and valacyclovir. Otol Neurotol 23: 301–308
51. Gagnebin J, Maire R (2002) Infection screening in sudden and progressive idiopathic sensorineural hearing loss: a retrospective study of 182 cases. Otol Neurotol 23: 160–162
52. Mentel R, Kaftan H, Wegner U, Reissmann A, Gurtler L (2004) Are enterovirus infections a cofactor in sudden hearing loss? J Med Virol 72: 625–629
53. Weinaug P (1984) Die Spontanremission beim Hörsturz. HNO 32: 346–351
54. Haberkamp TJ, Tanyeri HM (1999) Management of idiopathic sudden sensorineural hearing loss. Am J Otol 20: 587–592
55. Arnold A (2004) Der plötzliche Hörsturz. Ther Umsch 61: 30–34
56. Murphy M, Carmichael AJ, Lawler PG, White M, Cox NH (2001) The incidence of hydroxyethyl starch-associated pruritus. Br J Dermatol 144: 973–976
57. Giger HL (1979) Hörsturztherapie mit Oxycarbon-Inhalation. HNO 27: 107–109
58. Mann W, Beck C, Beck C (1986) Calcium antagonists in the treatment of sudden deafness. Arch Otorhinolaryngol 243: 170–173

59. Wilkins SA Jr, Mattox DE, Lyles A (1987) Evaluation of a "shotgun" regimen for sudden hearing loss. Otolaryngol Head Neck Surg 97: 474–480
60. Laskawi R, Schrader B, Schröder M, Poser R, von der Brelie R (1987) Zur Therapie des Hörsturzes – Naftidrofuryl (Dusodril) und Pentoxifyllin (Trental) im Vergleich. Laryngol Rhinol Otol 66: 242–245
61. Poser R, Hirche H (1992) Randomisierte Doppelblindstudie zur Hörsturztherapie. Niedermolekulares Dextran + Naftidrofuryl vs. niedermolekulares Dextran + Plazebo. HNO 40: 396–399
62. Meier R, Tschopp K, Podvinec M, Grossenbacher R, Ermanni D, Probst R (1993) Ergebnisse einer prospektiven offenen Studie zur Therapie des Hörsturzes mit Flunarizine. Laryngorhinootologie 72: 291–294
63. Hoffmann F, Beck C, Schutz A, Offermann P (1994) Ginkgoextrakt EGb 761. (Tenobin)/HAES versus Naftidrofuryl. (Dusodril)/HAES. Eine randomisierte Studie zur Hörsturztherapie. Laryngorhinootologie 73: 149–152
64. Kallinen J, Laurikainen E, Laippala P, Grenman R (1997) Sudden deafness: a comparison of anticoagulant therapy and carbogen inhalation therapy. Ann Otol Rhinol Laryngol 106: 22–26
65. Burschka MA, Hassan HA, Reineke T, van Bebber L, Caird DM, Mosges R (2001) Effect of treatment with *Ginkgo biloba* extract EGb 761 (oral) on unilateral idiopathic sudden hearing loss in a prospective randomized double-blind study of 106 outpatients. Eur Arch Otorhinolaryngol 258: 213–219
66. Mora R, Barbieri M, Mora F, Mora M, Yoo TJ (2003) Intravenous infusion of recombinant tissue plasminogen activator for the treatment of patients with sudden and/or chronic hearing loss. Ann Otol Rhinol Laryngol 112: 665–670
67. Shiraishi T, Kubo T, Matsunaga T (1991) Chronological study of recovery of sudden deafness treated with defibrinogenation and steroid therapies. Acta Otolaryngol 111: 867–871
68. Fetterman BL, Saunders JE, Luxford WM (1996) Prognosis and treatment of sudden sensorineural hearing loss. Am J Otol 17: 529–536
69. Alexiou C, Arnold W, Fauser C, Schratzenstaller B, Gloddek B, Fuhrmann S, Lamm K (2001) Sudden sensorineural hearing loss: does application of glucocorticoids make sense? Arch Otolaryngol Head Neck Surg 127: 253–258
70. Suzuki H, Furukawa M, Kumagai M, Takahashi E, Matsuura K, Katori Y, Shimomura A, Kobayashi T (2003) Defibrinogenation therapy for idiopathic sudden sensorineural hearing loss in comparison with high-dose steroid therapy. Acta Otolaryngol 123: 46–50
71. Yue WL, Li P, Qi PY, Li HJ, Zhou H (2003) Role of low-molecular-weight heparins in the treatment of sudden hearing loss. Am J Otolaryngol 24: 328–333

Peripher labyrinthäre Schwindelformen: Transmitterantagonisten als Therapeutikum

K. EHRENBERGER und D. FELIX

In der Neurophysiologie des Warmblüters sind Glutamat als wichtigster erregender Neurotransmitter und Gamma-Amino-Buttersäure (GABA) als wichtigster hemmender Neurotransmitter seit langem etabliert. Daher war es umso erstaunlicher, als Flock und Lamm 1974 in der Zeitschrift NATURE erstmals die Existenz erregender GABA-Rezeptoren im Warmblüterlabyrinth beschrieben. Die ausgelöste Diskussion hält bis heute an. Während Lopez et al., Meza et al., Usami et al., Felix und Ehrenberger zwischen 1980 und 2000 Flock's Befunde mit unterschiedlichsten wissenschaftlichen Techniken vielfach bestätigten, bevorzugen andere Autoren andere Transmitterkandidaten wie Glutamat oder Substanz P (Übersicht: Smith und Darlington 1996). Immunhistochemische Untersuchungen menschlicher Felsenbeinpräparate (H. Felix 2000) weisen auf die Anwesenheit von afferenten GABA-Rezeptoren an den Synapsen der Typ II Haarzellen und Substanz P Rezeptoren an den Synapsen der Typ I Haarzellen des Labyrinthes hin.

Auf Grund dieser Datenlage erstellten wir schon vor mehr als 20 Jahren die Arbeitshypothese, dass peripher-labyrinthäre Funktionsstörungen, die subjektiv mit Schwindel einhergehen, durch pharmakologische Modulation des peripheren GABA-Systems zu beeinflussen seien. Rezeptorpharmakologischen Auswahl-Kriterien folgend, konnten wir zwei Moleküle evaluieren, die die klinischen Anforderungen eines Schwindeltherapeutikums zufriedenstellend erfüllen und seither aus den Therapieschemata der Wiener HNO-Klinik nicht mehr wegzudenken sind: nämlich Picrotoxin und Flumazenil (Anexate®, Roche). Picrotoxin, ein Cocculus-Extrakt, und Flumazenil, ein inverser Benzodiazepin-Agonist, reduzieren von zwei unterschiedlichen Bindungsstellen aus den Chlor-Ionenstrom der GABA-Rezeptoren und somit schwindelinduzierende links-rechts-Unterschiede labyrinthärer Erregungen. Der entscheidende Vorteil beider Substanzen ist in der Tatsache zu sehen, dass diese pharmakologisch induzierte Wiederannäherung an physiologische, labyrinthäre Gleichgewichtszustände in weiten Toleranzbereichen *ohne* gleichzeitige Unterbrechung vitaler Hemmprozesse des Zentralnervensystems erfolgt. Beide Substanzen unterdrücken laby anhaltend. Picrotoxin bewährt sich im ambulanten Bereich, Flumazenil hingegen ist das Mittel der Wahl im stationären Bereich. Sogenannte vestibuläre Kompensationsvorgänge nach Labyrinthausfall werden nicht behindert. Klinische Daten zu Indikation, Medikamentenauswahl, Dosierung, Therapieverlauf und Therapiekontrolle werden vorgestellt.

Die Labyrinthe des Innenohres sind als Beschleunigungsmesser Teil des Orientierungssystems und erfassen die Raumkoordinaten in stetem Bezug zum Erdmittelpunkt.
Das Sinnesepithel des Labyrinthes besteht aus zwei unterschiedlichen Zelltypen. Die chiantiflaschenförmige Typ I Haarzelle wird umschlossen vom Kelch der zugehörigen afferenten Nervenfaser, während die zylinderförmigen, phylogenetisch älteren Typ II Zellen von den Typ II Afferenzen multipel innerviert werden. Axodendritische (Typ I) und axosomatische (Typ II) Efferenzen komplettieren das Innervationsmuster des Sinnesepithels.

Labyrinthäre Neurotransmission

Die Erregungs- und somit Informationsfortleitung zwischen den labyrinthären Sinneszellen und den afferenten Nervenendigungen erfolgt chemisch durch die reizsynchrone Freisetzung von Transmittermolekülen, die den synaptischen Spalt überwinden. Überraschender Weise finden sich in den postsynaptischen Membranen der Typ II Afferenzen GABA Rezeptoren, deren Stimulation Erregungssalven in den zugehörigen afferenten Neuronen auslösen [3, 5, 9]. Im Zentralnervensystem dienen GABA Rezeptoren primär der Inhibition. Erregende GABA Aktivitäten finden sich im Zentralnervensystem ausgesprochen selten [10, 12] und scheinen auf die Funktion spezifischer Ionentransporter [13] angewiesen zu sein.
Ein weiterer, vielfach diskutierter afferenter Transmitterkandidat des Labyrinthes ist Substanz P. Ob Substanz P Rezeptoren ausschließlich an den Afferenzen der Typ I Haarzellen zu finden sind oder neben GABA Rezeptoren auch an denen der Typ II Haarzellen, ist nicht entschieden [4], ebenso wenig die Frage, ob noch weitere Rezeptortypen eine aktive Rolle spielen in der afferenten Neurotransmission des Labyrinthes [11]. Acetylcholin dagegen steht seit langem als efferenter labyrinthärer Transmitter fest [3].

Rezeptorpharmakologie

Synaptische Spalten sind prinzipiell gegenüber umgebenden Medien hin offen, sodass auf diesem Wege spezifische Moleküle eingeschleust werden können, die an den Membranrezeptoren andocken und deren Funktion modulieren. Transmitteragonisten simulieren und verstärken, Transmitterantagonisten dämpfen oder blockieren die Wirkung körpereigener Transmitter auf Rezeptoren.
Die Familie der GABA Rezeptoren ist sehr variantenreich. Im Labyrinth des Warmblüters findet sich ein GABA A Rezeptorsubtyp, dessen molekulärer Aufbau weitgehend bekannt ist und dessen Aktivitäten gezielt beeinflusst werden können.
Auf Grund dieser Datenlage erstellten wir vor mehr als 20 Jahren die Arbeitshypothese, dass peripher-labyrinthäre Funktionsstörungen, die subjektiv mit Schwindel einhergehen, durch pharmakologische Modulation des peripheren GABA Systems zu beeinflussen seien. Um dieses Ziel zu erreichen, mussten Wirkstoffe gefunden werden, die die Blut-Lymph-Schranke [6] leicht überwinden und im Labyrinth bereits bei sehr niedrigen Konzentrationen wirksam

sind, sodass klinisch manifeste zentralnervöse Nebenwirkungen ausbleiben.
Zwei Moleküle erfüllen diese Ansprüche: Picrotoxin und Flumazenil (Anexate® Roche).

Therapie des labyrinthären Schwindels

Picrotoxin, ein Extrakt aus der indischen Kletterpflanze Anamirta cocculus, enthält ein äquimolares Gemisch von Picrotoxinin und Picrotin. Picrotoxinin hemmt kompetitiv den Rezeptor direkt an der GABA Bindungsstelle. Flumazenil dagegen antagonisiert die GABA Wirkung über die Benzodiazepin-Bindungsstelle des Rezeptors. Beide Moleküle reduzieren also von zwei unterschiedlichen Bindungsstellen aus den Chlor-Ionenstrom der GABA Rezeptoren und somit schwindelinduzierende Links- Rechts-Unterschiede labyrinthärer Erregungen. Es ist nicht auszuschließen, dass spontan („idiopathisch") auftretende Tonusdifferenzen ihrerseits GABA-induziert sind, da unter gewissen Umständen GABA neurotoxisch wirkt [7, 8].
Bereits 1982 wiesen wir anhand eines umfangreichen Patientengutes darauf hin, dass langsam infundierte Milligrammdosen von Picrotoxin den peripheren Spontannystagmus, die kalorische Erregbarkeit der Labyrinthe und den subjektiven Drehschwindel sehr wirksam und langanhaltend hemmen, ohne dass es unter diesen therapeutischen Bedingungen zu analeptischen, zentralnervösen Reaktionen käme. Allerdings kann latenter zentraler Nystagmus manifest werden, manifester zentraler Spontannystagmus wird dagegen nicht signifikant beeinflusst [1].
Bei zu hoher Infusionsgeschwindigkeit können bereits Gesamtdosen von 10 mg Picrotoxin erste klonische Muskelzuckungen auslösen, die als Manifestation der Picrotoxin-induzierten Unterdrückung vitaler GABA-erger Hemmprozesse des Zentralnervensystems aufzufassen sind. Besonders anfällig für diese Nebenwirkungen sind Epileptiker.
Daher stiegen wir vor mehr als 10 Jahren von Picrotoxin auf das in der Anästhesiologie und Notfallmedizin vielfach verwendete Flumazenil (Anexate® Roche) um, dessen Pharmakokinetik und Pharmakodynamik ausgezeichnet belegt sind. Flumazenil ist bereits in geringsten Dosen imstande, die objektiven und subjektiven Folgen von Labyrinthschäden ebenso wir-

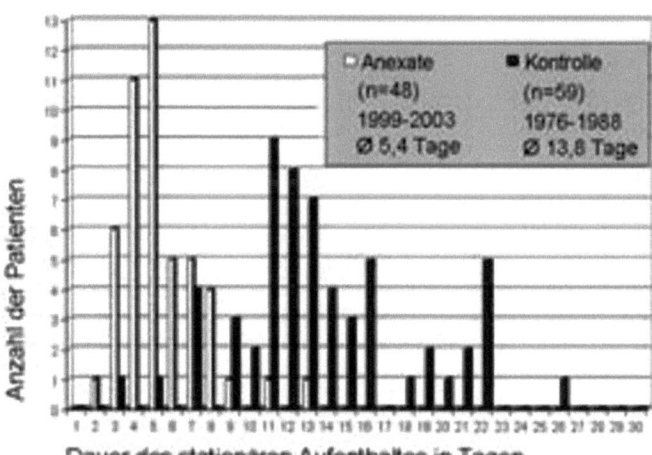

Abb. 1
Klinische Ergebnisse – Anexate vs. Standardtherapien. Subjektive Befunde. Vestibularisausfall: Relation Schwindeldauer zu Therapieform

kungsvoll zu unterdrücken wie Picrotoxin (2). Die unbedenkliche Anwendung von Flumazenil aufgrund seiner therapeutischen Breite verdrängte Picrotoxin rasch aus dem klinischen Alltag.

Die erstaunliche Alltagstauglichkeit („efficacy") von Flumazenil möge die Abb. 1 belegen: aufgrund der prompten und langanhaltenden Wirksamkeit dieses Schwindelmedikamentes kam es an der Wiener HNO-Klinik im letzten Jahrzehnt zu einer drastischen Reduktion der Liegezeiten nach akutem Vestibularisausfall im Vergleich zur Standardinfusionstherapie, die nach wie vor in Lehrbüchern proklamiert wird, und die wir vor der Einführung von Transmitterantagonisten in die Therapie auch in Wien anwandten. Statistisch gesehen, erbringen also die beiden beschriebenen GABA-Antagonisten nicht nur einen enormen Gewinn an individueller Lebensqualität, sondern auch einen beträchtlichen ökonomischen Gewinn für die Allgemeinheit.

Von den Autoren bevorzugte Dosierungsrichtlinien:

1. *Stationär: zur Coupierung eines peripher vestibulären Schwindels (Anfall- oder Dauerschwindel):* Flumazenil (Anexate® Roche) 0,5 mg in 250 ml 0,9% NaCl Lösung; Infusionsrate 0,01 mg/min., 2 x 1 pro Tag;
2. *Ambulant: zur Unterdrückung peripher-vestibulärer Dystonien mit gerichtetem Dauerschwindel leichterer Natur:* Picrotoxin Suppositorien à 1 mg, 3 x 1 pro Woche (!).

Diese Dosierung bewährt sich als Dauertherapie ohne Nebenwirkungen von Seiten des Zentralnervensystems. Ausnahme: Epileptiker!

Literatur

1. Ehrenberger K, Benkoe E, Felix D (1982) Suppressive action of picrotoxin, a GABA antagonist, on labyrinthine spontaneous nystagmus and vertigo in man. Acta Otolaryngol (Stockh) 93: 269-273
2. Ehrenberger K, Felix D (1996) Receptorpharmacological Models for the therapy of labyrinthine vertigo. Acta Otolaryngol (Stockh) 116: 189-191
3. Felix D, Ehrenberger K (1977) The action of GABA and acetylcholine in the labyrinth of the cat. INSERM 68: 147-154
4. Felix H, Oestreicher E, Felix D, Ehrenberger K (2002) Role of substance P in the peripheral vestibular and auditory system. Adv In ORL 59: 26-34
5. Flock A, Lam D M (1974) Neurotransmitter synthesis in inner ear and lateral line sense organs. Nature 249 (453): 142-144
6. Juhn SK, Rybak LP (1981) Labyrinthine barriers and cochlear homeostasis. Acta Otolaryngol 91: 529-534
7. Lukasiuk K, Pitkanen A (2000) GABA(A)-mediated toxicity of hippocampal neurons in vitro. J Neurochem 74: 2445-2454
8. Maus M, Glowinski J, Premont J (2002) GABA is toxic for mouse striatal neurones through a transporter-mediated process. J Neurochem 82: 763-773
9. Meza G (1998) GABA as an afferent neurotransmitter in the verstibular sensory periphery of vertebrates. Neurobiology 6: 109-125
10. Michelson HB, Wong RKS (1996) Excitatory synaptic responses mediated by GABA A receptors in the hippocampus. Science 253: 1420-1423
11. Smith PF, Darlington CL (1996) Recent advances in the pharmacology of the vestibulo-ocular reflex system. Trends-Pharmacol-Sci 17: 421-427
12. Stanley K (1992) Enhancement of the excitatory actions of GABA by barbiturates and benzodiazepines. Neurosci Lett 146: 105-107
13. Yamada J, Okabe A, Toyoda H, Kilb W, Luhmann HJ, Fukuda A (2004) Cl-uptake promoting depolarizing GABA actions in immature rat neocortical neurones is mediated by NKCC1. J Physiol 15; 557: 829

Zur Nutzenbewertung medizinischer Prozeduren im HNO-Bereich

R. Rychlik und S. Nelles

Die Nutzenbewertung wird als so genannte 4. Hürde in vielen Ländern zur Reglementierung von Gesundheitsleistungen eingesetzt. Europaweit ist die Nutzenbetrachtung Bestandteil des Zulassungs- und Erstattungsverfahrens, d.h. auch staatlich geregelt und spielt eine erhebliche Rolle bei der Festsetzung von Positiv- und Negativlisten. International wird allerdings die Nutzenbewertung immer in Verbindung mit den Kosten – als Kosten-Nutzen-Bewertung – durchgeführt.

In der Regel erfolgt dabei die Nutzenbewertung von medizinischen Prozeduren durch den Vergleich mit einer Standardmethode (Methode mit erwiesener Wirksamkeit) bzw. der üblicherweise eingesetzten Methode (Wirksamkeit nicht nachgewiesen). Neue Therapien bzw. Diagnostika lassen sich nach verschiedenen Kriterien kategorisieren – nach der Güte der Wirkweise bzw. auch nach dem Wirkprinzip (bekannt/neu) – die durchaus einen Einfluss auf die Bewertung haben können.

Als Datenbasis können für die Nutzenbewertung sowohl unterschiedliche prospektive experimentelle bzw. beobachtende Studientypen, als auch retrospektive Evaluationen, Meta-Analysen bzw. Modellierungen herangezogen werden.

Gemäß den Richtlinien der Evidenzbasierten Medizin werden Studien nach den Evidenzklassen I–V klassifiziert. Randomisierte, doppelblinde klinische Studien haben danach das höchste Gewicht für die Nutzenbewertung.

Allerdings sollte bei der Beurteilung zum Nutzen von Therapien bzw. diagnostischen Verfahren neben der, in klinischen Studien nachgewiesen, klinischen Wirksamkeit (Efficacy) der Alltagswirksamkeit (Effectiveness), die im Behandlungsalltag in Beobachtungs- bzw. Kohortenstudien erhoben wird, eine höhere Bedeutung eingeräumt werden.

Der Nutzenbegriff ist im GKV-Modernisierungs-Gesetz nicht klar definiert, dies muss im Grunde vor der Implementierung einer Nutzenbewertung geschehen.

Ausschlaggebend für die Definition des Nutzens von Gesundheitsleistungen sind zum einen die Perspektive (Patient, Arzt, Krankenkasse, Politik, Gesamtgesellschaft) und zum anderen auch anhand welcher Merkmalsausprägungen die Wirksamkeit der Maßnahmen gemessen werden soll, wie z.B. Heilung, Prävention, Verkürzung von Liegezeit oder auch Verbesserung der Compliance und Lebensqualität.

Als Beispiel für eine Kosten-Nutzen-Bewertung soll hier das Kombinationspräparat Arlevert® Tabletten (Calciumantagonist + Antihistaminikum) bei der Therapie der otogenen Vertigo dienen. Um zu ermitteln, ob der Einsatz des Kombinationspräparates im Vergleich zu der Anwendung der Behandlungsalternative (dem Einzelstoff Betahistin) neben einer höheren Wirksamkeit auch eine günstigere Kosteneffektivität (aus Sicht der GKV) aufweist, wurde eine Modellierung durchgeführt. Als Ergebnis konnte festgestellt werden, dass die Effektivität – definiert als „keine Schwindelsymptomatik mehr nach vier Wochen Therapie" – des Kombinationspräparats Arlevert® Tabletten höher ist als die des Einzelpräparats. Zudem sind Arlevert® Tabletten auch kosteneffektiver (Kosten pro erfolgreich therapierten Patienten = effektivitätsadjustierte Kosten: Kombinationspräparat 111 €, Betahistin 604 €).

Nutzenbewertung in Deutschland

Mit dem In-Kraft-Treten des GKV-Modernisierungsgesetzes (GMG) erfolgen massive Eingriffe in die medizinische Versorgung, insbesondere bei der Arzneimittelversorgung. Die Eckpunkte der Gesundheitsreform sind jedoch wie in jeder anderen Gesundheitsversorgung Qualität und Kosten.
So werden in Deutschland Gesundheitsleistungen in Zukunft durch eine so genannte 4. Hürde, die Nutzenbewertung, stärker reglementiert. Die Nutzenbewertung bei medizinischen Prozeduren soll, durch Unterbindung von angebotsinduzierter Nachfrage und mangelhafter Qualität, die Kosten der gesetzlichen Krankenversicherung senken und die Qualität der medizinischen Versorgung transparent machen [12].
Infolge des GMG's wird die Nutzenbewertung bei der Festlegung von GKV-Leistungen zu einer festen Größe: „Der Gemeinsame Bundesausschuss kann die Erbringung und Verordnung von Leistungen oder Maßnahmen einschränken oder ausschließen, wenn nach allgemein anerkanntem Stand der medizinischen Erkenntnisse der diagnostische oder therapeutische Nutzen, die medizinische Notwendigkeit oder die Wirtschaftlichkeit nicht nachgewiesen ist" (§ 92, Abs. 1, Satz 1 SGB V).

Um Entscheidungsgrundlagen für den Gemeinsamen Bundesausschuss (G-BA) zu schaffen, bewertet das neu eingerichtete Institut für Qualität und Wirtschaftlichkeit im Gesundheitswesen (IQWiG) – nach Beauftragung durch den G-BA bzw. das Bundesministerium für Gesundheit und Soziale Sicherung (§ 139 b, Abs. 1 und 2 SGB V) – den aktuellen medizinischen Wissenstand zu diagnostischen und therapeutischen Verfahren und begutachtet die Qualität und Wirtschaftlichkeit von GKV-Leistungen (§ 139a, Abs. 3 SGB V).
Das IQWiG hat im November 2004 seine Arbeit aufgenommen und entwickelt derzeit – in Absprache mit dem G-BA – einheitliche Kriterien und Methoden für die Erstellung der Bewertungen und veröffentlicht diese abruffähig im Internet (www.iqwig.de) (nach § 35b, Abs. 1 SGB V).
Der Nutzenbegriff ist im GMG nicht klar definiert, dies muss im Grunde vor der Implementierung einer Nutzenbewertung geschehen.

Nutzenbewertung international

International wird die Nutzenbewertung als 4. Hürde in vielen Ländern schon seit Jahren zur Reglementierung von Gesundheitsleistungen eingesetzt. Europaweit ist die Nutzenbetrachtung Bestandteil des Zulassungs- und Erstattungsverfahrens, d.h. auch staatlich geregelt und spielt eine erhebliche Rolle bei der Festsetzung von Positiv- und Negativlisten. Allerdings wird die Nutzenbewertung immer in Verbindung mit den Kosten – als Kosten-Nutzen-Bewertung – durchgeführt [13].

International erfolgt in der Regel die Nutzenbewertung von medizinischen Prozeduren durch den Vergleich mit einer Standardmethode (Methode mit erwiesener Wirksamkeit) bzw. der üblicherweise eingesetzten Methode (Wirksamkeit nicht nachgewiesen). In einigen Ländern können zum Vergleich auch die effektivste oder die kostengünstigste Option herangezogen werden [10].

Neue Therapien bzw. Diagnostika lassen sich nach verschiedenen Kriterien kategorisieren – nach der Güte der Wirksamkeit bzw. auch nach dem Wirkprinzip (bekannt/neu) – die international durchaus einen Einfluss auf die Bewertung haben können.

Methodik zur Nutzenbewertung

Ausschlaggebend für die Definition bzw. die Bestimmung des Nutzens von Gesundheitsleistungen sind die

- Perspektive (Patient, Arzt, Krankenkasse, u.a.),

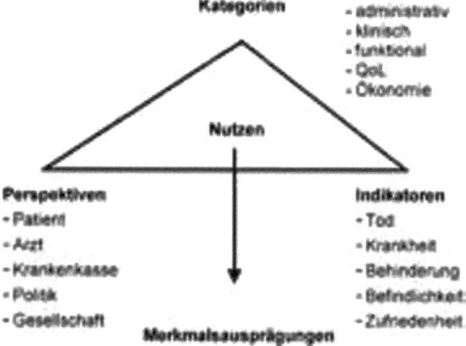

Abb. 1
Nutzenbewertung unter Einbeziehung von Kategorien, Perspektiven und Indikatoren

- Kategorie des Nutzens (administrativ, klinisch u.a.),
- Nutzen-Indikatoren (Tod, Krankheit u.a.).

Durch die Verknüpfung der Kategorien mit den Indikatoren unter Einbeziehung der Perspektiven erhält man die Merkmalsausprägungen des Nutzens (siehe Abb. 1) [7, 13].

Merkmalsausprägungen können z.B. sein (klinisch, Krankheit):

- Heilung, Genesung, Verbesserung (Qualität, Zeit),

bezogen auf die Arzneimitteltherapie (administrativ, Krankheit):

- Applikation (Qualität, Zeit), Compliance, Verträglichkeit,

bezogen auf den Patienten (administrativ, Zufriedenheit):

- Applikation (ease of use), Vertrauen (pease of mind), Akzeptanz, Zufriedenheit,

bezogen auf die Leistungserbringer (Ökonomie, Krankheit):

- Liegezeit, Rückfall, höhere Versorgungsstufe.

Merkmalsausprägungen sind zum überwiegenden Teil abhängig von der Wirksamkeit des Therapieprinzips, wobei grundsätzlich das Gesamtkonzept der Behandlung als sog. Behandlungspfad dargestellt werden sollte.

Die Nutzenbewertung von medizinischen Prozeduren hängt somit von den Bewertungskriterien ab: Neben der Perspektive, sind die Differenzierung des Nutzens (Kollektiv oder auch Individualnutzen), die Wahl der zulässigen Beweismittel (Datenbasis: prospektive Studien, Simulationsmodelle, Erkenntnisse aus dem Versorgungsalltag) sowie der Bewertungszeitraum (bei Marktzugang bzw. kontinuierlich) mit ausschlaggebend [6, 12].

Als Datenbasis können für die Nutzenbewertung sowohl unterschiedliche prospektive experimentelle beziehungsweise beobachtende Studientypen, als auch retrospektive Evaluationen, Meta-Analysen bzw. Modellierungen herangezogen werden.

Gemäß den Richtlinien der Evidenzbasierten Medizin werden Studien nach Evidenzklassen (I–V) klassifiziert. Randomisierte, doppelblinde klinische Studien haben dabei das höchste Gewicht für eine Nutzenbewertung (Evidenzklasse I).

In der medizinischen Forschung bzw. Versorgung ist grundsätzlich zwischen der klinischen Wirksamkeit (Efficacy) und der praktizierten Alltagswirksamkeit (Effectiveness) zu unterscheiden, auch wenn die beiden Begriffe zeitweilig synonym verwendet werden. Efficacy ist Gegenstand der biomedizinischen Forschung und vergleicht zwei unterschiedliche Behandlungsalternativen unter optimalen und sorgfältig kontrollierten, experimentellen Bedingungen, während Effectiveness die Versorgungsrealität repräsentiert.

Hinsichtlich der zu verwendenden Methodik zur Nutzenbewertung besteht international zwar der Konsens, dass randomisierte klinische Studien (RCTs) und Meta-Analysen der Goldstandard sind, aber international sind Beobachtungsstudien weniger bekannt und RCTs sind grundsätzlich nicht geeignet, um Effectiveness nachzuweisen [15].

Dies erklärt auch die Forderung deutscher medizinischer Fachgesellschaften, vermehrt Studien im ambulanten Bereich und die von Patienten selbst erlebten Behandlungsergebnisse zu berücksichtigen [2].

Entsprechend wird der Forschungsansatz zur Versorgungsforschung und Alltagswirksamkeit, mit Hilfe von Kohortenstudien – referenzkontrollierten Beobachtungsstudien – realisiert, daher auch international empfohlen [1, 3, 8, 13].

In einigen Leitlinien zur pharmacoökonomischen Bewertung von medizinischen Prozeduren ist daher auch die Berücksichtigung von Effectiveness ein Kriterium (z.B. Niederlande, Norwegen) [9, 11].

Die Alltagswirksamkeit ist besser zur Stützung gesundheitspolitischer Entscheidungen und damit auch für eine differenzierte Nutzenbewertung geeignet: Sie bildet Über-, Unter- und Fehlversorgung ab, während Efficacy nur die wissenschaftliche, gewünschte (evidenzbasierte) Regelversorgung wiedergibt [13, 16].

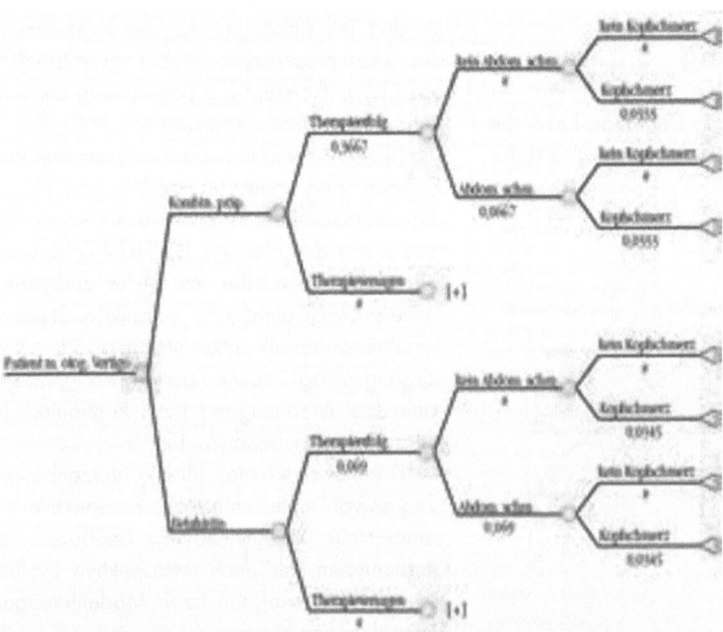

Abb. 2
Der Entscheidungsbaum (Rychlik). [+] nach Therapieversagen schließen sich jeweils die gleichen Zweige der Komplikationen wie bei Therapieerfolg an. # Wahrscheinlichkeit (Differenz zwischen 1 und der bekannten Wahrscheinlichkeit)

Entsprechend sollten zur Bestimmung des Nutzens von Arzneimitteln im Sinne des GKV-Modernisierungs-Gesetzes zweckgebundene und auf Versorgungsforschung ausgerichtete Kohortenstudien, die den Versorgungsalltag widerspiegeln, das Mittel der Wahl sein.

Beispiel für eine Nutzenbewertung

Als Beispiel für eine Nutzenbewertung, die auch Kosten berücksichtigt (eine Kosten-Nutzen-Bewertung), soll hier das Kombinationspräparat Arlevert® Tabletten (Calziumantagonist – Cinnarizin 20 mg + Antihistaminikum – Dimenhydrinat 40 mg) bei der Therapie der otogenen Vertigo dienen.
Um zu ermitteln, ob der Einsatz des Kombinationspräparates im Vergleich zu der Anwendung der Behandlungsalternative, dem Einzelstoff Betahistin (Betahistindimesilat 12 mg), neben einer höheren Wirksamkeit [14] auch eine günstigere Kosteneffektivität aus Sicht der Leistungserstatter (GKV) aufweist, wurde eine Modellierung durchgeführt.
Zu diesem Zweck wurde ein Modell, das den Behandlungsablauf vereinfacht abbildet (siehe Abb. 2), entwickelt und eine Kosten-Effektivitäts-Analyse durchgeführt [4, 5].
Die Vergleichsparameter dieser Modellrechnung sind Kosten, Wirksamkeit und Verträglichkeit der betrachteten Therapiealternativen. Die direkten Kosten ergeben sich aus Arztbesuchen verbunden mit den diagnostischen Maßnahmen, eventuellen stationären Aufenthalten und Arzneimittelkosten etc.
Basierend auf einer klinischen Studie (Cirek, Z: Randomised, double-blind clinical trial of the efficacy and tolerance of a combination preparation of 20 mg cinnarizine and 40 mg dimenhydrinate (Arlevert®, 3 x 1 tabl. daily) vs. betahistine (3 x 1 tabl. à 12 mg daily) in patients suffering from otogenic vertigo. Czech Rep. Data on file – im Druck) wurde das Modell berechnet. Die Population der zugrunde liegenden Studie besteht aus Patienten kaukasischen Typs mit einer otogenen Vertigo:

- die über 30 Jahre alt sind;
- bei denen die Intensität der Vertigo auf der Visuellen Analogskala (VAS, die Stärke der Symptome wird anhand einer Skala von 0 bis 4 bewertet) einen Punktwert von ≥ 2 erreichen;
- die abnormale vestibulo-spinale Bewegungsmuster im Unterberger-Tretversuch aufweisen (nachgewiesen mittels Craniocorpographie, CCG) oder abnormale Nystagmusreaktionen (ausgenommen: beidseitige Areflexie) zeigen;
- die nicht unter Morbus Menière oder einem benignen paroxysmalen Lagerungsschwindel leiden;
- und keine beidseitige Areflexie aufweisen.

Alle Patienten konnten theoretisch jede der beiden betrachteten Behandlungsalternativen erhalten. Die Behandlung im vorliegenden Modell wurde im ambulanten Sektor durchgeführt.
Für die Kosten-Effektivität der Therapien waren die unterschiedlichen Wirksamkeiten der Therapiealternativen und Nebenwirkungen von Bedeutung.
Als Ergebnis konnte festgestellt werden, dass die Effektivität – definiert über den Effektivitätsparameter: „Rate der Fälle, die nach vier Wochen Therapie keine Schwindelsymptomatik

Tabelle 1. Effektivitäts-adjustierte Kosten

Therapie-Alternative	Therapiekosten [€]	Effektivitätsrate	Effektivitäts-adjustierte Kosten [€]
Kombinations-Präparat	40,70	0,367	111,00
Betahistin	41,67	0,069	604,22

aufwiesen" – des Kombinationspräparats Arlevert® Tabletten höher ist als die des Einzelpräparats.

Zudem sind Arlevert® Tabletten auch kosteneffektiver: Die Kosten pro erfolgreich therapiertem Patienten (effektivitätsadjustierte Kosten) liegen für Arlevert® Tabletten bei 111 € und für Betahistin bei 604,22 € (Tabelle 1).

Projiziert man dieses Beispiel zur Nutzenbewertung auf die aktuellen Prozesse der Errichtung der Strukturen und der Methodik zur Nutzenbewertung, so könnte das IQWiG bei einer Nutzenbewertung, die auch Modellierungen als Beweismittel berücksichtigt, zu dem Schluss kommen, dass bei der Therapie der otogenen Vertigo der Kombinationstherapie der Vorzug vor der Therapie mit Betahistin zu geben sei.

Dies könnte der G-BA zum Anlass nehmen, die Erstattungsmodalitäten bei otogener Vertigo zugunsten des Kombinationspräparates zu ändern. Aus Sicht des G-BA's würde dafür – neben der höheren Effektivität und einem günstigeren Nebenwirkungsprofil – auch die höhere Kosten-Effektivität des Kombinationspräparats sprechen.

Literatur

1. Abel U, Koch A (1997) The methodology of randomization. In: Abel U, Koch A (eds) Nonrandomized comparative clinical studies – Proceedings of the International Conference on Nonrandomized Comparative Clinical Studies. Heidelberg, 10–11 April 1997. Symposion publishing, Düsseldorf
2. AWMF (2003) Stellungnahme der AWMF zur Umsetzung des „Eckpunktepapiers" der Bundestagsfraktionen von SPD, CDU/CSU und Bündnis90/Die Grünen zur Gesundheitsreform. AWMF online 12.9.2003; www.uni-duesseldorf.de/WWW/AWMF/res/stn-eck.htm
3. Dannehl K (1997) Experimental Study versus Non-Experimental Study: The Non-Experimental (Non-Randomized) Study as a Methodological Compromise. In: Abel U, Koch A (eds) Nonrandomized Comparative Clinical Studies – Proceedings of the International Conference on Nonrandomized Comparative Clinical Studies. Heidelberg, 10–11 April 1997. Symposion publishing, Düsseldorf
4. Drummond MF (1983) Economic assessment of therapy. In: Teeling-Smith G (ed) Measuring the social benefits of medicine. London: London Office of Health Economics, p 9
5. Hannoveraner Konsensus Gruppe (1999) Deutsche Empfehlung zur gesundheitsökonomischen Evaluation – revidierte Fassung des Hannoveraner Konsens. Gesundheitsökonomie & Qualitätsmanagement 4(3): A62–A64
6. Hoferichter R (2003) Kosten-Nutzen-Bewertung von Arzneimitteln. DPHG-Jahrestagung, Würzburg, 8. Oktober 2003, www.dphg.de/lib/indpharm_vortr_hoferichter.pdf
7. King JT Jr, Ratcheson RA (1998) Cost and outcomes analysis. Neurosurg Clin N Am 9(3): 629–640
8. Michaelis J (1997) Nonrandomized comparative clinical studies. In: Abel U, Koch A (eds) Nonrandomized comparative clinical studies – Proceedings of the International Conference on Nonrandomized Comparative Clinical Studies. Heidelberg, 10–11 April 1997. Symposion publishing, Düsseldorf
9. Norwegian Medicines Control Authority (1999) The Norwegian Guidelines for Pharmacoeconomic Analysis in Connection with Application for Reimbursement. Norwegian Medicines Control Authority Department of Pharmacoeconomics, Oslo
10. Orlewska E, Mierzejewki P (2000) Polish Guidelines for Conducting Pharmacoeconomic Evaluations. Farm Ekon [Suppl] 1
11. Riteco JA, de Heij IJM, van Luijn JCF et al (1999) Dutch guidelines for pharmacoeconomic research. Amstelveen: College voor Zorgverzekeringen
12. Rychlik R (2004) Gesundheitsökonomische Evaluation der Arzneimittelversorgung – eine internationale Übersicht. Gesundh Ökon Qual Manag 9: 177–185
13. Rychlik R, Rusche H, Augustin M (2004) Systematik der Nutzenbewertung von Arzneimitteln. Gesundh ökon Qual manag 9: 245–252
14. Schremmer D, Bognar-Steinberg I, Baumann W, Pytel J (1999) Efficacy and tolerability of a fixed combination of cinnarizine and dimenhydrinate in the treatment of vertigo – Analysis of data from five randomised, double-blind clinical studies. Clin Drug Invest 18(5): 355–368
15. Weeks JC (2000) Assessment. In: Holland JF, Frei E (eds) Cancer medicine. London: Decker, pp 1039–1044
16. Williams JI, Hoher J, Lauterbach KW (1998) Health Services Research. In: Troidl H, McKneally MF, Mulder DS et al (eds) Surgical research, 3rd edn. New York: Springer, pp 533–554

Experimentelle Vestibularisdiagnostik

Mechanik der Cupula.
Neues zur Pathogenese von Labyrinthfunktionsstörungen

H. Scherer, K. Helling, A. Hagiwara, R. Tauber und J. Dernedde

Die Pathogenese von akuten Labyrinthfunktionsstörungen ist nach wie vor nicht geklärt. Mit dem Begriff „Ausfall eines Gleichgewichtsorgans" wird ein diffuser Zustand beschrieben, der ähnlich „scharf" ist wie der des Hörsturzes. Durchblutungsstörungen und Virusinfekte werden als Ursache von solchen Labyrinthfunktionsstörungen angesehen. Gar nicht bedacht werden mechanische Störungen der extrem sensiblen fünf Mess-Stellen des Gleichgewichtsorgans.
Die Funktion der Ampulle des Gleichgewichtsorgans ist nur gewährleistet, wenn die Cupula die Wand des Endolymph-Schlauches im Bereich der Ampulle abdichtet. Nur dann wirkt sie wie eine Membran. Bei Versuchen an Tauben konnten wir feststellen, dass eine mechanische Loslösung der Cupula vom Ampullendach zu einem sofortigen Ausfall der Labyrinthfunktion führt. Die Symptomatologie der Erkrankung und der Verlauf war ähnlich dem eines akuten Ausfalls der Gleichgewichtsfunktion bei Menschen. Dieser Befund führte uns weiter zu Experimenten über die Anhaftung der Cupula am Ampullendach, sie kann entweder mechanisch oder zellbiologisch funktionieren.
Wir können in der Zwischenzeit die Cupula aus der Ampulle loslösen und isoliert in künstlicher Endolymphe konservieren. Anhand von 100 Cupulae vom Fisch (Lachs) und 100 Cupulae vom Hühnchen wurden Experimente durchgeführt. Dabei fanden wir ein Protein, das in dieser Arbeit genauer beschrieben wird. Es handelt sich um ein Matrixmolekül, das erhebliche Klebeeigenschaften hat. Es bindet in hohem Maße Wassermoleküle. Die Form der Cupula und ihre Beständigkeit lässt sich damit gut erklären. Vergleiche mit der Membrana tectoria und dem Netzwerk, das den Maculaorganen aufliegt, werden angestellt. Dabei wird auch gezeigt, wie sich die Verkürzungsfähigkeit der vestibulären Sinneszellen auf die Cupula als Membran auswirkt.
Es bestehen sehr starke Hinweise, dass die Anhaftung der Cupula an der Ampullenwand auf zellbiologischer Wirkung beruht. Aus dieser Erkenntnis kann man mehrere Möglichkeiten ableiten, wie eine Loslösung der Cupula von der Ampullenwand und damit ein Ausfall der Gleichgewichtsfunktion passieren könnte. Ob sich daraus medikamentöse Behandlungen ableiten lassen, werden spätere Untersuchung erst zeigen können.

Einleitung

Einige Erkrankungen des Gleichgewichtsorgans beim Menschen sind bis heute ungeklärt, so z.B. der akute Ausfall der Gleichgewichtsfunktion. Entsprechend der fehlenden Kenntnisse gibt es dafür auch unterschiedliche Begriffe wie Neuronitis vestibularis, Neuropathie usw. Es wird immer wieder diskutiert, ob dieser Ausfall durch einen Virusinfekt des Ganglion Scarpae ausgelöst sein könnte, allerdings muss man diese Vorstellung auf die Fälle begrenzen, in denen ein Ausfall im Verlauf von Tagen oder stufenweise entstanden ist. Speziell die Erkrankungen, bei denen der Ausfall innerhalb von Sekunden eintritt, können kaum durch Viren verursacht worden sein. Es ist die Frage zu ventilieren, ob mechanischen Veränderungen innerhalb des Gleichgewichtsorgans den Sensor „Bogengangsystem" dauerhaft oder vorübergehend ausschalten. Untersuchungen des Otolithensystems [5] haben gezeigt, dass bei einem akuten Ausfall der Gleichgewichtsfunktion mit dem klinischen Bild des Spontannystagmus zur gesunden Seite nicht unbedingt die Otolithenorgane beteiligt sein müssen. Insofern kann man von einer Erkrankung des Bogengangssystems und/oder des Otolithensystems sprechen. Die folgende Arbeit bezieht sich auf Erkrankungen

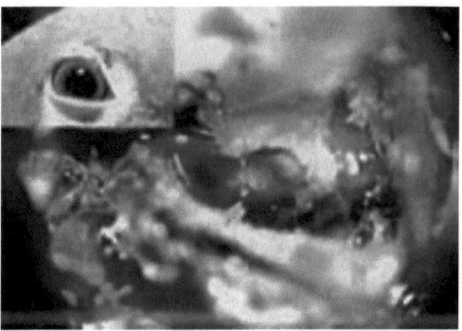

Abb. 2
Der häutige Bogengang wurde mit blau angefärbter künstlicher Endolymphe angefüllt. Unter langsamer Drucksteigerung füllte sich die Ampulle auf einer Seite der Cupula. Bei weiterer Drucksteigerung löste sich die Cupula von der Ampullenwand. Das Bild zeigt den Zustand gerade nach der Lösung. Die Farbe hatte sich in der gesamten Ampulle ausgebreitet. In diesem Augenblick trat ein Nystagmus auf

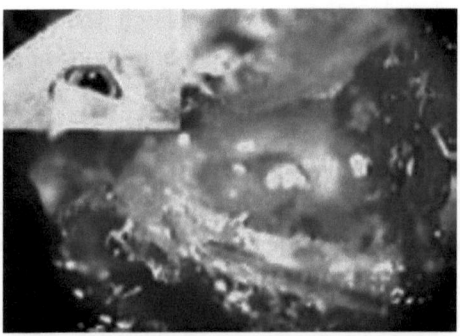

Abb. 1
Präparation des horizontalen Bogengangs mit der Ampulle bei der Taube. Der häutige Bogengang ist mit einer Mikropipette punktiert (Pfeil), darüber ist die bohnenförmige Ampulle sichtbar

des Bogengangssystems hier insbes. auf Erkrankungen der Ampullen.

Untersuchungen im Bereich der Ampulle des Bogengangs

Die Ampulle beherbergt den Sensor für die Winkelbeschleunigung in der Ebene des jeweiligen Bogengangs. In der Ampulle sitzt auf den Sinneszellen an der Crista ampullaris die Cupula. Die Cupula wirkt wie eine Membran. Sie wird ausgebeult bei Flüssigkeitsverschiebungen. Dieser Sensor funktioniert aber nur, wenn die Cupula die Ampullenwand weitgehend dicht abschließt. (Ein subcupulärer Spalt ist physiologisch. In ihm verlaufen die Stereozilien und Kinozilien der Sinneszellen.) Bis heute ist der Mechanismus der Anheftung der Cupula an der Ampullenwand ungeklärt. Ziel der Untersuchungen ist es, diesen Mechanismus aufzuklären, denn die Befestigung der Cupula ist unseres Erachtens einer der Schlüssel zum Verständnis eines akuten Ausfalls.
Bei Untersuchungen an Tauben in Japan [4] wurde der horizontale Bogengang mit samt

seiner Ampulle freigelegt (Abb. 1 und 2). Der häutige Bogengang wurde auf einer Seite blockiert, auf der anderen Seite punktiert. Mit gefärbter künstlicher Endolymphe war es nun möglich, auf einer Seite der Ampulle den Druck zu erhöhen. Durch sehr langsame Drucksteigerung wurde die Ampulle auf einer Seite der Cupula angefärbt. Durch weitere Steigerung des Drucks löste sich die Cupula von der Wand. Dieser Vorgang konnte im Mikroskop beobachtet werden. Im Augenblick der Lösung entstanden die Symptome eines Ausfalls des Gleichgewichtsorgans mit Nystagmus und postoperativ mit einer Fallneigung zur operierten Seite. Der häutige Bogengang wurde wieder verklebt und die Blockade gelöst. Dadurch hatten wir ein Tiermodell eines isolierten Ausfalls einer Bogengangsampulle. Tauben, die am horizontalen Bogengang operiert worden waren und die typischen Symptome eines Ausfalls des Gleichgewichtsorgans aufwiesen, kompensierten Symptome und Fallneigung innerhalb weniger Tage. Sie konnten wieder fliegen. Wenn aber mehr als die Ampulle des häutigen Bogengangs zerstört worden war, war eine vollständige Kompensation nicht mehr möglich, sichtbar an der Unfähigkeit zu fliegen und an der bleibenden Fallneigung. Diese Beobachtungen weisen darauf hin, dass allein die rein mechanische Lösung der Cupula von der Ampullenwand und die Schaffung

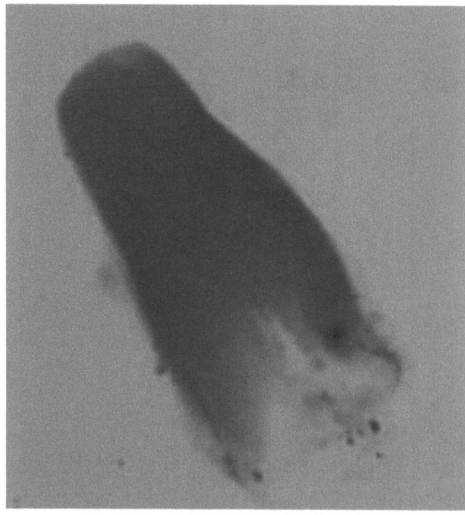

Abb. 4
Cupula eines Lachses, entnommen in künstlicher Endolymphe

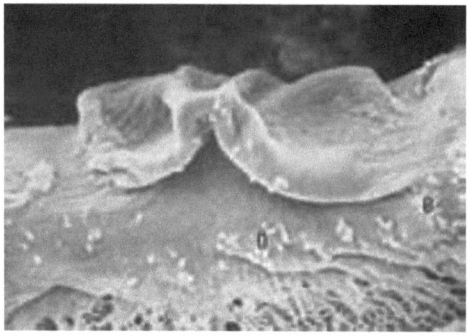

Abb. 3
Typisches rasterelektronisches Bild einer Cupula. Sie ist geschrumpft auf Grund der für die Mikroskopie erforderlichen Dehydrierung

eines Lecks in der Ampulle die Symptome eines Ausfalls erzeugen kann. Rückschließend ist es deshalb denkbar, dass die Symptome eines innerhalb von Sekunden auftretenden Ausfalls beim Menschen ihre Ursache auch in einer mechanischen Störung im System der Ampulle – Cupula – haben kann. Dies führte zu intensiver Forschung über den Aufbau der Cupula, speziell über die Frage ihrer Befestigung.
Aus der Literatur kennen wir die Bilder einer geschrumpften Cupula (Abb. 3). Die Schrumpfung entsteht dadurch, dass bei der Präparation für die histologische oder elektronenmikroskopische Untersuchung das Gewebe dehydriert werden muss. Naturnahe Ergebnisse erzielt man, wenn man die Ampulle mit anhängendem Bogengangsystem in künstlicher Endolymphe aufbewahrt. Wird die Endolymphe innerhalb der Ampulle angefärbt, dann färbt sich die Cupula mit. Man kann nun die Cupula entnehmen ohne dass sie ihre Form verändert [3] (Abb. 4). Untersuchungen von Helling zeigten, dass die Oberfläche der Cupula glatt ist (Abb. 5). Ähnlich glatt ist auch die Ampullenwand. Die Zelloberflächen sind geformt wie Pflastersteine (Abb. 6). Nachdem an

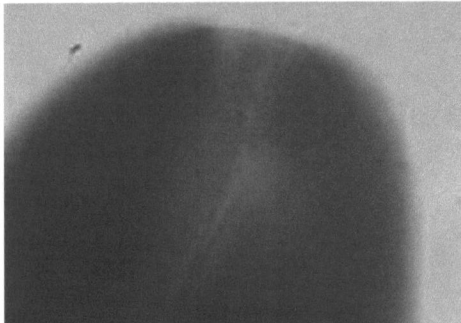

Abb. 5
Glatte Oberfläche einer Cupula

der Ampullenwand keine Bruchstücke einer entnommenen Cupula gefunden wurden, ist anzunehmen, dass die Befestigung biochemisch mit Adhäsionsmolekülen stattfindet.
100 Cupulae vom Lachs und 100 Cupulae vom Huhn wurden untersucht im Labor für Pathobiochemie und klinische Chemie (Direktor Prof. R. Tauber). An der Untersuchung beteiligt waren A. Hagiwara von der Abteilung für Otolaryngologie der Tokyo Medical University (Direktor Prof. M. Suzuki), K. Helling und H. Scherer von der HNO-Klinik der Charité sowie A. Denedde vom Inst. für Pathobiochemie und Klinische Chemie.
Nach Trennung der Proteine durch 10%ige SDS Page Silberfärbung wurde das dominante Protein durch Massenspektrometrie analysiert. Wir fanden ein neues Protein, dass wir

CUMP-1 benannt haben (**Cu**pular **m**ajor **p**rotein-1) [2]. Dieses Protein wurde exprimiert und gereinigt durch E-coli. Das Protein hat ein Molekulargewicht von 45 KDa. Es handelte sich um ein nicht kollagenöses Matrixprotein, geschaffen zum Bau von extrazellulären Strukturen (wie die Cupula). CUMP-1 ist ein Glykoprotein. Der Monosaccharidgehalt der Cupula besteht aus Glukosamin, Galaktose, Fruktose, Manose und Xylose. Im Wesentlichen sind Manosereste vorhanden. Der Glukoseanteil von **CUMP-1** verstärkt die Wasserbindungskapazität, weil die Zuckermoleküle Wassermoleküle einfangen. Damit bläht sich die Cupula auf wie ein Ballon. Durch den hohen Wassergehalt ist das Gewicht der Cupula sehr niedrig und ist ähnlich dem von Endolymphe. Die Cupula weist gegenüber der umgebenden Endolymphe kaum Gewichtsdifferenz auf. Sie ist damit kein Schwerkraftsensor. Dies ist wichtig bei Lagewechsel. Die Strukturanalyse des Proteins zeigte intra- und extrazelluläre Anteile (Abb. 7). Der Ansatzpunkt der wasserbindenden Zuckermoleküle konnte bestimmt werden. Wir haben die Wasserbindungskapazität der Cupula mit 20%igem Glykol überprüft. (Abb. 8). Durch Zugabe von Glykol zur Endolymphe kam es zu einer deutlichen Schrumpfung. Wenn die geschrumpfte Cupula wieder in glykolfreie Endolymphe gebracht wurde, blähte sie sich wieder auf. Damit ist erklärt, warum beim Dehydrierungsprozess es zur Schrumpfung der Cupula kommt. Sie verliert ihren Wasseranteil.

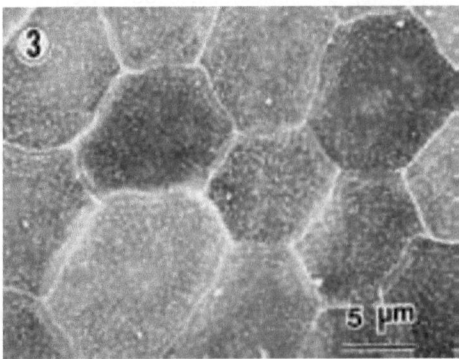

Abb. 6
Oberfläche der Ampullenwand

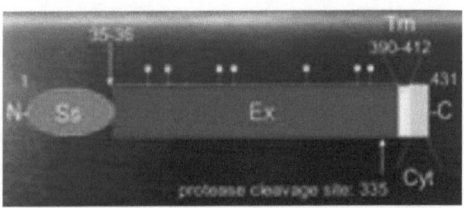

Abb. 7
Struktur des CUMP-1 Proteins. SS: Signal Sequenz; Ex: Extrazelluläre Domäne; TM: transmembranale Domäne; Cyt: Zytoplasmatischer Schwanz. Die „Tennisschläger" auf Ex markieren die möglichen Ansatzpunkte der Zuckermoleküle

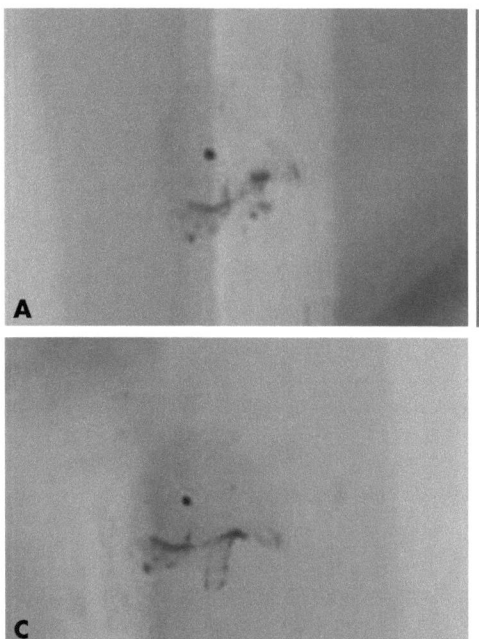
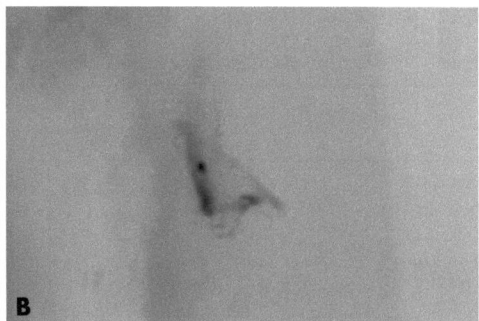

Abb. 8
Dokumentation der Wasserbindungskapazität der Cupula. **A** Cupula in Endolymphe; **B** Cupula in Glykol. Sie verliert Wasser und schrumpft. **C** Cupula wieder in Endolymphe. Sie bläht sich durch die Einlagerung von Wassermolekülen wieder auf

Wir haben weiterhin untersucht, ob die Form der Cupula durch chemische Änderung der Endolymphe variiert. Weder durch Änderung des Kaliumgehaltes noch durch Zugabe von Calcium konnte die Form der Cupula geändert werden. Lediglich bei Änderung des PH-Wertes vom Normalwert 7,2 bis auf 4,0 trat eine Schrumpfung ein (Abb. 9).
Untersuchungen des Proteins **CUMP-1** haben gezeigt, dass es sich um ein Adhäsionsprotein handelt. Es ist klebrig. Dies ist notwendig zum Bau der Matrix im Inneren der Cupula in der Form, dass Proteine aneinander kleben und so Strukturen bilden, wie sie elektronenmikroskopisch in der Cupula sichtbar sind (Merker/Helling). Es ist denkbar, dass das Protein, das die Cupula baut, auch für die Anhaftung der Cupula an der Ampullenwand verantwortlich ist in Form von aktiven Verbindungen.

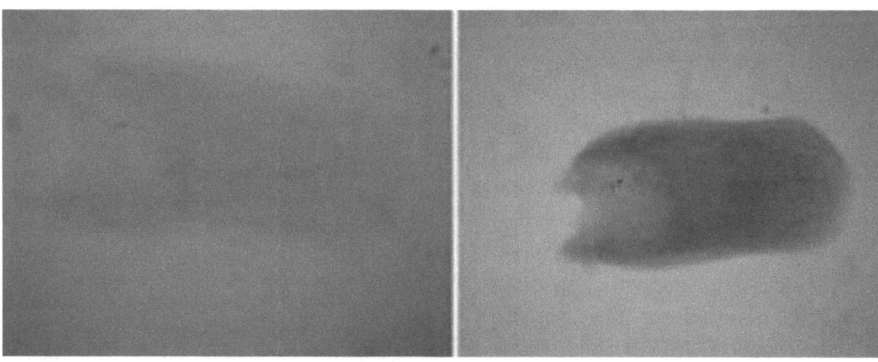

Abb. 9
Cupula in künstlicher Endolymphe. Links: ph 7,2; Rechts: ph 4,0

224   Goodyear and Richardson

Table 1 Distribution of Matrix Molecules in the Acellular Membranes of the Chick and Mouse Inner Ear

	Cupula		Otoconial Membrane		Tectorial Membrane	
	Chick	Mouse	Chick	Mouse	Chick	Mouse
Otogelin	nd	+	nd	+	nd	+
α-Tectorin	–	–	+	+	+	+
β-Tectorin	–	–	+	+	+	+
Type II Collagen	–	–	–	–	–	+
Type IX Collagen	–	–	–	–	–	+

Otogelin distribution was not determined (nd) for the chick inner ear as the antiserum did not cross-react with avian tissue. + indicates the presence of the molecule; – indicates its absence.

Abb. 10
Verteilung von bisher bekannten Matrixproteinen im Innenohr unterschiedlicher Spezies (aus: Goodyear RJ, Richardson GP, J Neurobiology 2002)

Goodyear und Richardson [1] haben Literatur über Matrixmoleküle im Ohr von Hühnchen und Mäusen zusammengetragen (Abb. 10). Bisher bekannt sind Otogelin, α-Tectorin, β-Tectorin Typ II- und Typ IV-Kollagene. Sie wurden gefunden in der Cupula, der Membran der Otolithenorgane, in der sich die Otokonien befinden und in der Tectorialmembran. Das von uns neu gefundene Protein **CUMP-1** kann in diese Liste mit aufgenommen werden. Sie zeigt, dass Cupula, Otolithendeckmembran und Tectorialmembran wahrscheinlich ähnlich wenn nicht gleich gebaut sind.

Zusammenfassung

Experimente an Tauben haben gezeigt, dass die Anhaftung der Cupula essentiell ist für die Funktion des Bogengangsapparates. Eine Loslösung der Cupula von der Ampullenwand führt zu den Symptomen eines Ausfalls der Gleichgewichtsfunktion. Die Ursache eines plötzlichen Ausfalls könnte dadurch entstehen, dass entweder das Ampullendach angehoben wird z.B. durch einen Hydrops, dass das von uns gefundene Protein **CUMP-1** seine Adhäsionskraft zwischen Cupula und Ampullenwand verliert oder die Cupula schrumpft. Es muss außerdem beachtet werden, dass die Cupula keine Struktur ist, die einmal gebaut, für immer existiert. Ausgehend von den Stützzellen der Sinneszellregion an der Crista ampullaris findet ein permanenter Aufbau von Cupulagewebe statt. Es ist bisher nicht bekannt, wie der Abbau funktioniert. Hier ist noch viel Forschungsaufwand nötig.

Literatur

1. Goodyear RJ, Richardson GP (2002) Extracellular matrices associated with the apical surfaces of sensory epithelia in the inner ear: molecular and structural diversity. J Neurobiol 53: 212–217
2. Hagiwara A, Dernedde J, Müller EC, Akdemir D, Helling K, Scherer H, Tauber R (2003) Isolierung und Charakterisierung von CUMP-1, einem Protein der Cupula bei Fisch und Vogel. HNO Informationen II: 111
3. Helling K, Clarke AH, Watanabe N, Scherer H (2000) Morphological studies of the form of the cupula in the semicircular canal ampulla. HNO 48: 822–827
4. Helling K, Watanabe N, Jijiwa H, Mizuno Y, Watanabe S, Scherer H (2002) Altered cupular mechanics: a cause of peripheral vestibular disorders? Acta Otolaryngol 122: 386–391
5. Helling K, Schönfeld U, Scherer H, Clarke AH (2005) Testing utricular function by means of on-axis rotation. Acta Otolaryngol (in press)

Die subjektive Vertikale.
Neurophysiologie und klinische Untersuchungsmethoden

D. Vibert

Beim Menschen geht die Wahrnehmung der Vertikalität aus multineurosensoriellen, visuellen, okulomotorischen, propriozeptiven und vestibulären Informationen hervor.
Aus vestibulärer Sicht sind das die Otolithorgane, der Sacculus und der Utriculus, die zu dieser neurosensoriellen Information beitragen.
Beim Menschen präsentiert sich ein Ausfall der Otolithorganfunktion als Okulomotorikänderung mit einer Abweichung der Subjektiven Vertikalität (SV). Dieses Phänomen ist unter dem Namen „Ocular Tilt Reaction" (OTR) bekannt.
Die OTR wurde ursprünglich nach zentralen Gehirn- und Hirnstammläsionen beschrieben. Mit der Entwicklung der otoneurologischen Chirurgie, insbesondere der Labyrinthektomie und der vestibulären Neurektomie als chirurgische Behandlung des Morbus Menière, beobachtet man, dass die OTR auch durch einen peripheren Ausfall der Otolithenorgane verursacht werden kann. Die OTR manifestiert sich durch eine Rotation der Augen und eine Neigung des Kopfes zur operierten Seite. Zusätzlich kommt es zu einem vertikalen Strabismus mit der Hypotropie des ipsilateralen Auges auf der operierten Seite. Jedoch ist die Neigung des Kopfes nicht so spektakulär wie bei Tieren.
Um die SV zu messen, benutzen wir in Bern seit mehr als 10 Jahren 2 verschiedene neuroophthalmologische Techniken: das Zifferblatt und die modifizierte Maddox-Brille, respektiver eine binokuläre und eine monokuläre Messung.
In den ersten postoperativen Tagen nach chirurgischen otoneurologischen Eingriffen messen wir eine große Abweichung der Subjektiven Vertikalität bis 30° zur operierten Seite. Progredienterweise vermindert sie sich bis zu normalen Werten nach einem Jahr. Es gibt jedoch Patienten, bei denen die SV geneigt blieb.
Beim Langzeit-Verlauf nach Operation (1–4 Jahre) besteht eine persistierende SV-Neigung nach Vestibularisneurektomie bei einem Drittel der Fälle.
Bei den Patienten mit einer *Vestibularis Neuritis* war die SV zur erkrankten Seite geneigt: Beim Zifferblatt waren die Werte von 3 bis 6° in 42% der Fälle; bei der Maddox-Brillen Technik waren die Werte zwischen 5 und 12° in 45% der Fälle geneigt.

Bei den Patienten mit *Morbus Menière* war die SV zur erkrankten Seite von 3 bis 5° in 18% der Fälle bei der binokulären und monokulären Technik geneigt.
Bei Patienten mit *Kanalolithiasis* war die Abweichung der SV nur in 7% der Fälle beim Zifferblatt und in 17% bei der Maddox-Brillen Technik geneigt.
Zusammenfassend darf man sagen, dass das klinische Zeichen einer Abweichung der SV nach chirurgischen Eingriffen wie den vestibulären Neurektomien und den Labyrinthektomien *immer vorhanden ist*. Im Gegensatz ist die Abweichung *häufig* nach Vestibularis Neuritis und *weniger häufig* bei Patienten mit Morbus Menière und Kanalolithiasis. Eine signifikante Abweichung der SV wird als ein klinisches Zeichen entweder einer Läsion eines Otolithorgans und/oder des vestibulären Nervs oder einer unvollständigen zentralen Kompensation der otolithischen Dysfunktion interpretiert.

1. Einführung

Bei Menschen hängt die Orientierung im Raum stark von der Wahrnehmung der Vertikalen ab [1]. Die Wahrnehmung der Vertikalen ist multisensoriell und basiert auf visuellem, okulomotorischen, propriozeptiven und vestibulären Informationen. Im Vestibularisapparat betrifft dies vor allem die sensorischen Organe des Sacculus und des Utriculus.
Eine klassische Störung in der Wahrnehmung der Vertikalen besteht bei der „Ocular Tilt Reaction", welche sich durch eine Neigung des Kopfes, einen vertikalen Strabismus und eine Zyclotorsion der beiden Augen manifestiert. Diese „Ocular Tilt Reaction" wurde im 19. Jahrhundert durch Flourens (1863) bei Tieren nach einseitiger Zerstörung des Vestibularisapparates beschrieben. In der akuten Phase nach einer einseitigen Vestibularisausschaltung kommt es bei Tieren zu einer massiven OTR mit Abweichung und Drehung des Kopfes und oft des ganzen Körpers zur Seite der Vestibularisläsion hin. Bei Menschen ist die OTR weniger ausgeprägt (Abb. 1). In der neurologischen Klinik wird sie klassischerweise bei Läsionen im Zentralnervensystem vor allem im Hirnstamm beschrieben [3, 4, 5, 13, 21]. Die Richtung der Abweichung der OTR hängt beim Menschen vom Ort und der Seite der Läsion im ZNS ab [6]. Aber auch nach peripher vestibulären Störungen wurde bei Menschen vereinzelt das Phänomen der OTR beobachtet mit Neigung des Kopfes zur Seite des ausgeschalteten Labyrinthes. Beschrieben

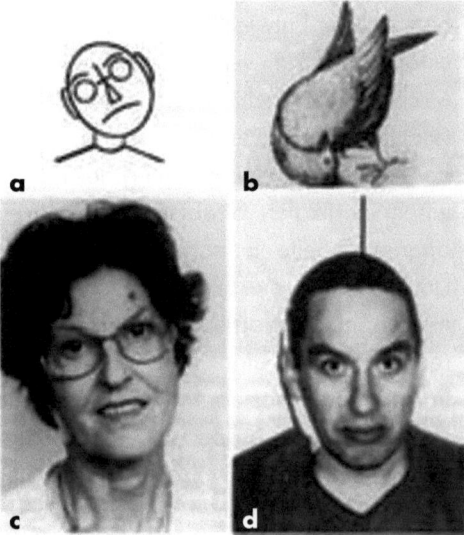

Abb. 1
*Ocular Tilt Reaction nach chirurgischen peripheren vestibulären Eingriffen. Abweichung des Kopfes (**a**) zur operierten Seite bei 2 Patienten nach vestibulärer Neurektomie (**c, d**); bei Tieren nach der einseitigen Zerstörung der Otolithorgane (**b**)*

wurde das Phänomen vor allem nach Labyrinthektomie [16], nach Vestibularisneurektomie sowie nach traumatischer Stapedektomie aufgrund einer Läsion der Otolithenorgane [18]. Isolierte Fälle der OTR wurden nach nicht-chirurgischen peripheren vestibulären Störungen beschrieben [2, 11, 12, 29].
Aufgrund dieser Beobachtungen wurden die zwar relativ diskreten aber eindeutigen Manifestationen der OTR systematisch studiert [7, 9, 19, 24, 25, 30, 31, 34, 36]. Dabei konnte nachgewiesen werden, dass sich eine pathologische OTR beim Menschen vor allem durch eine abnorme Wahrnehmung der subjektiven Vertikalen äußerte.
Aufgrund dieser Beobachtungen wurde akzeptiert, dass die Messung der OTR beim Menschen und die Messung der Abweichung der subjektiven Vertikalen als klinische Teste zur Evaluation einer akuten einseitigen Otolithenfunktionsstörung benützt werden können.

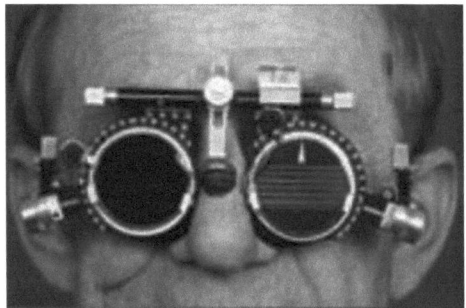

Abb. 2
Modifizierte Maddox-Brille

2. Methoden

Die subjektive Vertikale (SV) kann mit mehreren Methoden untersucht werden. In Bern werden folgende zwei Techniken benützt.

2.1 Zifferblatt-Technik
Es handelt sich um eine binokuläre Prüfung. Der Patient sitzt vor einem großen Zifferblatt. Eine Brille schränkt die peripheren Visusinterferenzen ein. Die Aufgabe des Patienten ist es eine bewegliche Nadel auf einem Zifferblatt auf die für ihn subjektiv angenommene senkrechte Position zu drehen. Im oberen Teil des Zifferblattes gibt es eine für den Patienten unsichtbare Skala, an welcher der Untersucher die Richtung und die Größe der Abweichung von der objektiven Vertikalen messen kann.

2.2 Die modifizierte Maddox-Brillen-Technik
Mit dieser monokulären Prüfung werden beide Augen getrennt untersucht. Das Prinzip des Maddox-Glases besteht darin, dass ein Lichtpunkt vom Patienten durch die Maddoxgläser hindurch als ein Lichtstrich wahrgenommen wird. Dieser Lichtstrich muss vom Patienten im Test senkrecht gestellt werden. Dies wird durch ein am Maddox-Brillenrand angebrachtes Rädchen ermöglicht. Damit das Maddox-Glas horizontal positioniert ist, ist die Brille mit einer Wasserwaage ausgerüstet [23, 32] (Abb. 2). Diese beiden Untersuchungen werden an der HNO-Klinik in Bern seit 1993 routinemäßig zur Untersuchung der Otolithenfunktion benützt.

3. Resultate

Bei gesunden Probanden finden sich Normalabweichungen der subjektiven Vertikalen zwischen –1,5 und +1,75° bei der Zifferblatt-Technik. Die Werte für die modifizierte Maddox-Brille sind –4 bis +4,25° für das rechte Auge und –3,25 bis +3,75° für das linke Auge.

3.1 Resultate nach Vestibularisneurektomie und Labyrinthektomie
Nach einseitiger chirurgischer Vestibularisausschaltung, welche bei Patienten mit einseitigem invalidisierendem Morbus Menière vorgenommen worden waren, wurden Abweichungen der subjektiven Vertikalen in den ersten postoperativen Tagen von 5–30° zur operierten Seite hin gemessen. In der Folge

verminderte sich die Abweichung progressiv, so dass innerhalb eines Jahres bei den meisten Patienten Normalwerte erreicht wurden. Bei einigen Patienten blieb eine Abweichung der subjektiven Vertikalen nach einseitiger Vestibularisausschaltung permanent bestehen [37].

3.2 Nach Vestibularisneuritis

Mehrere Untersuchungen zeigten, dass nach Vestibularisneuritis in 47% bis 89% der Fälle eine Abweichung der subjektiven Vertikalen zur erkrankten Seite hin gemessen werden kann [7, 26, 28, 36] mit Werten zwischen 3° bis 6° bei der Zifferblatt-Technik und zwischen 5° bis 12° mit der Maddoxglas-Technik. Die Abweichungen sind somit bei diesen spontanen Vestibularisausfällen weniger ausgeprägt als nach ablativen chirurgischen Eingriffen.

3.3 Morbus Menière

Die subjektive Vertikale ist bei nicht operativ behandelten Patienten mit Morbus Menière wenig gestört. Bei einer Gruppe von 33 Patienten wurden nur bei 18% der Patienten Abweichungen mit Werten zwischen 3° bis 5° zur erkrankten Seite hin gemessen [34, 35].

3.4 Kanalolithiasis/Kupulolithiasis

Eine Abweichung der subjektiven Vertikalen wurde bei Patienten, die an einem benignen paroxysmalen Lagerungsschwindel litten, in 16% der Fälle zur erkrankten Seite hin gefunden [17, 28, 34, 35].

3.5 Akute peripher vestibuläre Störungen nach Schleudertrauma

Es ist bekannt, dass die Otolithenorgane als klassische Mechanorezeptoren bei Schleudertraumata besonders oft geschädigt werden. Beim Schleudertrauma kommt es zu einer Beschleunigungsbewegung gefolgt von einer akuten Verlangsamung mit Translationsbewegung des Kopfes in Bezug auf den Thorax. Im Falle einer Kollision von hinten kommt es zu einer Reklination des Kopfes und im Falle einer frontalen Kollision zu einer Inklination. In beiden Situationen werden die Otolithenorgane, insbesondere der Utriculus, während der entstehenden Beschleunigungs- und Verlangsamungskräfte stark beansprucht.

Nach frontalen, lateralen und von hinten erfolgten Kollisionen können in den ersten Stunden nach dem Unfall verschiedene periphere vestibuläre Defizite beobachtet werden. Als Zeichen einer Otolithenfunktionsstörung kommt es öfters auch zu einer Abweichung der subjektiven Vertikale als Zeichen eines diffusen Schadens der Otolithenorgane, vor allem der Macula utriculi [38].

4. Zusammenfassung und Schlussfolgerung

Nach chirurgischer Vestibularisausschaltung (Vestibularisneurektomie, Labyrinthektomie) kommt es in der akuten postoperativen Phase regelmäßig zu einer ausgeprägten Abweichung der subjektiven Vertikalen mit Richtung zur Seite des ausgeschalteten Labyrinths hin. Aufgrund einer zentralen Kompensation nimmt diese Abweichung innerhalb von Monaten progressiv ab, um in vielen Fällen nach einem Jahr zu einem Normalwert zurückzukehren. Bei einer Kleinzahl von Patienten kommt es trotz guter Bogengangorgankompensation auch nach mehreren Jahren nur zu einer teilweisen Kompensation der Otolithenorganausschaltung. Nach Vestibularisneuritis ist in der akuten Phase eine Abweichung der subjektiven Vertikalen in mehr als der Hälfte der Fälle vorhanden. Sie ist jedoch deutlich weniger ausgeprägt als nach ablativen chirurgischen Eingriffen. Aufgrund histopathologischer [27] und elektrophysiologischer Arbeiten [14, 22] kann angenommen werden, dass nach einer Vestibularisneuritis die Vestibularorgane meist nur teilweise geschädigt werden mit nachfolgender Kompensation und sogar Erholung in vielen Fällen.

In der otoneurologischen Klinik hat sich die Messung der subjektiven Vertikalen als eine einfache, wenig Zeit beanspruchende Methode zur Evaluation der Otolithenfunktion erwie-

sen. Sie kann ohne teure Apparaturen durchgeführt werden. Die Grenzen der subjektiven Vertikalen bestehen jedoch bei Patienten mit ophthalmologischem Schaden, wie z.B. Astigmatismus oder bei neurologischen Erkrankungen, welche die Genauigkeit der Motorik, insbesondere der feinen Händebewegungen stören.
In der Vestibularisabklärung stellt sie neben der Untersuchung des vestibulo-okulären Reflexes, d.h. der Nystagmusreaktion, mit welcher die Bogengangsfunktionen getestet werden, eine nützliche Ergänzung dar, mit welcher zusätzlich die Otolithenorgane geprüft werden können.

Literatur

1. Bischof N (1974) Optic-vestibular orientation to the vertical. In: Kornhuber HH (ed) Handbook of sensory physiology, vol 6 part 2. New York: Springer, pp 156–157
2. Brain WR (1926) On the rotated or "cerebellar" posture of the head. Brain 49: 61–75
3. Brandt T, Dieterich M (1987) Pathological eye-head coordination in roll: tonic ocular tilt reaction in mesencephalic and medullary lesions. Brain 110: 664–666
4. Brandt T, Dieterich M (1991) Different types of skew deviation. J Neurol Neurosurg Psychiatr 54: 549–555
5. Brandt T, Dieterich M (1993) Skew deviation with ocular torsion: a vestibular brainstem sign of topographic diagnostic value. Ann Neurol 33: 528–534
6. Brandt T (2000) Vertigo, its multisensory syndromes, 2nd edn. London: Springer, pp 175–197
7. Böhmer A, Rickenmann J (1995) The subjective visual vertical as a clinical parameter of vestibular function in peripheral vestibular diseases. J Vestibular Res 5: 35–45
8. Curthoys IS, Smith PF, Darlington CL (1988) In: Pompeiano O, Allum JHP (eds) Postural compensation in the guinea pig following unilateral labyrinthectomy. Prog Brain Res 76: 375–384
9. Curthoys IS, Halmagyi GM, Dai MJ (1991) The acute effets of unilateral vestibular neurectomy on sensory and motor tests of human otolithic function. Acta Otolaryngol (Stockh) [Suppl] 481: 5–10
10. Dai MJ, Curthoys IS, Halmagyi GM (1989) A model of otolith stimulation. Biol Cybern 60: 185–194
11. Deecke L, Mergner T, Plester D (1981) Tullio phenomenon with torsion of the eyes and subjective tilt of the visual surround. Ann NY Acad Sci 374: 650–655
12. Dieterich M, Brandt T, Fries W (1989) Otolith function in man. Results from a case of otolith Tullio phenomenon. Brain 112: 1377–1392
13. Dieterich M, Brandt T (1992) Wallenberg's syndrome: lateropulsion, cyclorotation, and subjective visual vertical in thirty-six patients. Ann Neurol 31: 399–408
14. Fetter M, Dichgans J (1996) Vestibular neuritis spares the inferior division of the vestibular nerve. Brain 119: 755–763
15. Flourens P (1842) Recherches expérimentales sur les propriétés et les fonctions du système nerveux dans les animaux vertébrés, 2ᵉ édition. Paris: Nouvelles expériences sur l'indépendance respective des fonctions cérébrales. C.R., t. LII 1863
16. Friedmann G (1971) The influence of unilateral labyrinthectomy on orientation in space. Acta Otolaryngol 71: 289–298
17. Gall RM, Ireland DJ, Robertson DD (1999) Subjective visual vertical in patients with benign paroxysmal positional Vertigo. J Otolaryngol 28: 162–165
18. Halmagyi GM, Gresty MA, Gibson WPR (1979) Ocular tilt reaction due to peripheral vestibular lesion. Ann Neurol 6: 80–83
19. Halmagyi GM, Curthoys IS, Dai MJ (1990) Diagnosis of unilateral otolith hypofunction. Neurologic Clinics 8: 313–329
20. Halmagyi GM, Curthoys IS, Brandt T, Dieterich M (1991) Ocular tilt reaction: clinical sign of vestibular lesion. Acta Otolaryngol 481: 47–50
21. Keane JR (1975) Ocular skew deviation. Arch Neurol 32: 185–190
22. Murofushi T, Halmagyi GM, Yavor RA, Colebatch JG (1996) Absent vestibular evoked myogenic potentials in vestibular neurolabyrinthitis: an indicator of inferior vestibular nerve involvement? Arch Otolaryngol Head Neck Surg 122: 845–848
23. Safran AB, Mermoud A (1991) Frame with spirit level for evaluating visual tilt. J Clin Neuro-Ophthalmol 11: 74–75
24. Safran AB, Häusler R, Issoua D, Stepanian E, Chiari M, Vibert D, Roth A (1992) Strabismes induits par des lésions vestibulaires périphériques. Klin Monatsbl Augenheilkd 200: 418–420
25. Safran AB, Vibert D, Issoua D, Häusler R (1994) Skew deviation following vestibular neuritis. Am J Ophthalmol 118: 238–245
26. Schmidt T, Hamann KF, Hofmann I, Klopfer M, Kono Kono JO (2002) Akute periphere vestibuläre Läsionen. Monokulare subjektive visuelle

Vertikale und Zykloduktionsstellung. Ophthalmologe 99: 363–366
27. Schuknecht HF, Kitamura K (1981) Vestibular neuritis. Ann Otol Rhinol Laryngol 90: 1–19
28. Van Nechel C, Toupet M, Bodson I (2001) The subjective visual vertical. In: Tran Ba Huy P, Toupet M (eds) Otolith functions and disorders. Adv Otorhinolaryngol 58: S 77–87
29. Vogel P, Tackmann W, Schmidt FJ (1986) Observations on the Tullio phenomenon. J Neurol 233: 136–139
30. Vibert D, Safran AB, Häusler R (1991) Evaluation clinique de la fonction otolithique par mesure de la cyclotorsion oculaire et de la «skew deviation». XXVe Symposium d'Oto-Neurologie de Langue française, Lisbonne (abstract)
31. Vibert D, Safran AB, Häusler R (1993) Evaluation clinique de la fonction otolithique par mesure de la cyclotorsion oculaire et de la «skew deviation». Ann Oto-Laryngol (Paris) 110: 87–91
32. Vibert D, Häusler R, Safran AB, Koerner F (1995) Ocular tilt reaction associated with a sudden idiopathic unilateral peripheral cochleovestibular loss. ORL 57: 310–315
33. Vibert D, Häusler R, Safran AB, Koerner F (1996) Diplopia from skew deviation in unilateral peripheral vestibular lesions. Acta Otolaryngol (Stockh) 116: 170–176
34. Vibert D, Safran AB, Häusler R, Koerner F (1996) Subjective and objective measurements of the static visual vertical in peripheral unilateral vestibular deficits. J Vest Res 6 (4S)
35. Vibert D, Vitte E, Häusler R (1997) La perception subjective de la verticalité. In: Magnan J, Freyss G, Conraux C (eds) Troubles de l'équilibre et vertiges. Sté française d'ORL et de pathologie cervico-faciale, Paris, pp 318–331
36. Vibert D, Häusler R, Safran AB (1999) Subjective visual vertical in peripheral unilateral vestibular diseases. J Vest Res 9: 75–82
37. Vibert D, Häusler R (2000) Long-term evolution of subjective visual vertical after vestibular neurectomy and labyrinthectomy. Acta Otolaryngol (Stockh) 120: 620–622
38. Vibert D, Häusler R (2003) Acute peripheral vestibular deficits after whiplash injuries. Ann Otol Rhinol Laryngol 112: 246–251

Benigner paroxysmaler Lagerungsschwindel

F. SCHMÄL

Der benigne paroxysmale Lagerungsschwindel (BPLS) ist eine häufig diagnostizierte Funktionsstörung des peripher-vestibulären Labyrinthes (Inzidenz 10–20 Fälle/100.000/Jahr). Sie sollte in Betracht gezogen werden, wenn ein Patient über Schwindel bei Veränderung der Kopfposition besonders beim Umdrehen im Bett klagt. Ursächlich liegt diesem Krankheitsbild in der Mehrzahl der Fälle (ca. 90%) eine Kanalolithiasis (abgelöste Otolithenpartikel der Macula utriculi) des posterioren und in ca. 10% des horizontalen Bogengangs zugrunde. Diagnostisch sind die charakteristischen Symptome (Latenz, Crescendo-Decrescendo-Charakter, Dauer, Richtungsumkehr beim Wiederaufrichten, Ermüdbarkeit) im Rahmen des Dix-Hallpike-Tests wegweisend. Obwohl der BPLS in der Regel ein selbstlimitierendes Krankheitsbild ist, können spezifische Befreiungsmanöver (Semont, Epley) die Krankheitsdauer erheblich abkürzen. Chirurgische Therapieformen (Neurektomie des N. singularis, Bogengangsokklusion) sind nur den extrem seltenen Fällen vorbehalten, die trotz mehrmonatiger konservativer Therapie nicht ausheilen und bei denen andere differenzialdiagnostisch in Frage kommende Erkrankungen (HWS-Problematik, Perilymphfistel, zentrale Störung) vorher ausgeschlossen wurden.

Einleitung

Viele Patienten konsultieren den Hals-Nasen-Ohrenarzt wegen Schwindel und Gleichgewichtsstörungen. Eine der häufigsten Schwindelursachen ist der sog. benigne paroxysmale Lagerungsschwindel (BPLS) [53]. Jeder dritte Mensch ist bis zu seinem 70. Lebensjahr einmal von dieser Erkrankung betroffen. Beim BPLS handelt es sich um einen plötzlich einsetzenden Drehschwindel (systematischer Schwindel), der bei Veränderungen der Kopfposition auftritt (Hinlegen ins Bett, Aufstehen aus dem Bett, Umdrehen im Bett, Kopf anteflektieren, z.B. beim Schuhezubinden, Kopf reklinieren) [46].

Historisches

Patienten mit Symptomen des BPLS wurden bereits Anfang des 20. Jahrhunderts in der medizinischen Fachliteratur erwähnt. Bárány [9] beschrieb 1921 einen Lagerungsschwindel mit Nystagmus. Eine vollständige Beschreibung erfolgte jedoch erst 1950 durch Vogel

[57]. Zum gleichen Zeitpunkt konnte die Erkrankung dem vestibulären Labyrinth zugeordnet werden, da dessen Zerstörung zum Verschwinden der Krankheitssymptomatik führte. 1952 wurden der BPLS von Dix und Hallpike [18] als eigenständiges Krankheitsbild klassifiziert und der englische Begriff „Benign Paroxysmal Positional Vertigo" (BPPV) geprägt. Schuknecht [48] beschrieb 1969 die Kupulolithiasis, und Hall et al. erkannten 1979 die Kanalolithiasis des posterioren Bogengangs als Ursache des BPLS. In späteren Jahren wurden dann auch die selteneren Varianten des horizontalen [38] und des anterioren vertikalen Bogengangs [51] publiziert. Die theoretisch-mathematischen Überlegungen zur Kanalo- und Kupulolithiasis-Theorie sind in einer Arbeit von House und Honrubia [32] sowie von Squires et al. [50] dargelegt.

Terminologie

Der Name „benigner paroxysmaler Lagerungsschwindel" beschreibt wesentliche Charakteristika dieses Krankheitsbildes.

Der Lagerungsschwindel wird als benigne (gutartig) bezeichnet, da ihm eine harmlose Ursache zugrunde liegt und er in den meisten Fällen einen gutartigen Verlauf nimmt, d.h. auch ohne besondere therapeutische Maßnahmen innerhalb von 2–6 Wochen verschwindet.

Darüber hinaus ermöglicht das Wort „benigne" eine Abgrenzung gegenüber anderen peripher- oder zentral-vestibulären Erkrankungen mit ungünstigerer Prognose.

Der Terminus „paroxysmal" unterstreicht das plötzliche Auftreten der Drehschwindelattacken, die dem Patienten das Gefühl vermitteln, schnell um eine durch den Körper verlaufende Achse gedreht zu werden, und grenzt den BPLS gleichzeitig gegenüber Erkrankungen mit persistierendem Schwindel ab.

Der BPLS wird als Lagerungsschwindel und nicht etwa als Lageschwindel bezeichnet, da nicht eine bestimmte Kopflage, sondern die Drehung in der Ebene des betroffenen Bogengangs die Schwindelattacken auslöst. Wird die provozierende Kopfdrehung extrem langsam durchgeführt, so können die Symptome ausbleiben, während mit Erhöhung der Lagerungsgeschwindigkeit der Nystagmus und der Schwindel zunehmen.

Epidemiologie

Der benigne paroxysmale Lagerungsschwindel ist die häufigste aller Schwindelerkrankungen: bei der symptomatischen Form (z.B. nach Kopftraumen) ist das Geschlechtsverhältnis ausgeglichen, während bei der degenerativen und idiopathischen Form in zwei Dritteln der Fälle Frauen und in einem Drittel der Fälle Männer betroffen sind. Die Inzidenz liegt je nach untersuchtem Kollektiv zwischen 10–60 Fällen/100.000/Jahr [39]. *Bezüglich einer Seitenpräferenz ergab eine aktuelle Metaanalyse [59], dass die rechte Seite 1,4-mal häufiger betroffen ist. Als Ursache wird vermutet, dass mehr Menschen auf der rechten Körperseite schlafen [36].* Am häufigsten ist der posteriore Bogengang (p-BPLS) betroffen (70–80% der Fälle), während eine Erkrankung des horizontalen (h-BPLS, bis zu 20% der Fälle) und des anterioren vertikalen Bogengangs (a-BPLS, weniger als 10% der Fälle) viel seltener auftritt. Gelegentlich können auch zwei Bogengänge gleichzeitig betroffen sein [15, 61].

Pathogenese

Der amerikanische Otologe Harold F. Schuknecht veröffentlichte 1969 auf der Grundlage von 2 pathologisch-anatomisch aufgearbeiteten Fällen die erste allgemein beachtete Hypothese zum Pathomechanismus des BPLS [48].

Diese sog. „Cupulolithiasis"-Hypothese erwies sich jedoch, wie Schuknecht selbst bemerkte, als ungeeignet, alle Phänomene des BPLS (z.B. die Latenzzeit) zu begründen. Stattdessen lie-

fert sie die Erklärung für eine seltenere BPLS-Variante des horizontalen Bogengangs (sog. atypischer h-BPLS) [8] (s.u.).
Die „Canalolithiasis"-Theorie konnte, im Gegensatz zur „Cupulolithiasis", erstmals alle Symptome des BPLS erklären [12] und liefert auch ein Modell für die bis dahin unverstandene Wirkungsweise der erfolgreichen Befreiungsmanöver. Grundlage der Canalolithiasis ist eine durch spontane Degeneration (postentzündlich? Alterungsprozess?) oder durch Kopftrauma bedingte Ablösung von Otolithen vornehmlich von der Macula utriculi.
Gelangen diese abgelösten Otolithenpartikel oder auch gelegentlich Fußplattenfragmente nach Stapesplastik – beide haben eine höhere Dichte als die Endolymphe – in einen der Bogengänge (Canalolithiasis), der Schwerkraft folgend hauptsächlich in den posterioren Bogengang, so lagern sie sich dort am tiefsten Punkt ab. In aufrechter Körperposition befinden sie sich also am tiefsten Punkt des posterioren Bogengangs, wo sie in Ruhe keine Beschwerden verursachen.
Während einer physiologischen Kopf- oder Körperbewegung in der Ebene des betroffenen Bogengangs, z.B. während des Dix-Hallpike Manövers, kommt es einerseits zu einer ampullofugalen Auslenkung der Cupula (Cupula biegt sich weg vom Utriculus) des posterioren Bogengangs und andererseits zu einer Bewegung der Otolithenpartikel weg von der Cupula. Durch diese „Wanderung" in der Endolymphe übt dieses Otolithenkonglomerat einen Sog auf die Cupula aus, der zu einer weiteren, jedoch überproportionalen, utriculofugalen Cupulaauslenkung führt [29]. Hieraus resultiert im Rahmen des vestibulo-okulären Reflexes beim Befall des posterioren Bogengangs der typische torsional-vertikale Nystagmus, wobei an dem zum geprüften Ohr ipsilateralen Auge über eine Aktivierung des M. obliquus superior (langsame Nystagmusphase) eine torsionale Bewegung überwiegt, während beim kontralateralen Auge über eine Aktivierung des M. rectus inferior (langsame Nystagmusphase) im Wesentlichen eine vertikale Auslenkung (up-beat Nystagmus) vorherrscht [31].
Die Latenz, mit der der Nystagmus auftritt, ist durch die Massenträgheit der Otolithenpartikel und die Adhäsionskräfte zwischen den Partikeln und dem membranösen Labyrinth zu erklären. Der Nystagmus verschwindet, sobald das Otolithenkonglomerat am tiefsten Punkt des Bogengangs angelangt ist.
Richtet sich der Patient wieder auf, so bewegen sich die Otolithenpartikel auf die Cupula zu und lösen durch die überproportionale ampullopetale Cupulaauslenkung (Cupula biegt sich hin zum Utriculus) einen gegenläufigen Nystagmus aus. Für die Nystagmusermüdung nach wiederholten Lagerungen ist vermutlich ein Zerfall des Otolithenkonglomerates, bedingt durch die rezidivierende Bewegung, verantwortlich.
Im Rahmen von Bogengangsokklusionen konnten bei Patienten mit BPLS Otolithenpartikel nachgewiesen werden [43, 60], die hauptsächlich aus Kalziumcarbonat-Kristallen bestanden und somit den endgültigen Beweis für die „Kanalolithiasis-Hypothese" lieferten.
Für die Loslösung der Otolithen von den Maculae werden unterschiedliche Ursachen vermutet:
Im Laufe des Lebens kommt es wahrscheinlich zu einer zunehmenden degenerativen Ablösung von Otolithen [33], die die Zunahme der Erkrankung im höheren Lebensalter erklärt [4]. Ein gehäuftes Auftreten des BPLS bei Patienten mit Osteoporose [56] und einer Riesenzellarteriitis [2] wird beschrieben. Darüber hinaus werden zusätzliche Risikofaktoren für die Entstehung des BPLS diskutiert: *In 10–15% der Fälle gehen dem BPLS eine Neuronitis bzw. Neurolabyrinthitis und in 18–20% ein Kopftrauma voraus* [26, 33]. Darüber hinaus wird eine erbliche Komponente [25] dieses Krankheitsbildes sowie ein gehäuftes Auftreten bei Migräne-Patienten [34] beschrieben. Längere Bettruhe begünstigt zusätzlich die Ansammlung von Otolithenpartikeln im Bogengang und erklärt somit das gehäufte Auftreten des BPLS nach längerer Bettlägerigkeit. Auch ein Einfluss einer

Tabelle 1. Charakteristische Krankheitssymptome beim benignen paroxysmalen Lagerungsschwindel des **posterioren Bogengangs** (80–90% der Fälle) und des **anterioren Bogengangs** (< 10% der Fälle)

Symptom	Beschreibung
Latenz	Die Schwindelattacke setzt erst 2–10 s nach Ausführung der auslösenden Kopfbewegung (z.B. Hinlegen auf eine Seite) ein.
Dauer	Eine Schwindelattacke dauert typischerweise zwischen 10–30 s.
Crescendo-Decrescendo Zeitverlauf	Die Intensität des Schwindels nimmt zu Beginn einer Attacke sehr schnell zu und nimmt nach Erreichen eines Maximums langsam wieder ab.
Augenbewegungen	Bei Neigung des Kopfes zur betroffenen Seite werden die Attacken von einem rotatorisch zum unten liegen Ohr (intensiver am ipsilateralen Auge) begleitet, beim p-BPLS: zusätzlich vertikal zum Oberlid schlagender Nystagmus (intensiver am kontralateralen Auge) beim a-BPLS: zusätzlich vertikal zum Unterlid schlagender Nystagmus (intensiver am kontralateralen Auge).
Richtungsumkehr	Kehrt der Patient nach dem Abklingen einer Attacke wieder in die Ausgangsposition zurück, so ergibt sich ein in der Intensität abgeschwächter Drehschwindel mit umgekehrtem Drehsinn. Die begleitenden Augenbewegungen sind im Vergleich zur vorhergehenden Attacke ebenfalls umgekehrt.
Geschwindigkeitsabhängigkeit	Die Intensität einer Schwindelattacke ist abhängig von der Geschwindigkeit, mit der die auslösende Lagerung durchgeführt wird. Durch sehr langsam ausgeführte Kopfbewegungen kann das Auftreten einer Attacke sogar vermieden werden.
Ermüdbarkeit	Bei wiederholtem Auslösen einer Schwindelattacke nimmt die Intensität kontinuierlich ab, bis der Schwindel nicht mehr auftritt.

Degeneration des inhibitorischen efferenten vestibulären Systems auf die Entstehung des BPLS wird von Gacek diskutiert [21, 22].

Klinische Symptome des p-BPLS

Die Schwindelattacke äußert sich bereits beim ersten Auftreten mit voller Intensität, tritt nach einer Latenz von 1–10 s auf und dauert in der Regel nicht länger als 10–30 s.

Beim BPLS liegt zumeist (90% der Fälle) eine einseitige Funktionsstörung des posterioren (hinteren vertikalen) Bogengangs vor (p-BPLS). Die Drehschwindelattacken äußern sich dann mit den in Tabelle 1 aufgeführten typischen Symptomen.

Finden sich alle klassischen Zeichen eines BPLS, so erübrigt sich eine weiterführende, ggf. auch kostenintensive Diagnostik (Drehstuhluntersuchung, MRT des Kopfes). Sind die Symptome jedoch unvollständig oder teilweise mit zusätzlichen Auffälligkeiten kombiniert, so ist eine weiterführende Untersuchung (z.B. eine neurologische Konsultation, Bildgebung) unumgänglich.

Diagnostik

Anamnese
Vor der Durchführung der Testmanöver liefert eine gezielte Anamnese bereits wichtige diagnostische Hinweise. Die wichtigsten Fragen betreffen:

a) Die Erkrankungsdauer: Eine lange Vorgeschichte deutet auf eine schlechtere Therapierbarkeit hin (gut oder weniger gut zu behandeln).

b) Dem BPLS vorausgegangene Ereignisse: Ein vorausgegangenes Schädeltrauma oder ein entzündlicher Prozess im vestibulären System lässt mit größerer Wahrscheinlichkeit auf das Vorliegen eines BPLS schließen. Das Auftreten des BPLS wird oftmals nach lang anhaltender Immobilität des Kopfes (z.B. Bettruhe während eines Krankenhausaufenthaltes) beobachtet (s.o.).

c) Die auslösende Situation: Welche Lagerung führt zur Schwindelattacke? In der Regel wird vom Schwindel beim morgendlichen Aufstehen oder beim Schuhezubinden berichtet. Im allgemeinen lässt sich das erkrankte Labyrinth daran erkennen, dass bei Einnahme der schwindelauslösenden Körperposition das Schwindelgefühl dann besonders heftig ist, wenn das betroffene Ohr nach unten zeigt (Ausnahme a-BPLS).

Aufklärung des Patienten vor dem Dix-Hallpike-Manöver

Der Patient muss vor der Untersuchung über den möglicherweise harmlosen Charakter und die Ursache der Erkrankung sowie über die zu erwartenden Symptome während des Manövers aufgeklärt werden. Die Untersuchung sollte nicht durchgeführt werden, wenn der Patient aus Angst vor dem Auftreten einer Schwindelattacke sich gegen die auszuführenden Bewegungen sperrt. Da die Schwindelattacken bei vielen Patienten mit starkem Brechreiz verbunden sind (besonders beim h-BPLS), sollten vor der Untersuchung Nierenschale und Taschentücher bereitgelegt werden. Die Testmanöver werden auf einer Untersuchungsliege oder im Krankenbett durchgeführt.

Zur Beobachtung der Augenbewegungen des Patienten eignet sich eine Frenzel-Brille oder eine Videookulographie. Die Elektronystagmographie ist aufgrund der Artefakteinstreuung durch Elektrodenkabelbewegungen im Rahmen der Lagerung zur Diagnose eines BPLS ungeeignet. Da torsionale Augenbewegungen nur minimal durch Fixation supprimiert werden, ist es möglich, die rotatorische Nystagmuskomponente auch ohne Hilfsmittel zu beobachten.

Reihenfolge der Testmanöver

Die Funktion des posterioren Bogengangs muss vor der Überprüfung des horizontalen Bogengangs getestet werden, da der p-BPLS, im Gegensatz zum atypischen h-BPLS (Cupulolithiasis), schneller ermüdet. Wird der horizontale Bogengang vor dem posterioren geprüft, so kann dies schon zum völligen Ermüden der p-BPLS-Symptome führen. Der Nachweis für eine Erkrankung des posterioren Bogenganges kann dann über mehrere Stunden nicht mehr durchgeführt werden.

Test auf Erkrankung des posterioren Bogengangs

Im Rahmen des modifizierten Dix-Hallpike-Manövers (siehe Abb. 1) wird der Kopf des Patienten in aufrechter Sitzposition horizontal um 45° zu der dem zu untersuchenden Ohr gegenüberliegenden Seite gedreht. Soll beispielsweise der linke posteriore Bogengang überprüft werden, so wird der Kopf des Patienten um 45° zur rechten Schulter gedreht. Die Ausrichtung des Kopfes relativ zum Rumpf muss während des gesamten Testmanövers beibehalten werden. Nur so ist gewährleistet, dass der posteriore Bogengang optimal gereizt wird. Der Patient wird so schnell wie möglich zur Seite des zu untersuchenden Ohres gekippt. Es empfiehlt sich, den Patienten bei der Bewegung zu unterstützen, da die Angst vor dem Auftreten einer Schwindelattacke das Erdulden der Kippung mit ausreichender Geschwindigkeit oftmals verhindert. Der Untersucher hält den Patienten deswegen an den Schultern und kippt ihn auf Kommando zur Seite. Unter Beibehaltung der richtigen Kopfposition zeigt die Nase des Patienten in der Seitposition 45° nach oben. Der Untersucher muss nun die Augenbewegungen des Patienten unter der Frenzelbrille oder mittels der Videookulographie genau beobachten.

Beim Vorliegen eines p-BPLS tritt beim Patienten nun eine Schwindelattacke mit den bereits genannten typischen Symptomen auf, und ein rotatorischer, vertikaler Nystagmus ist zu beobachten, dessen schnelle Phase bei Blick gera-

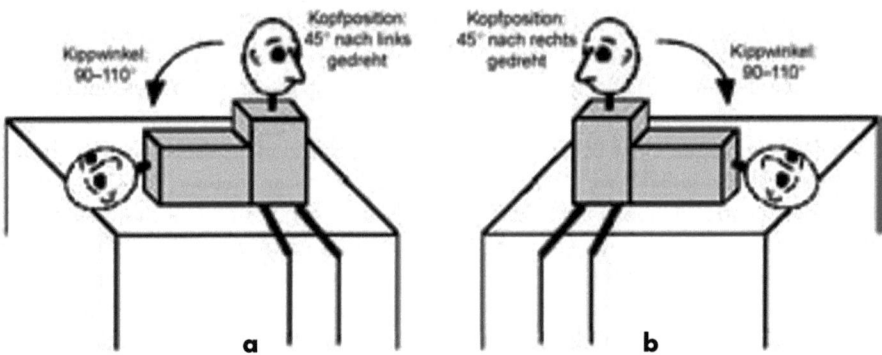

Abb. 1
Testmanöver für die Untersuchung des rechten (**a**) bzw. des linken (**b**) posterioren Bogengangs (Dix-Hallpike-Manöver) (aus [46])

deaus rotatorisch zum Boden und gleichzeitig in vertikaler Richtung zum oberen Augenlid (up-beat) schlägt. Gerade dieser vertikalen Komponente kommt zur Abgrenzung gegenüber einem a-BPLS, bei dem eine down-beat Komponente beobachtet werden kann (siehe unten), eine entscheidende Bedeutung zu.

Beispiel
Bei einer Kanalolithiasis des posterioren Bogengangs rechts (rechtsseitiger p-BPLS) kommt es beim Dix-Hallpike-Manöver bei der Lagerung nach rechts und 45° nach links gedrehtem Kopf durch das „verrutschende" Otolithenkonglomerat zu einer utrikulofugalen Kupulaauslenkung im rechten posterioren Bogengang. Hierdurch werden am ipsilateralen Auge vornehmlich der M. obliquus superior und am kontralateralen Auge der M. rectus inferior aktiviert [16, 27]. Dies führt dann zu dem rotatorisch (hauptsächlich am ispilateralen Auge) zum unten liegenden Ohr gerichteten Nystagmus mit einer up-beat Komponente (hauptsächlich am kontralateralen Auge) [7].

Fazit
Im Rahmen des Dix-Hallpike-Manövers ist ein rotatorischer Nystagmus zum unten liegenden Ohr mit einer up-beat Komponente typisch für einen p-BPLS des posterioren Bogengangs des untenliegenden Ohres (ipsilateral zur Lagerungsrichtung).
Konnte durch die Lagerung keine Schwindelattacke ausgelöst werden, so ist das Testmanöver anschließend für die Gegenseite durchzuführen. Tritt während der Schwindelattacke ein rein horizontal schlagender Nystagmus auf (in Richtung der Verbindung der beiden Augenwinkel), so sollte mit den Testmanövern zur Untersuchung der horizontalen Bogengänge fortgefahren werden (siehe unten).

Therapie des p-BPLS

In den meisten Fällen handelt es sich um ein selbstlimitierendes Krankheitsbild, das nach einigen Wochen verschwunden ist [52].
Interessant ist in diesem Zusammenhang eine Hypothese zur Spontanheilung des BPLS: Im Rahmen einer experimentellen Studie [62] an Otolithen des Froschsacculus zeigte sich, dass die Endolymphe aufgrund ihres niedrigen Kalziumgehaltes in der Lage war, Otolithenpartikeln aufzulösen.
Die meisten Patienten lernen schnell, die provokativen Kopfbewegungen zu vermeiden, was jedoch paradoxerweise die Krankheitsdauer verlängert. Unabdingbare Voraussetzung für eine erfolgreiche Therapie ist die genaue sei-

tengetrennte Identifizierung des betroffenen Bogengangs.

Physikalische Verfahren
Die physikalischen Therapieverfahren versprechen bei korrekter Anwendung insgesamt eine Erfolgsrate von annähernd 100%.
Die Verfahren sind risikolos, erfordern keine Medikamente und führen im günstigsten Fall schon bei einmaliger Behandlung zur vollständigen Remission der Symptome (innerhalb weniger Minuten). In Ausnahmefällen kann sich die Behandlung jedoch auch über mehrere Wochen erstrecken.

Befreiungsmanöver
Zweck der sog. Befreiungsmanöver (Epley, Semont) ist es, die meist im posterioren Bogengang frei flottierenden Otolithenpartikeln durch gezielte Lagerung vom Bogengangslumen in das Vestibulum des vestibulären Labyrinthes zu befördern, wo sie nicht länger zu einer Irritation der Cupula führen und somit keinen Schwindel mehr auslösen. Die Manöver machen sich den Vorteil zunutze, dass die Otolithenpartikel eine höhere Dichte als die Endolymphe aufweisen und somit durch gezielte Kopfbewegungen in Relation zur Schwerkraft auf nicht invasive Art und Weise ins Vestibulum befördert werden können.
Nach dem erfolgreich absolvierten Befreiungsmanöver, welches mehrmals täglich, mindesten dreimal hintereinander, durchgeführt werden sollte, ist es hilfreich, wenn der Patient für 24–48 h eine möglichst aufrechte Position (Schlafen mit angehobenem Oberkörper) einhält, um einem erneuten Absinken von Otolithenpartikeln in den posterioren Bogengang und deren dortiger Aggregation vorzubeugen. Ein zusätzlicher Nutzen von gleichzeitig durchgeführter Mastoid-Oszillation konnte nicht bestätigt werden [28, 37, 40].
Kontraindikationen für die Durchführung der Befreiungsmanöver sind Halswirbelsäulenerkrankungen (z.B. Gleitwirbel), höhergradige Stenosen der A. carotis und instabile Herzerkrankungen.
Mittels der Befreiungsmanöver ist eine Heilungsrate von ca. 90% nach einmaliger Durchführung zu erzielen. Die Häufigkeit des Wiederauftretens von Symptomen wird mit ca. 15% pro Jahr nach der Therapie angegeben.

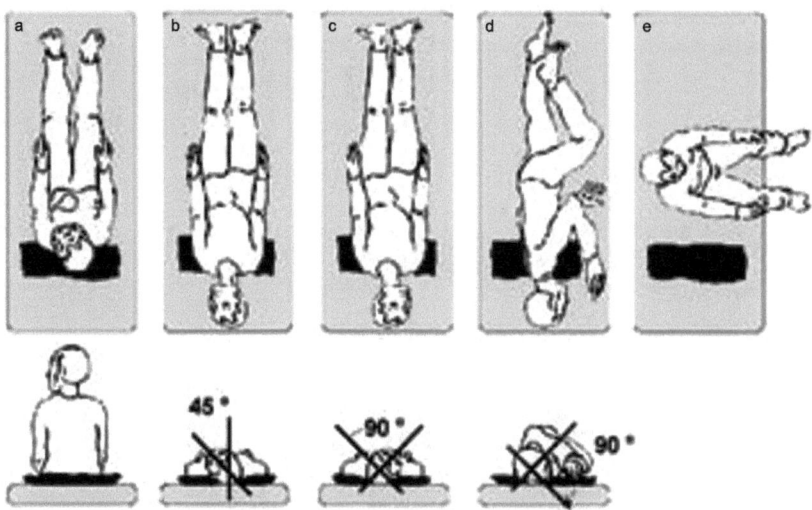

Abb. 2
Epley-Manöver bei Erkrankung des linken posterioren Bogengangs (aus [46])

Epley-Manöver (siehe Abb. 2)
Das von *Epley* 1992 [19] offiziell vorgestellte Lagerungsmanöver ist dafür konzipiert, die im posterioren Bogengang befindlichen Kanalsteinchen aus dem Bogengang herauszuschwemmen. Das Epley-Manöver ist vorteilhaft für Patienten, die aufgrund einer Immobilität die beim Semont-Manöver erforderlichen Bewegungen nicht mehr durchführen können.

Übungsanleitung
Der Patient sitzt auf der Untersuchungsliege und dreht den Kopf zur kranken Seite. Unter Beibehaltung dieser Kopfposition lässt er sich auf den Rücken sinken. In Rückenlage dreht er langsam den Kopf zur gesunden Seite und richtet sich nach Abklingen des Schwindels über die gesunde Körperseite wieder auf.

Semont-Manöver (siehe Abb. 3)
Das Semont-Manöver [49] dient ebenfalls der Behandlung des p-BPLS.

Übungsanleitung
Der Patient sitzt in der Mitte der Untersuchungsliege. Sein Kopf ist um 45° zur gesunden Seite gedreht. Vom Untersucher wird er unter Beibehaltung der Kopfposition auf die erkrankte Seite gelegt. Hierbei tritt nun der BPLS-typische Nystagmus mit Schlagrichtung zum kranken Ohr auf. Der Patient verbleibt so lange in dieser Position, bis der Schwindel vergangen ist (ca. 3 min). In diesem Zeitraum wandern die versprengten Otolithenpartikeln – der Schwerkraft folgend – zum tiefsten Punkt des betroffenen Bogengangs. Dann wird der Patient um 180° unter exakter Beibehaltung der Kopfposition mit Schwung (der große Wurf) auf die gesunde Seite gekippt (ca. 3 min). Anschließend wird der Patient wieder in die Ausgangslage (sitzende Postition) gebracht, wobei die Kopfposition nicht verändert wird.

Gavalas et al. [24] beobachteten bei einigen Patienten mit BPLS und gleichzeitig bestehendem Tinnitus, dass das Ohrgeräusch im Rah-

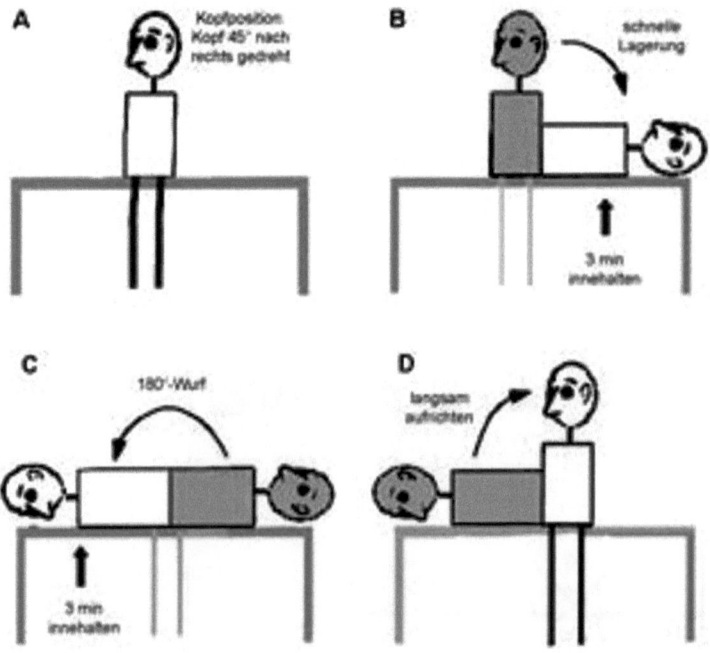

Abb. 3
Semont-Manöver bei Erkrankung des linken posterioren Bogengangs (aus [46])

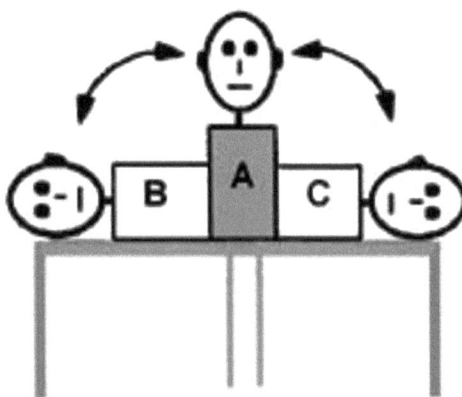

Abb. 4
Brand-Daroff Manöver (aus [46])

men des Befreiungsmanövers verschwand, und schlossen daraus auf eine mögliche vestibuläre Genese des Tinnitus.

Lagerungsübung nach Brandt-Daroff
(siehe Abb. 4)
Mit der Veröffentlichung von *Brandt und Daroff* [11] stand ab 1980 das erste erfolgreiche physikalische Therapieverfahren zur Verfügung. Das Verfahren sollte darauf abzielen, an der Kupula des posterioren Bogenganges haftende Kanalsteinchen (sog. Cupulolithiasis) loszulösen und mechanisch zu zerkleinern. Unter Annahme der Canalolithiasis dürfte die Dispersion der Kanalsteinchen für die Wirksamkeit des Verfahrens entscheidend sein und durch Wiederholung der Lagerung eine Adaptation erzielt werden. Hierfür spricht die Tatsache, dass beim Brandt-Daroff-Manöver die Heilung selten bereits nach einmaliger Ausführung der Lagerung erfolgt, sondern schrittweise stattfindet.

Übungsanleitung
Der Patient lässt sich aus dem Sitzen jeweils nach rechts und links zur Seite fallen, die Position wird jeweils so lange gehalten, bis der Schwindel in dieser Position aufhört. Nach mehrmaliger Wiederholung tritt dann kein Schwindel mehr auf.

Das Brandt-Daroff-Manöver ist nicht bogengangsspezifisch. Es kann zur Behandlung aller Formen des BPLS (p-BPLS, h-BPLS), unabhängig von der betroffenen Seite, in gleicher Weise angewandt werden. Besonders geeignet ist es zur Behandlung des atypischen h-BPLS (siehe unten). Die Übung soll mehrmals am Tage wiederholt werden. Die Behandlung wird abgeschlossen, wenn beim Patienten über mehrere Tage beim Ausführen der Übung kein Schwindel mehr auftritt.
In ca. 5% der Fälle kommt es nach erfolgreicher Therapie zu Rezidiven. Gelegentlich kommt es im Rahmen der Befreiungsmanöver zur Wanderung von Otolithenpartikeln vom primär betroffenen Bogengang in einen anderen. Es sind z.B. Fälle beobachtet worden, bei denen ein p-BPLS in einen h-BPLS überging.

Chirurgische Verfahren
Durch die Einführung der überaus erfolgreichen Lagerungstherapieverfahren (Befreiungsmanöver) zur Behandlung des BPLS rückten die mit erheblichem Operationsrisiko verbundenen chirurgischen Verfahren in den Hintergrund. Sie sollten aus heutiger Sicht nur noch in Betracht gezogen werden, wenn die Befreiungsmanöver, angewandt über einen Zeitraum von mehreren Monaten, die Symptome nicht beseitigen oder zumindest auf ein erträgliches Maß reduzieren können.

Neurektomie des N. singularis
Bei der Neurektomie des N. singularis (= N. ampullaris posterior) [20, 23] wird nur der von der Ampulle des posterioren Bogenganges kommende Nerv durchtrennt. Der Eingriff kann unter Lokalanästhesie durchgeführt werden, sodass der Operateur anhand der beim Patienten zu beobachtenden Ausfallserscheinungen (bogengangsspezifischer Nystagmus, Drehschwindel) sofort beurteilen kann, ob der richtige Nerv durchtrennt wurde. Bei der Neurektomie des N. singularis sollten die Hörfähigkeit und die Funktion des restlichen Vestibularsystems erhalten bleiben. Aufgrund des schwierigen Zugangs und der teilweise schlechten

Lokalisierbarkeit des Nervs ist jedoch dieser Eingriff mit einem hohen Operationsrisiko verbunden.

Bogengangsokklusion

Eine weitere Methode, die bereits 1950 vorgeschlagen wurde [57], konnte 1990 erstmals erfolgreich durchgeführt werden [42]. Hierbei wurde der BPLS durch Verstopfen des posterioren Bogengangs (sog. Bogengangsokklusion) beseitigt.

Bei der Bogengangsokklusion werden der posteriore Bogengang und in Einzelfällen auch der anteriore Bogengang [13] nach Fensterung an einer Stelle durch Faszie oder Fibrinkleber mit Knochenmehl verschlossen. In neuerer Zeit wird auch über eine „thermische Okklusion" durch Laserbehandlung berichtet [41]. Die Bogengangsokklusion hat zur Folge, dass sich die Cupula nicht mehr frei bewegen kann (diese Annahme setzt jedoch die noch nicht bewiesene vollkommene Formstabilität des häutigen Labyrinths voraus). Der posteriore Bogengang wird auf diese Weise außer Kraft gesetzt, sein statisches Verhalten bleibt jedoch intakt, da der Bogengangsnerv nicht tangiert wird. Somit ist der Eingriff mit keinen unmittelbaren Ausfallerscheinungen verbunden.

Die Schädigung des Vestibularsystems ist jedoch auch bei diesem Eingriff nicht auszuschließen, und Komplikationen, wie z.B. ein erneutes Auftreten der Krankheitssymptome mit zusätzlicher iatrogener Bogengangsfistel, sind beschrieben [45].

Labyrinthektomie

Als ultima ratio beseitigt die vollständige einseitige Zerstörung des Labyrinths zwar die Symptome des BPLS, führt jedoch gleichzeitig zumeist zu einem Funktionsausfall der intakten Bogengänge sowie der Cochlea der betroffenen Seite. Unmittelbar nach der Operation zeigen sich die auch von der Neuropathia vestibularis bekannten Symptome eines einseitigen Labyrinthausfalls, die sich nach mehreren Wochen jedoch durch zentrale Kompensationsvorgänge zurückbilden.

Tabelle 2. Charakteristische Krankheitssymptome beim benignen paroxysmalen Lagerungsschwindel des **horizontalen Bogengangs** (10–20% der Fälle)

Symptom	Beschreibung
Provokationsmanöver	Die Schwindelattacken werden vornehmlich in Rückenlage durch Drehen des Kopfes zur linken oder zur rechten Schulter ausgelöst.
Augenbewegungen	Der die Schwindelattacke begleitende Nystagmus ist rein horizontal:
	Canalolithiasis: schlägt in Richtung des unten liegenden Ohres (kurzzeitig)
	Cupulolithiasis (selten): schlägt in Richtung des oben liegenden Ohres (langanhaltend).
Ermüdung	Bei der Cupulolithiasis besteht keine oder nur eine eingeschränkte Tendenz zur Ermüdung, sodass die Attacken mehrmals hintereinander ohne Abnahme der Intensität ausgelöst werden können.
Intensität	Das Drehempfinden und der Nystagmus weisen eine größere Intensität im Vergleich zum p- und a-BPLS auf.
Wechselnde Drehrichtung	Das Drehempfinden und der Nystagmus können gegen Ende einer Attacke ihre Richtung umkehren.

Diagnostik und Therapie des h-BPLS

In nur etwa 10–20% der Fälle ist der horizontale Bogengang (h-BPLS) von der Canalolithiasis (typischer h-BPLS) bzw. selten auch von einer Cupulolithiasis (atypischer h-BPLS) betroffen [1, 5, 10], und es treten dann die in Tabelle 2 beschriebenen Symptome auf. Das Schwindelgefühl, der Nystagmus und die vegetative Symptomatik sind beim h-BPLS stärker ausgeprägt als bei den beiden anderen BPLS-Varianten.

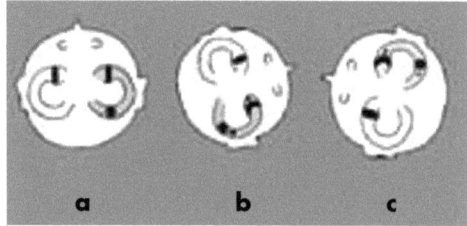

Abb. 5
Canalolithiasis des horizontalen Bogengangs rechts (**a**) bei Kopfdrehung nach rechts (**b**) und links (**c**)

Test auf Erkrankung des horizontalen Bogengangs

Der Patient wird in Rückenlage gebracht. Der Kopf des Patienten wird wechselweise von einer Seite zur anderen gedreht, während der Körper in Rückenlage verbleibt. Beim Vorliegen eines h-BPLS tritt hierbei jedes Mal eine Schwindelattacke auf, die von den typischen Symptomen begleitet wird. Unter der Frenzelbrille ist ein rein horizontaler Nystagmus zu beobachten.

Beim h-BPLS unterscheidet man eine typische von einer atypischen Variante:

Beim typischen h-BPLS liegt eine Canalolithiasis des horizontalen Bogengangs vor. Es kommt bei Seitwärtslagerung des Kopfes jeweils zu einem in Richtung des unten liegenden Ohres schlagenden Nystagmus (transienter divergierender Lagerungsnystagmus) [6].

Beispiel
Bei einer Canalolithiasis des horizontalen Bogengangs rechts (rechtsseitiger typischer h-BPLS) (Abb. 5a) kommt es in Rückenlage bei einer Kopfdrehung nach rechts zu einer durch das „verrutschende" Otolithenkonglomerat ausgelösten utriculopetalen Cupulaauslenkung im rechten horizontalen Bogengang (Abb. 5b). Dies führt dann zu einem intensiven horizontalen Nystagmus nach rechts (zum unten liegenden kranken Ohr). Wird der Kopf anschließend zur linken Seite gedreht, so löst das wandernde Otolithenkonglomerat eine utriculofugale Cupulaauslenkung im rechten horizontalen Bogengang aus (Abb. 5c), und es entsteht ein schwacher Nystagmus nach links (zum unten liegenden gesunden Ohr). Die Erklärung für den einerseits auftretenden intensiven und den andererseits auftretenden schwachen Nystagmus liefert das 2. Ewaldsche Gesetz, nach dem eine utrikulopetale Kupulaauslenkung (Abb. 5b) zu einem stärkeren Nystagmus führt als eine utrikulofugale Kupulaauslenkung (Abb. 5c).

Beim atypischen h-BPLS liegt eine Cupulolithiasis des horizontalen Bogengangs vor. Es kommt bei Seitwärtslagerung des Kopfes jeweils zu einem in Richtung des oben liegenden Ohres schlagenden Nystagmus (konvergierender Lagerungs- und Lagenystagmus) [8], der dem "positional alcohol nystagmus II" entspricht. Diesen beiden letztgenannten Erscheinungen (Cupulolithiasis, PAN II) liegt der gleiche Pathomechanismus zugrunde, nämlich eine gegenüber der Endolymphe schwerere Cupula.

Beispiel
Bei einer Cupulolithiasis des horizontalen Bogengangs rechts (rechtsseitiger atypischer h-BPLS) (Abb. 6a) kommt es in Rückenlage bei einer Kopfdrehung nach rechts zu einer utrikulofugalen Cupulaauslenkung im rechten horizontalen Bogengang (Abb. 6b). Dies führt dann zu einem intensiven horizontalen Nystagmus nach links (zum oben liegenden ge-

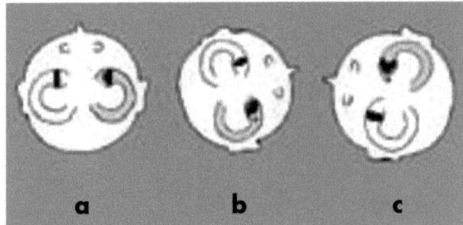

Abb. 6
Cupulolithiasis des horizontalen Bogengangs rechts (a) bei Kopfdrehung nach rechts (b) und links (c)

sunden Ohr). Wird der Kopf anschließend zur linken Seite gedreht, so führt dies zu einer utriculopetalen Cupulaauslenkung im rechten horizontalen Bogengang (Abb. 6c), und es entsteht ein schwacher Nystagmus nach rechts (zum oben liegenden kranken Ohr).
Die Intensität des Nystagmus lässt sich hier nicht durch das 2. Ewaldsche Gesetz (siehe oben) erklären, sondern vielmehr durch die Tatsache, dass bei Lagerung auf dem gesunden Ohr (Abb. 6c) sich einiges Otolithenmaterial von der Cupula ablöst, in Richtung Utriculus wandert und so die Cupula nur schwach utriculopetal auslenkt, während bei Lagerung auf dem kranken Ohr (Abb. 6b) das gesamte Otolithenmaterial auf die Cupula drückt und so zu einer starken utriculofugalen Cupulaauslenkung führt. Durch wiederholte Anlagerung und Loslösung von Otolithenmaterial im Bereich der Cupula kann es zu einem Richtungswechsel des Nystagmus kommen, der die Differen-

zierung zwischen einem typischen und einem atypischen h-BPLS erschwert [54].
Die Nystagmusintensität ist also der Parameter, um zu differenzieren, welche Seite erkrankt ist: Bei Lagerung zur kranken Seite ist der Nystagmus intensiver.
Nach der Lokalisation der betroffenen Seite und Festlegung, ob es sich um einen typischen oder atypischen h-BPLS handelt, kann mit dem entsprechenden Befreiungsmanöver begonnen werden.

Therapie des typischen h-BPLS
Von Lempert und Tiel-Wilk [35] wird hier eine Körperlängsachsenrotation im Liegen (Barbecue Rotation) um 270° in Richtung des gesunden Ohres empfohlen, um das Otolithenkonglomerat wieder in Richtung Utriculus zu bewegen. Vannucchi et al. [55] empfehlen das längere Liegen auf dem gesunden Ohr [3].

Therapie des atypischen h-BPLS
Zur Therapie des atypischen h-BPLS eignet sich die bilaterale Seitwärtsneigung im Rahmen des oben genannten Brandt-Daroff-Manövers (siehe Abb. 4) [11].

Diagnostik und Therapie des a-BPLS

Aufgrund seiner anatomischen Lokalisation ist der anteriore Bogengang am seltensten

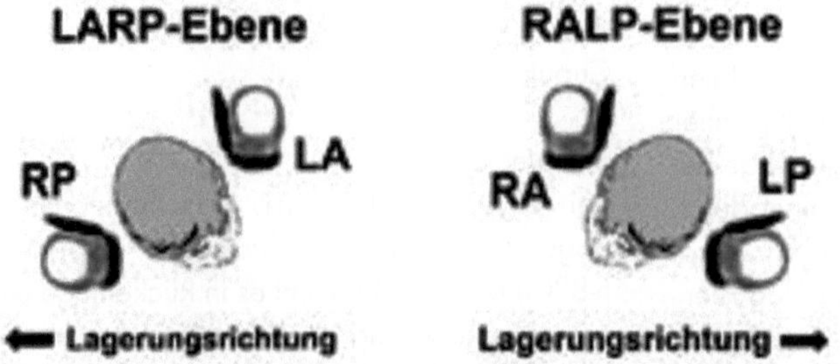

Abb. 7
Ebenen der Bogengangsstimulation im Rahmen des modifizierten Dix-Hallpike-Manövers (RP = rechter posteriorer Bogengang; LA = linker anteriorer Bogengang; RA = rechter anteriorer Bogengang; LP = linker posteriorer Bogengang)

(< 10%) von einer Canalolithiasis betroffen. Der a-BPLS wird ebenfalls im Rahmen des modifizierten Dix-Hallpike Manövers diagnostiziert. Um diesen Sachverhalt näher zu erläutern, ist ein Blick auf die verschiedenen Bogengangs-Stimulationsebenen notwendig (siehe Abb. 7).

Bei einer Lagerung nach rechts im Rahmen des Dix-Hallpike-Manövers und 45° nach links gedrehtem Kopf wird, wie bereits oben beschrieben, der rechte posteriore (RP), aber auch der linke anteriore (LA) Bogengang, stimuliert. Daher wird diese Stimulationsebene als LARP-Ebene bezeichnet.

Demgegenüber wird bei einer Lagerung nach links im Rahmen des Dix-Hallpike-Manövers und 45° nach rechts gedrehtem Kopf der linke posteriore (LP), aber auch der rechte anteriore (RA) Bogengang, stimuliert. Daher wird diese Stimulationsebene als RALP-Ebene bezeichnet. Beim Vorliegen eines a-BPLS tritt bei Durchführung des Dix-Hallpike-Manövers beim Patienten nun eine Schwindelattacke mit einem rotatorisch-vertikalen Nystagmus auf, die viele Charakteristika des p-BPLS aufweist (siehe Tabelle 1). Die rotatorische Komponente schlägt wie auch beim p-BPLS ebenfalls zum unten liegenden Ohr (dies ist jetzt allerdings das gesunde Ohr), während jedoch die gleichzeitig auftretende vertikale Komponente zum unteren Augenlid (down-beat) schlägt.

Beispiel
Bei einer Canalolithiasis des anterioren Bogengangs links (linksseitiger a-BPLS) kommt es beim Dix-Hallpike-Manöver bei der Lagerung nach rechts und 45° nach links gedrehtem Kopf durch das „verrutschende" Otolithenkonglomerat zu einer utriculofugalen Cupulaauslenkung im linken anterioren Bogengang. Dies führt dann zu dem rotatorischen, zum unten liegenden gesunden Ohr gerichteten Nystagmus mit einer down-beat Komponente.

Therapie des a-BPLS
Von Honrubia [30] wurde empfohlen, das entsprechende Befreiungsmanöver wie bei der Erkrankung des kontralateralen posterioren Bogengangs durchzuführen. Rahko [44] schilderte 2002 ein Lagerungsmanöver, bei dem der Patient auf der gesunden Seite liegt und den Kopf 45° nach caudal neigt. Anschließend wird der Kopf in die horizontale Position gebracht, dann um 45° angehoben, und abschließend setzt sich der Patient hin und steht auf. Crevits [17] beschrieb 2004 ein Verfahren, bei dem der Patient mehrere Stunden in einer Position verbringt, bei der die Otolithen dann wieder in Richtung Utriculus abwandern.

Differenzialdiagnose

Beim Vorliegen der klassischen Symptome ist der klinische Befund nahezu beweisend für einen BPLS. Bei unklarer Befundkonstellation kommen folgende Differenzialdiagnosen in Betracht:

- Störungen der Halswirbelsäule (im Gegensatz zum BPLS unregelmäßig, kaum reproduzierbar);
- das Lagefistelsymptom bei Perilymphfistel (im Gegensatz zum BPLS keine Habituation, zusätzliche Hörminderung);
- der Bruns-Nystagmus beim Vestibularis-Schwannom (divergierender Lagenystagmus, grobschlägig und niederfrequent bei Körperlage auf der Tumorseite, feinschlägig und hochfrequent bei Lage auf der kontralateralen Seite);
- ein zentraler Lagenystagmus [14] bei Läsionen des kaudalen Kleinhirns und des Hirnstammes (im Gegensatz zum BPLS unerschöpflich, ohne Crescendo-Decrescendo-Charakter, kaum Schwindel);
- Positionsalkoholnystagmus: PAN I (divergierender Lagenystagmus, ist dem BPLS [Canalolithiasis] sehr ähnlich, im Gegensatz zum BPLS unerschöpflich, ohne Crescendo-Decrescendo-Charakter, geht nach einigen Stunden in den PAN II [Cave: Cupulolithiasis des horizontalen Bogengangs], einen konvergierenden Lagenystagmus, über);
- Migräne-assoziierter Schwindel [58].

Finden sich die typischen Symptome des BPLS, sind diese jedoch durch wiederholte konservative physikalische Therapie (sog. Befreiungsmanöver) nicht zu beeinflussen, so ist u.U. eine dreidimensionale, hochauflösende Magnetresonanztomographie des Innenohres indiziert, bei der Schratzenstaller et al. [47] in eben solchen Fällen strukturelle Veränderungen wie z.B. Frakturen oder Füllungsdefekte im Bogengangslumen fanden.

Zusammengefasst (siehe Tabelle 3) lässt sich durch Analyse der Augenbewegungen während der oben dargestellten Lagerungsmanöver der BPLS, seitengetrennt für jeden Bogengang, diagnostizieren und anschließend seiten- und bogengangsspezifisch therapieren.

Tabelle 3. Darstellung der Testsituationen und Augenbewegungen bei verschiedenen Formen des benignen paroxysmalen Lagerungsschwindels

Testsituation	Lagerung	Augenbewegung		Diagnose
		Horizontal	Vertikal	
Dix-Hallpike Manöver	Nach rechts mit Kopf 45° nach links gedreht	Rotatorischer Nystagmus zum unten liegenden rechten Ohr	Up-beat	Canalolithiasis des posterioren Bogengangs rechts
			Down-beat	Canalolithiasis des anterioren Bogengangs links
Dix-Hallpike Manöver	Nach links mit Kopf 45° nach rechts gedreht	Rotatorischer Nystagmus zum unten liegenden linken Ohr	Up-beat	Canalolithiasis des posterioren Bogengangs links
			Down-beat	Canalolithiasis des anterioren Bogengangs rechts
Rückenlage	Kopfdrehung nach rechts	Intensiver Nystagmus nach rechts	keine	Canalolithiasis des horizontalen Bogengangs rechts
	Kopfdrehung nach links	Schwacher Nystagmus nach links		
Rückenlage	Kopfdrehung nach rechts	Schwacher Nystagmus nach rechts	keine	Canalolithiasis des horizontalen Bogengangs links
	Kopfdrehung nach links	Intensiver Nystagmus nach links		
Rückenlage	Kopfdrehung nach rechts	Intensiver Nystagmus nach links	keine	Cupulolithiasis des horizontalen Bogengangs rechts
	Kopfdrehung nach links	Schwacher Nystagmus nach rechts		
Rückenlage	Kopfdrehung nach rechts	Schwacher Nystagmus nach links	keine	Cupulolithiasis des horizontalen Bogengangs links
	Kopfdrehung nach links	Intensiver Nystagmus nach rechts		

Literatur

1. Amor Dorado JC, Rubio Rodriguez JP, Costa RC, Rossi VJ (2003) Diagnosis and treatment of a case of benign paroxysmal posture vertigo of the horizontal canal. Acta Otorrinolaringol Esp 54: 527–530
2. Amor-Dorado JC, Llorca J, Costa-Ribas C, Garcia-Porrua C, Gonzalez-Gay MA (2004) Giant cell arteritis: a new association with benign paroxysmal positional vertigo. Laryngoscope 114: 1420–1425
3. Asprella LG, Gagliardi G, Cifarelli D, Larotonda G (2003) "Step by step" treatment of lateral semicircular canal canalolithiasis under videonystagmoscopic examination. Acta Otorhinolaryngol Ital 23: 10–15
4. Bachor E, Wright CG, Karmody CS (2002) The incidence and distribution of cupular deposits in the pediatric vestibular labyrinth. Laryngoscope 112: 147–151
5. Ballester M (2003) Benign paroxysmal positional vertigo of the horizontal canal. Rev Laryngol Otol Rhinol (Bord) 124: 71–72
6. Baloh RW, Jacobson K, Honrubia V (1993) Horizontal semicircular canal variant of benign positional vertigo. Neurology 43: 2542–2549
7. Baloh RW, Sakala SM, Honrubia V (1979) Benign paroxysmal positional nystagmus. Am J Otolaryngol 1: 1–6
8. Baloh RW, Yue Q, Jacobson KM, Honrubia V (1995) Persistent direction-changing positional nystagmus: another variant of benign positional nystagmus? Neurology 45: 1297–1301
9. Bárány R (1921) Diagnose von Krankheitserscheinungen im Bereich des Otolithenorganes. Acta Otolaryngol 334–437
10. Bertholon P, Faye MB, Tringali S, Martin C (2002) Benign paroxysmal positional vertigo of the horizontal canal. Clinical features in 25 patients. Ann Otolaryngol Chir Cervicofac 119: 73–80
11. Brandt T, Daroff RB (1980) Physical therapy for benign paroxysmal positional vertigo. Arch Otolaryngol 106: 484–485
12. Brandt T, Steddin S (1993) Current view of the mechanism of benign paroxysmal positioning vertigo: cupulolithiasis or canalolithiasis? J Vestib Res 3: 373–382
13. Brantberg K, Bergenius J (2002) Treatment of anterior benign paroxysmal positional vertigo by canal plugging: a case report. Acta Otolaryngol 122: 28–30
14. Buttner U, Helmchen C, Brandt T (1999) Diagnostic criteria for central versus peripheral positioning nystagmus and vertigo: a review. Acta Otolaryngol 119: 1–5
15. Califano L, Montanaro SC, Capparuccia PG, Di Maria D, Villari G (2002) Case report: ipsilateral association of posterior and anterior canalolithiasis. Acta Otorhinolaryngol Ital 22: 376–379
16. Cohen B, Tokumasu K, Goto K (1966) Semicircular canal nerve eye and head movements. The effect of changes in initial eye and head position on the plane of the induced movement. Arch Ophthalmol 76: 523–531
17. Crevits L (2004) Treatment of anterior canal benign paroxysmal positional vertigo by a prolonged forced position procedure. J Neurol Neurosurg Psychiatry 75: 779–781
18. Dix M, Hallpike C (1952) The pathology, symptomatology and diagnosis of certain common disorders of the vestibular system. Proc Roy Soc Med 45: 341–354
19. Epley JM (1992) The canalith repositioning procedure: for treatment of benign paroxysmal positional vertigo. Otolaryngol Head Neck Surg 107: 399–404
20. Gacek RR (1974) Transection of the posterior ampullary nerve for the relief of benign paroxysmal positional vertigo. Ann Otol Rhinol Laryngol 83: 596–605
21. Gacek RR (2003) Efferent system degeneration in the human temporal bone. Ann Otol Rhinol Laryngol 112: 947–954
22. Gacek RR (2003) Pathology of benign paroxysmal positional vertigo revisited. Ann Otol Rhinol Laryngol 112: 574–582
23. Gacek RR, Gacek MR (2002) Results of singular neurectomy in the posterior ampullary recess. ORL J Otorhinolaryngol Relat Spec 64: 397–402
24. Gavalas GJ, Passou EM, Vathilakis JM (2001) Tinnitus of vestibular origin. Scand Audiol [Suppl]: 185–186
25. Gizzi M, Ayyagari S, Khattar V (1998) The familial incidence of benign paroxysmal positional vertigo. Acta Otolaryngol 118: 774–777
26. Gordon CR, Joffe V, Levite R, Gadoth N (2002) Traumatic benign paroxysmal positional vertigo: diagnosis and treatment. Harefuah 141: 944–947, 1012, 1011
27. Graf W, McCrea RA, Baker R (1983) Morphology of posterior canal related secondary vestibular neurons in rabbit and cat. Exp Brain Res 52: 125–138
28. Hain TC, Helminski JO, Reis IL, Uddin MK (2000) Vibration does not improve results of the canalith repositioning procedure. Arch Otolaryngol Head Neck Surg 126: 617–622
29. Hamann KF (2000) Therapie des benignen paroxysmalen Lagerungsschwindels. Laryngorhinootologie 79: 625–626

30. Honrubia V, Baloh RW, Harris MR, Jacobson KM (1999) Paroxysmal positional vertigo syndrome. Am J Otol 20: 465–470
31. Honrubia V, House M (2001) Mechanism of posterior semicircular canal stimulation in patients with benign paroxysmal positional vertigo. Acta Otolaryngol 121: 234–240
32. House MG, Honrubia V (2003) Theoretical models for the mechanisms of benign paroxysmal positional vertigo. Audiol Neurootol 8: 91–99
33. Igarashi M, Saito R, Mizukoshi K, Alford BR (1993) Otoconia in young and elderly persons: a temporal bone study. Acta Otolaryngol [Suppl] 504: 26–29
34. Ishiyama A, Jacobson KM, Baloh RW (2000) Migraine and benign positional vertigo. Ann Otol Rhinol Laryngol 109: 377–380
35. Lempert T, Tiel-Wilck K (1996) A positional maneuver for treatment of horizontal-canal benign positional vertigo. Laryngoscope 106: 476–478
36. Lopez-Escamez JA, Gamiz MJ, Finana MG, Perez AF, Canet IS (2002) Position in bed is associated with left or right location in benign paroxysmal positional vertigo of the posterior semicircular canal. Am J Otolaryngol 23: 263–266
37. Macias JD, Ellensohn A, Massingale S, Gerkin R (2004) Vibration with the canalith repositioning maneuver: a prospective randomized study to determine efficacy. Laryngoscope 114: 1011–1014
38. McClure JA (1985) Horizontal canal BPV. J Otolaryngol 14: 30–35
39. Mizukoshi K, Watanabe Y, Shojaku H, Okubo J, Watanabe I (1988) Epidemiological studies on benign paroxysmal positional vertigo in Japan. Acta Otolaryngol [Suppl] 447: 67–72
40. Motamed M, Osinubi O, Cook JA (2004) Effect of mastoid oscillation on the outcome of the canalith repositioning procedure. Laryngoscope 114: 1296–1298
41. Nomura Y (2002) Argon laser irradiation of the semicircular canal in two patients with benign paroxysmal positional vertigo. J Laryngol Otol 116: 723–725
42. Parnes LS, McClure JA (1990) Posterior semicircular canal occlusion for intractable benign paroxysmal positional vertigo. Ann Otol Rhinol Laryngol 99: 330–334
43. Parnes LS, McClure JA (1992) Free-floating endolymph particles: a new operative finding during posterior semicircular canal occlusion. Laryngoscope 102: 988–992
44. Rahko T (2002) The test and treatment methods of benign paroxysmal positional vertigo and an addition to the management of vertigo due to the superior vestibular canal (BPPV-SC). Clin Otolaryngol 27: 392–395
45. Rizvi SS, Gauthier MG (2002) Unexpected complication of posterior canal occlusion surgery for benign paroxysmal positional vertigo. Otol Neurotol 23: 938–940
46. Schmäl F, Stoll W (2002) Diagnostik und Therapie des benignen paroxysmalen Lagerungsschwindels. Laryngorhinootologie 81: 368–380
47. Schratzenstaller B, Wagner-Manslau C, Alexiou C, Arnold W (2001) High-resolution three-dimensional magnetic resonance imaging of the vestibular labyrinth in patients with atypical and intractable benign positional vertigo. ORL J Otorhinolaryngol Relat Spec 63: 165–177
48. Schuknecht HF (1969) Cupulolithiasis. Arch Otolaryngol 90: 765–778
49. Semont A, Freyss G, Vitte E (1988) Curing the BPPV with a liberatory maneuver. Adv Otorhinolaryngol 42: 290–293
50. Squires TM, Weidman MS, Hain TC, Stone HA (2004) A mathematical model for top-shelf vertigo: the role of sedimenting otoconia in BPPV. J Biomech 37: 1137–1146
51. Steddin S, Brandt T (1994) Benigner paroxysmaler Lagerungsschwindel. Differentialdiagnose zwischen posteriorer, horizontaler und anteriorer Kanalolithiasis. Nervenarzt 65: 505–510
52. Stoll W, Matz D, Most E, Rudolf G (1998) Schwindel und Gleichgewichtsstörungen, 3. Aufl.: 137
53. Strupp M, Glaser M, Karch C, Rettinger N, Dieterich M, Brandt T (2003) Die häufigste Schwindelform im mittleren Alter: Phobischer Schwankschwindel. Nervenarzt 74: 911–914
54. Takaya S, Yamamoto T (2002) Horizontal canal benign paroxysmal positional vertigo (HC-BPPV) with direction-changing apogeotropic nystagmus: a case with the more-triggering side altering over a short-term. No To Shinkei 54: 321–325
55. Vannucchi P, Giannoni B, Pagnini P (1997) Treatment of horizontal semicircular canal benign paroxysmal positional vertigo. J Vestib Res 7: 1–6
56. Vibert D, Kompis M, Hausler R (2003) Benign paroxysmal positional vertigo in older women may be related to osteoporosis and osteopenia. Ann Otol Rhinol Laryngol 112: 885–889
57. Vogel K (1950) Zur Entstehung des peripheren Lagenystagmus. Archiv Ohr- usw Heilk u Z Halsusw Heilk 157: 89–98
58. von Brevern M, Radtke A, Clarke AH, Lempert T (2004) Migrainous vertigo presenting as episodic positional vertigo. Neurology 62: 469–472

59. von Brevern M, Seelig T, Neuhauser H, Lempert T (2004) Benign paroxysmal positional vertigo predominantly affects the right labyrinth. J Neurol Neurosurg Psychiatry 75: 1487–1488
60. Welling DB, Parnes LS, O'Brien B, Bakaletz LO, Brackmann DE, Hinojosa R (1997) Particulate matter in the posterior semicircular canal. Laryngoscope 107: 90–94
61. Xing G, Chen Z, Bu X (2003) Simultaneous posterior and horizontal canal benign paroxysmal positional vertigo. Lin Chuang Er Bi Yan Hou Ke Za Zhi 17: 1–3
62. Zucca G, Valli S, Valli P, Perin P, Mira E (1998) Why do benign paroxysmal positional vertigo episodes recover spontaneously? J Vestib Res 8: 325–329

Vestibuläre Funktionsstörung –
Verlegenheitsdiagnose versus definitive Ätiologie

Neuropathia vestibularis

K. Helling

Die *Neuropathia vestibularis* wurde 1958 von Haas und Becker als neuer Begriff vorgeschlagen, um das Krankheitsbild des akuten labyrinthären Drehschwindels ohne begleitende Hörminderung zu beschreiben. Dieser Ausdruck wurde angewendet in Abgrenzung zu dem zuvor von Hallpike und Dix verwendeten Terminus der *vestibulären Neuronitis*. Es sollte bei unsicherer Ätiologie die begrifflich implizierte entzündliche Genese vermieden werden.

Bei kritischer Betrachtung wird aber auch der Begriff *Neuropathia vestibularis* dem Anspruch einer präziseren Beschreibung des akuten peripher-vestibulären Drehschwindels nicht gerecht. Mehrere Aspekte werden hierbei nicht erfasst:

1. die Ätiologie der Funktionsstörung,
2. die Art der Funktionsstörung,
3. das Ausmaß der Funktionsstörung.

Ad 1. Die Ursache des akuten vestibulären Drehschwindels bleibt ungeklärt. Viele Gründe sprechen für eine Entzündung, aber auch andere Ursachen, wie z.B. Durchblutungsstörungen sind denkbar. Da die Notwendigkeit einer Therapie bzw. ihr Erfolg von der Ursache der Erkrankung abhängt, ist die Kenntnis ihrer Pathogenese entscheidend.

Ad 2. Weitgehend unklar ist bis heute, welche neuronalen Strukturen direkt oder nur indirekt betroffen sind (Haarzellen, Ganglion, Nerv, Stammhirn-Kerne). Denkbar sind aber auch Störungen im Bereich der Stützzellen mit sekundären Funktionsstörungen der Haarzellen oder möglicherweise Störungen der Cupulamechanik.

Ad 3. Differenzierte Untersuchungen der labyrinthären Substrukturen (Sacculus, Utriculus sowie Bogengangsampullen lateral, anterior, posterior) zeigen, dass es bevorzugte Häufungen und Kombinationen von Teilfunktionsstörungen gibt. Wichtig ist hierbei die Erkenntnis, dass bei akutem Drehschwindel die Otolithenorgane, vor allem der Utriculus, mit in die akute Erkrankung einbezogen sind. Andererseits gibt es aber auch das Bild der akuten isolierten Funktionsstörung der Otolithenorgane.

Deshalb ist aus heutiger Sicht der Schwerpunkt der neurootologischen Untersuchung auf eine differenzierte Erfassung der Funktionsstörungen zu legen. Der Begriff der *Neuro-*

(no)pathia vestibularis ist hierbei als Abgrenzung zu zentral-vestibulären Ursachen im akuten Erkrankungsfall hilfreich. Er wird aber einer zu fordernden diagnostischen Genauigkeit nicht gerecht.

Einleitung

Der Begriff Neuropathia vestibularis wird verwendet, um das Krankheitsbild des akuten labyrinthären Drehschwindels ohne begleitende Hörminderung zu beschreiben. Die Erstbeschreibung wird Ruttin zugeschrieben, welcher 1908 auf einer Tagung der österreichischen otologischen Gesellschaft den Befund einer „Mononeuritis vestibularis" vorstellte (Ruttin, zitiert nach Böhmer 1996, [4]).
Neben dem Begriff der Neuropathia vestibularis, welcher von Haas und Becker zur Beschreibung vorgeschlagen wurde [10], gibt es weitere Synonyma. So wählten Dix und Hallpike den Begriff der Neuronitis vestibularis (Dix und Hallpike zitiert nach Böhmer 1996 [4]), um eine begriffliche Abgrenzung zum Morbus Menière vorzunehmen. Brandt hält die Bezeichnung Neuronitis für ungeeignet, weil keine Erkrankung des Neurons vorliegt [5]. Er wählt den Begriff Neuritis vestibularis, weil auch Brandt eine Entzündung als Grund der Erkrankung annimmt. Da aber eine Entzündung als Ursache bis heute keinesfalls als endgültig gesichert angesehen werden kann, wird im deutschen Sprachraum auch von einer Neuropathia gesprochen. Böhmer wiederum verwendet die Bezeichnung der akuten einseitigen peripheren Vestibulopathie [4].
Diese begriffliche Vielfalt spiegelt einerseits gut die Unsicherheit in der Pathogenese wider, anderseits wird vermieden, eine genaue Lokalisation der Schädigung im Bereich des N. vestibulocochlearis bzw. im Labyrinth (lateraler, anteriorer und posteriorer Bogengang, Sacculus, Utriculus) anzugeben. Für eine zielgerichtete Therapie und eine bessere Abschätzung der Prognose wäre hingegen eine genaue Kenntnis der Pathologie wünschenswert. Durch die heute zur Verfügung stehenden klinischen Untersuchungsmethoden mit der Möglichkeit einer selektiven Funktionsprüfung von Bogengängen [7] und Otolithenorganen [6] ist die Präzision der Diagnostik deutlich verbessert worden.

Krankheitsbild

Das Krankheitsbild ist geprägt durch Folgen eines akuten Verlusts der Afferenzen des erkrankten Labyrinths. Die hierdurch entstehenden typischen Beschwerden der Patienten sind Drehschwindel, eine deutliche Fallneigung zur erkrankten Seite bzw. große Schwierigkeiten beim Stehen und Gehen. Eine Hörminderung oder Tinnitus liegen nicht vor. Hingegen bestehen deutliche vegetative Beschwerden mit Übelkeit und Erbrechen. Diese können so stark sein, dass die Patienten zu Beginn des Krankheitsverlaufs den Schwindel als Symptom nicht beschreiben [2–5].
Dieses Akutbild dauert mehrere Stunden an und kann in abgeschwächter Form auch noch Tage anhalten. Die Beschwerden sind im Liegen (meist auf dem gesunden Ohr) am geringsten. Bewegungsreize werden möglichst vermieden. Im akuten Anfall lassen sich folgende Befunde erheben: Es liegt immer ein Spontannystagmus zum gesunden Ohr vor. Die kalorische Prüfung zeigt entweder eine Untererregbarkeit oder einen Ausfall der peripher-vestibulären Funktion auf der erkrankten Seite. Bei heftigem Spontannystagmus kann es anfangs sein, dass sich auch auf der gesunden Seite keine Umkehr des Nystagmus bei bithermaler Reizung auslösen lässt. Die Drehpendelprü-

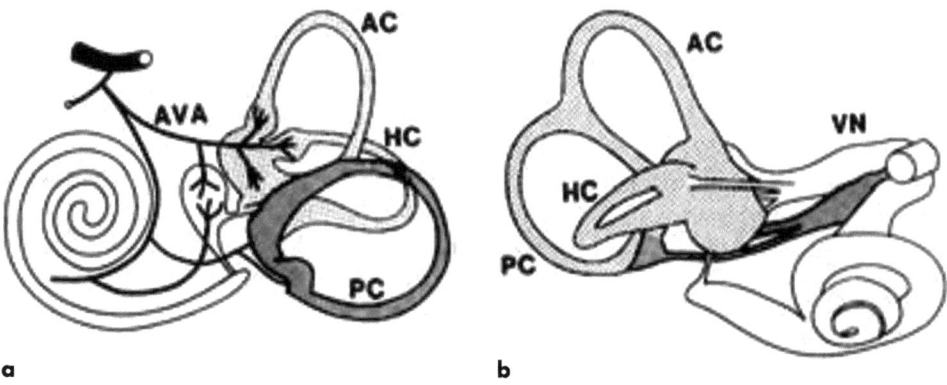

Abb. 1
a Darstellung der vaskulären Versorgung des Innenohrs. AVA = Arteria vestibularis anterior, AC = anteriorer Bogengang, HC = horizontaler Bogengang, PC = posteriorer Bogengang (aus: Brandt T (1991) Vertigo. Springer, Berlin Heidelberg New York). **b** Der Nervus vestibularis (VN) teilt sich in einen Ramus superior (weiss), welcher zum Utriculus, horizontalen (HC) und vorderen Bogengang (AC) führt und einen Ramus inferior (dunkelgrau), welcher zum hinteren Bogengang (PC) führt (aus: Brandt T (1991) Vertigo. Springer, Berlin Heidelberg New York)

fung zeigt ein massives Seitenüberwiegen zur gesunden Seite. Aufgrund der vestibulo-spinalen Reaktionen kommt es zur Fallneigung zur erkrankten Seite [5]. Teilweise ist es den Patienten nicht möglich, zu gehen oder ohne Hilfe zu stehen. Weiter beschreibt Brandt eine gestörte subjektive visuelle Vertikale (SVV) als Teil der akuten Neuropathia vestibularis [5]. Die SVV dient der Funktionsprüfung der Otolithenorgane, speziell der Macula utriculi. Eigene Untersuchungen an 230 Patienten mit Bestimmung der SVV zeigten nur in etwas mehr als der Hälfte eine Funktionsstörung der Otolithenorgane [11].

Pathophysiologie

Zur Pathophysiologie der Neuropathia vestibularis existiert bis heute keine endgültige Gewissheit. Grundsätzliche Schwierigkeiten bestehen in geeigneten Tiermodellen zur Erklärung der spontanen Genese der Neuronopathia vestibularis, als auch der Möglichkeit zu direkten Untersuchungen des Innenohres im akuten Erkrankungsstadium. Die wenigen histologischen Erkenntnisse stammen aus Felsenbeinpräparaten, welche erst Jahre nach dem Ereignis angefertigt werden konnten. Die beiden heute wesentlichen Modellvorstellungen zur Pathologie gehen von einer Durchblutungsstörung oder von entzündlichen Vorgängen im Innenohr aus.

Argumente für eine **vaskuläre Genese** der Neuropathia sind vor allem der meist plötzliche Beginn der akuten Beschwerden und der vielfach fehlende Nachweis einer akuten Infektion. Letzteres war auch Grund für den von Haas und Becker gemachten Vorschlag, den Begriff der Neuritis, welcher eine Entzündung impliziert, durch Neuropathia zu ersetzen [10]. Gegen eine vaskuläre Genese spricht allerdings, dass bei Patienten mit Angiopathien wie z.B. bei Diabetes mellitus, Hypertonie oder Rauchern keine vermehrten peripher vestibulären Störungen zu finden sind. Des Weiteren handelt es sich um keine Erkrankung des höheren Alters, weil der Altersgipfel mit 41,5 Jahren gegen eine vaskuläre Genese spricht [4].

Heute gilt eine **virale Genese** als die wahrscheinlichste Ursache für die Neuropathia (oder Neuritis) vestibularis [5]. Auffallend ist die saisonale Häufung der Neuropathia, welche durch Herpes simplex (HSV), Epstein-Barr, Röteln, Cytomegalie-, Adeno- oder Influenza-Viren verursacht werden soll. Die histologischen Felsenbeinpräparate von Betroffenen sprechen ebenfalls für eine Entzündung und zeigen große Ähnlichkeiten mit dem Bild nach einem Zoster oticus [12]. Möglicherweise kommt es bei der akuten Neuropathia auch zu einer Reaktivierung von HSV-1.

Auch die hohe Restitutionsrate nach akuter Erkrankung [13] spricht eher für eine virale bzw. entzündliche als für eine vaskuläre Genese. Bei akuten Ischämien oder Anämien wäre mit einer hohen Rate an irreversiblen Schäden zu rechnen.

Unabhängig vom Pathomechanismus bleiben dennoch Unklarheiten und es ergeben sich auf den ersten Blick scheinbar widersprüchliche Befunde. So kommt es durchaus vor, dass trotz fehlender kalorischer Erregbarkeit auf dem erkrankten Ohr ein benigner paroxysmaler Lagerungsschwindel vorliegt [8]. Dieses ist nur verständlich, wenn man die Neuropathia vestibularis nicht als eine Erkrankung des gesamten Labyrinths, sondern als Teilfunktionsstörung betrachtet. Sowohl Fetter als auch Aw erklären diese Beobachtung durch die Aufteilung des N. vestibularis in einen superioren und inferioren Ast [1, 8]. Der Ramus superior, welcher den Utriculus und die Bogengangsampullen von lateralem und vorderem Bogengang innerviert, zeigt deutlich häufiger Funktionsstörungen als der Ramus inferior. Dieser ist für den hinteren Bogengang zuständig, welcher beim benigenen paroxysmalen Lagerungsschwindel mit Abstand am häufigsten betroffen ist. Die Frage, warum der Ramus superior bei einer Neuropathia häufiger erkrankt ist, ist dennoch schwer zu beantworten. Goebel sieht den Grund in der größeren Länge und dem engeren Durchmesser des Knochenkanals des R. superior begründet [9]. Entzündliche Schwellungen der Nerven würden daher bevorzugt zu einer Funktionsstörung des R. superior führen.

Neuere klinische Untersuchungen unterstützen die Vorstellung der Teilfunktionsstörungen bei der Neuropathia vestibularis. Funktionsprüfungen der Otolithenorgane bei einer akuten peripher vestibulären Läsion konnten zeigen, dass trotz kalorischer Untererregbarkeit bzw. ausgefallener Reizantwort nur bei etwas mehr als der Hälfte auch eine Störung der Utriculusfunktion vorlag [11]. Hierbei versagen allerdings anatomische Vorstellungen beim Erklärungsversuch.

Therapieoptionen

Nach einer akuten peripher vestibulären Funktionsstörung sind im Prinzip zwei unterschiedliche Heilungsverläufe denkbar. Zum einen besteht die Möglichkeit der Restitution und damit vollständigen Erholung der Innenohrfunktion. Andererseits können Teilfunktionsstörungen persistieren oder aber das Labyrinth vollständig ausfallen. In diesen Fällen muss der Defekt zentral kompensiert werden. Nach Untersuchungen von Meran [13] zeigen bei der kalorischen Prüfung 14 Tage nach dem akuten Drehschwindel 66% einen Ausfall und 34% eine Teilfunktionsstörung. Zwei Jahre später haben etwa 70% der Patienten eine normale kalorische Erregbarkeit beiderseits. Diese Ergebnisse zeigen, dass im Verlauf der Erkrankung fast immer eine Überlagerung beider Effekte vorliegt. Trotz der sehr hohen Restitutionsrate sollte die Therapie früh auf ein adäquates Kompensationstraining ausgerichtet sein.

Die medikamentöse Behandlung sollte sich in der Frühphase auf eine antiemetische Behandlung konzentrieren. Sehr Erfolg versprechend erscheint eine Untersuchung von Strupp und Mitarbeitern, welche einen wesentlichen Heilungserfolg durch Methylprednisolon erzielen konnten [14].

Schlussfolgerungen

Die Neuropathia vestibularis stellt trotz relativ klarem klinischen Bild kein uniformes peripher vestibuläres Krankheitsbild dar. Mit den heute zur Verfügung stehenden differenzierten Funktionsprüfungen aller vestibulärer Substrukturen ist eine sinnvolle Verwendung des Begriffs der Neuropathia vestibularis nur dann gegeben, wenn zusätzlich eine genaue Beschreibung des Schädigungsmusters erfolgt.

Literatur

1. Aw ST, Fetter M, Cremer PD, Karlberg M, Halmagyi GM (2001) Individual semicircular canal function in superior and inferior vestibular neuritis. Neurology 57: 768–774
2. Baloh RW (1998) Vertigo. Lancet 352: 1841–1846
3. Baloh RW (2003) Clinical practice. Vestibular neuritis. N Engl J Med 348: 1027–1032
4. Böhmer A (1996) Acute unilateral peripheral vestibulopathy. In: Bahlon RW, Halmagyi GM (eds) Disorders of the vestibular system. New York, Oxford: Oxford University Press
5. Brandt T (1999) Vertigo. Its multisensory syndromes. Berlin, Heidelberg, New York: Springer
6. Clarke AH, Schonfeld U, Helling K (2003) Unilateral examination of utricle and saccule function. J Vestib Res 13: 215–225
7. Cremer PD, Halmagyi GM, Aw ST, Curthoys IS, McGarvie LA, Todd MJ, Black RA, Hannigan IP (1998) Semicircular canal plane head impulses detect absent function of individual semicircular canals. Brain 121: 699–716
8. Fetter M, Dichgans J (1996) Vestibular neuritis spares the inferior division of the vestibular nerve. Brain 119: 755–763
9. Goebel JA, O'Mara W, Gianoli G (2001) Anatomic considerations in vestibular neuritis. Otol Neurotol 22: 512–518
10. Haas E, Becker W (1958) Die vestibuläre Neuropathie (Neuritis) und ihre Differentialdiagnose. Z Laryngol Rhinol Otol 37: 174–182
11. Helling K, Schönfeld U, Scherer H, Clarke AH (2005) Testing utricular function by means of on-axis rotation. Acta Otolaryngol (in press)
12. Hirata Y, Sugita T, Gyo K, Yanagihara N (1993) Experimental vestibular neuritis induced by herpes simplex virus. Acta Otolaryngol [Suppl] 503: 79–81
13. Meran A, Pfaltz CR (1975) Der akute Vestibularisausfall. Arch Otorhinolaryngol 209: 229–244
14. Strupp M, Zingler VC, Arbusow V, Niklas D, Maag KP, Dieterich M, Bense S, Theil D, Jahn K, Brandt T (2004) Methylprednisolone, valacyclovir, or the combination for vestibular neuritis. N Engl J Med 351: 35–36

Okuläre Erkrankungen als Ursache für Störungen des Gleichgewichtsvermögens

K. Hartmann

Monokulare Störungen: Jede Stelle der Netzhaut des Auges hat einen bestimmten Raumwert, der eine Einordnung der Abbildung im Raum ermöglicht. Bei Störungen im Bereich der brechenden Medien (optische Abbildung) können Veränderungen der Raumwertzuordnung entstehen, die Gleichgewichtsstörungen verursachen. Zu nennen sind hier fehlerhafte oder dezentriert eingeschliffene Brillengläser, Benetzungsstörungen des Auges, Hornhaut- und Augenlinsenerkrankungen. Erkrankungen der Netzhaut, die zu Verziehungen der Netzhaut führen und dadurch die rezeptiven Felder verlagern, können ebenfalls Gleichgewichtsstörungen nach sich ziehen, da die Patienten Metamorphopsien (Verzerrtsehen) wahrnehmen (z.B. Makulaödem, epiretinale Gliose).

Binokulare Störungen: Die Foveae centrales beider Augen fixieren unter physiologischen Bedingungen und haben den Richtungswert „Geradeaus" (Hauptsehrichtung). Ein Objekt, das sich rechts der Fovea centralis auf der Netzhaut abbildet, hat den Richtungswert „links" und umgekehrt (Nebensehrichtungen). Erworbene oder im Laufe des Lebens dekompensierte Veränderungen der Augenstellung führen durch Verschiebung der Richtungswerte zu Doppelbildwahrnehmung und zu Gleichgewichtsstörungen. Zu nennen wären hier dekompensierte Phorien, dekompensierte Obliquusstörungen, Augenmuskelparesen und supranukleäre Bewegungsstörungen incl. pathologischer Nystagmusformen. Diese Bewegungsstörungen werden exemplarisch erläutert.

Monokulare Störungen

Monokulare Störungen betreffen Störungen eines Auges. Jede Stelle der Netzhaut des Auges hat einen bestimmten Raumwert, der eine Einordnung der Abbildung im Raum ermöglicht. Die Fovea centralis (Stelle des schärfsten Sehens) hat den Richtungswert geradeaus und fixiert das zu betrachtende Objekt. Ein Bild, das sich rechts der Fovea auf der Netzhaut abbildet, hat den Richtungswert links und umgekehrt. Es existiert eine exakte retinotope Raumwertzuordnung, die die Distanz der Objekte berücksichtigt (Abb. 1).

Bei Störungen im Bereich der brechenden Medien (optische Abbildung) können Verände-

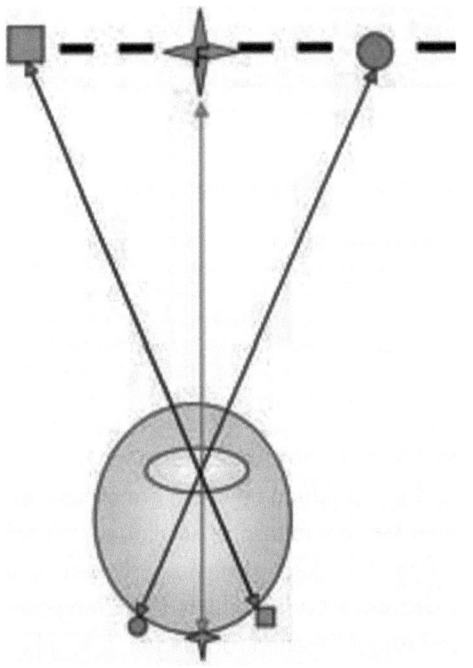

Abb. 1
Monokulare Lokalisation. Hauptsehrichtung: die Fovea fixiert und hat den Richtungswert geradeaus. Nebensehrichtungen: Das Bild, das sich rechts der Fovea abbildet, hat den Richtungswert links und umgekehrt. F = Fixierpunkt

rungen der Raumwertzuordnung entstehen, die Gleichgewichtsstörungen verursachen. Die brechenden Medien bündeln normalerweise das Licht so, das es auf die Netzhaut fokussiert wird. Zu nennen sind hier zunächst fehlerhafte oder dezentriert eingeschliffene Brillengläser. Jedes Brillenglas hat prismatische Nebenwirkungen. Ein Prisma lenkt den Lichtstrahl zur Basis hin ab. Bei Korrektur einer Übersichtigkeit = Weitsichtigkeit hat das Brillenglas im oberen Bereich eine prismatische Nebenwirkung mit Basis unten, das Licht wird nach unten abgelenkt. Das Objekt im Raum wird dadurch zu weit oben wahrgenommen. Im unteren Bereich des Glases besteht eine prismatische Wirkung mit Basis oben, das Objekt im Raum wird zu weit unten wahrgenommen, es resultiert eine Bildvergrößerung. Bei Dezentrierung des Brillenglases wird der Mittelpunkt des Glases aus der optischen Achse verschoben und es entstehen durch die prismatischen Nebenwirkungen Bildverzerrungen, die Gleichgewichtsstörungen zu Folge haben können. Bei Minuslinsen zur Korrektur der Kurzsichtigkeit verhält es sich genau umgekehrt, es entsteht eine Bildverkleinerung (Abb. 2a, b).

Progressivgläser, bei denen Fern- und Nahkorrektur übergangslos und dadurch optisch unauffällig ineinander übergehen, sind bezüglich einer Dezentrierung besonders störanfällig und verursachen durch fehlerhaftes Einschleifen in die Brillenfassung häufig Probleme im Sinne von Gleichgewichtsstörungen. Gleichgewichtsprobleme können ebenfalls bei fehlerhafter Ermittlung der Brillenwerte entstehen.

Der Tränenfilm des Auges sorgt normalerweise für einen glatten, homogenen und damit optisch gleichmäßigen Film auf der Hornhautoberfläche. Bei Störungen der Zusammensetzung der Tränenflüssigkeit = Benetzungsstörungen = Sicca-Syndrom wird das Licht durch eine inhomogene Oberfläche gebrochen und kann Bildverzerrungen und damit Gleichgewichtsstörungen bewirken. Das Sicca-Syndrom ist eine häufige Erkrankung, sie kann durch Austrocknung der Hornhaut auch zu bleibenden Schäden im Sinne von Trübungen der Hornhaut führen, wie die nachfolgende Abb. 3 zeigt.

Erkrankungen der Hornhaut und der Augenlinse führen ebenfalls zu einer Ablenkung des Lichtes und damit zu einer Bildverzerrung auf der Netzhaut und zu Gleichgewichtsstörungen. Beim Keratokonus handelt es sich um eine tropfförmige Aussackung der Hornhaut unterhalb des Hornhautzentrums, durch die stärkere Lichtbrechung im betroffenen Bereich entstehen Bildverzerrungen (Abb. 4).

In der Netzhaut wird das durch die brechenden Medien auf die Netzhaut fokussierte Bild verarbeitet, das heißt die Abbildung wird in durch Neurone an das Gehirn weiterzuleitende Aktionspotentiale umgewandelt.

Erkrankungen der Netzhaut, die zu Verziehungen der Netzhaut führen und dadurch die rezeptiven Felder verlagern und damit die

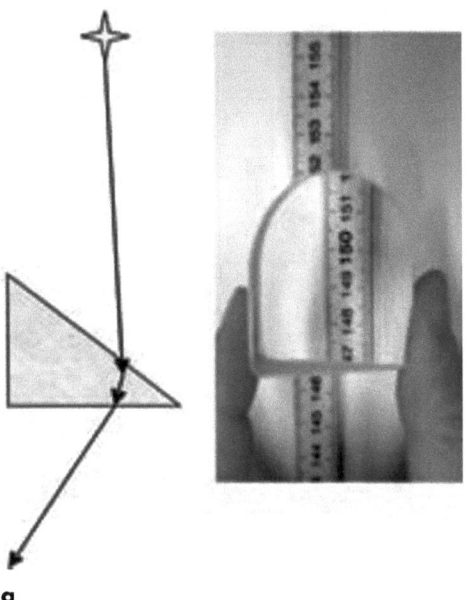
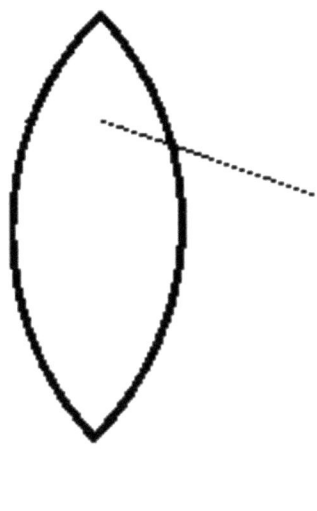

Abb. 2
a Ablenkung des Lichtstrahls durch ein Prisma zur Basis hin, das betrachtete Objekt wird dadurch zur Gegenseite versetzt wahrgenommen. **b** Plusglas zur Hyperopiekorrektur, prismatische Nebenwirkung der oberen Glashälfte

retinotope Raumwertzuordnung stören, können ebenfalls Gleichgewichtsstörungen nach sich ziehen, da die Patienten Metamorphopsien (Verzerrtsehen) wahrnehmen. Jedes rezeptive Feld der Netzhaut hat einen bestimmten Richtungswert. Bei Verziehung der Netzhaut bleibt die retinotope Raumwertzuordnung bestehen und das Bild wird im Raum falsch und verzerrt lokalisiert. Beispiele sind das Makulaödem und die epiretinale Gliose (Abb. 5a, b).

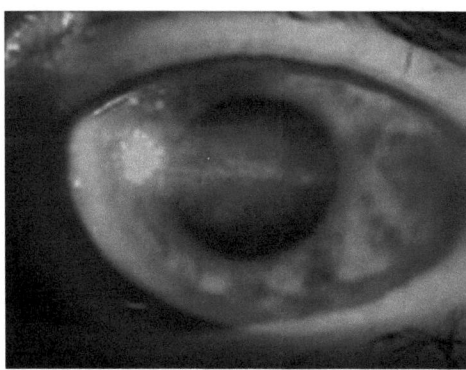

Abb. 3
Fortgeschrittenes Sicca-Syndrom mit oberflächlichen epithelialen Trübungen (weißliche Punkte) und einer horizontal verlaufenden Epithelschlußleiste

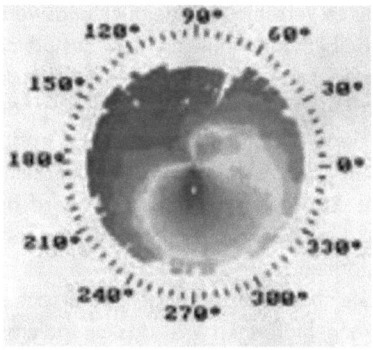

Abb. 4
Hornhauttopographie bei Keratokonus: die Hornhautradien sind farbkodiert dargestellt, die steileren Radien unterhalb des Hornhautzentrums kommen rot zur Darstellung

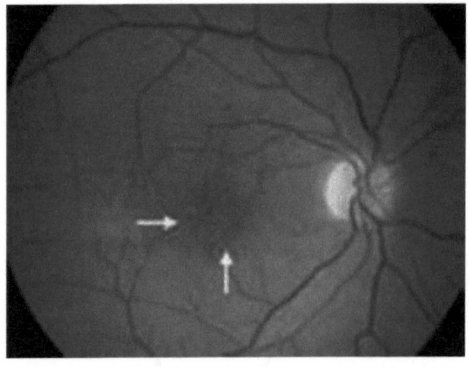 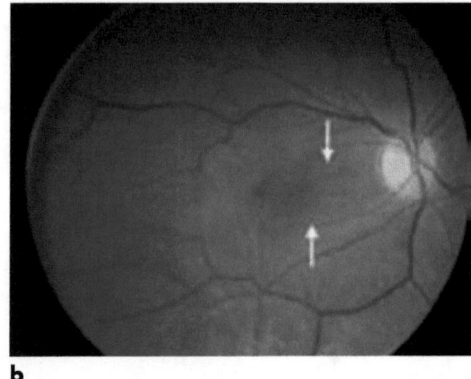

a b

Abb. 5
a Cystoides Makulaödem bei Diabetes mellitus: erkennbar sind die kleeblattartig angeordneten Cysten im zentralen Netzhautbereich. **b** Epiretinale Gliose: zarte Membranbildung auf der Netzhaut, die zu Verziehungen der Netzhaut führt. Erkennbar ist dies am besten an den pathologisch gestreckt verlaufenden Gefäßen

Binokulare Störungen

Binokulare Störungen betreffen Veränderungen der Stellung der optischen Achsen beider Augen. Die Foveae centrales *beider* Augen fixieren unter physiologischen Bedingungen und haben den Richtungswert „Geradeaus" (Hauptsehrichtung). Ein Objekt, das sich links der Fovea centralis auf der Netzhaut abbildet, hat den Richtungswert „rechts" und umgekehrt (Nebensehrichtungen) (Abb. 6).
Erworbene oder im Laufe des Lebens dekompensierte Veränderungen der Augenstellung führen durch Verschiebung der Richtungswerte zu Doppelbildwahrnehmung und zu Gleichgewichtsstörungen. Zu nennen wären hier dekompensierte Phorien (latentes Schielen), dekompensierte Obliquusstörungen (Ansatzanomalien der schrägen Augenmuskeln), Augenmuskelparesen und supranukleäre Bewegungsstörungen incl. pathologischer Nystagmusformen.
Keine Gleichgewichtsstörungen verursachen angeborene Störungen wie das congenitale Schielen und der congenitale Nystagmus. Beim congenitalen Schielen sind die optischen Achsen beider Augen – genau wie bei erworbenen Binokularstörungen – nicht parallel ausgerichtet. Im Gegensatz zu den erworbenen Störungen ist das kindliche Gehirn noch plastisch: Es entwickelt sich eine anomale Verschaltung beider Netzhäute auf der Basis des Schielwinkels, so dass nur die Fovea centralis des führenden Auges den Richtungswert „Geradeaus" hat, dieses Netzhautareal ist mit einer dem Schielwinkel angepassten exzentrischen Netzhautstelle des abweichenden Auges verschaltet, so dass keine Doppelbilder wahrgenommen werden. Zusätzlich wird der Seheindruck des schielenden Auges im Netzhautzentrum supprimiert (zentral unterdrückt), dies schützt zusätzlich vor Doppelbildwahrnehmung, daher entstehen auch keine Gleichgewichtsstörungen. Die augenärztliche Behandlung bezieht sich in erster Linie darauf, die zentrale Sehschärfe für jedes Auge zu optimieren, indem das führende Auge stundenweise abgeklebt (okkludiert) wird. Mindestens eine Stunde der Wachzeit sollten beide Augen gleichzeitig sehen können, damit die oben beschriebenen schützenden Suppressionsmechanismen nicht verlorengehen.
Beim congenitalen Nystagmus reagiert das Gehirn ebenfalls plastisch auf die pathologische Ausgangssituation: es werden keine Scheinbewegungen (Oszillopsien) wahrgenommen, die Bewegungsperzeption wird entsprechend der Frequenz und Amplitude des

Nystagmus im Gehirn unterdrückt. Die Patienten nehmen nicht nur keine Scheinbewegungen der Umwelt wahr, sie können auch ihren eigenen Nystagmus im Spiegel oder auf einem Video nicht erkennen. Objekte, die sich in der Umwelt mit der gleichen Frequenz bewegen wie die des eigenen Nystagmus, werden ebenfalls nicht wahrgenommen. Im Gegensatz dazu nehmen Patienten mit erworbenen pathologischen Nystagmen Oszillopsien wahr, die zu Gleichgewichtsstörungen führen.

Angeborene Störungen wie Phorien (latentes Schielen, die Sehachsen beider Augen weichen nur dann voneinander ab, wenn das beidäugige Sehen unterbrochen wird) oder Obliquusstörungen (Ansatzanomalien der beiden schrägen Augenmuskeln) können dann zu Beschwerden wie Doppelbildern und Schwindel führen, wenn die Kompensationsfähigkeit des Gehirns im Laufe des Lebens nachlässt (spontan oder durch ein psychisches oder physisches Trauma ausgelöst) und durch Steuerung der Innervation die Abweichung der Sehachsen nicht mehr angeglichen werden kann. Zu Beginn der Dekompensation werden sogenannte asthenopische Beschwerden angegeben: rasche Ermüdung der Augen, bifrontale Kopfschmerzen, Druckgefühl im Bereich der Augen, Brennen und Tränen der Augen und Verschwommensehen. Es können aber auch Gleichgewichtsstörungen und Übelkeit im Vordergrund stehen.

Erworbene Störungen wie Augenmuskelparesen, supranukleäre Bewegungsstörungen und pathologische Nystagmusformen führen – sofern beide Augen gut sehen – immer zu Doppelbildwahrnehmung und damit zu Gleichgewichtsstörungen. Im Rahmen dieses Artikels können nicht alle Binokularstörungen ausführlich besprochen werden, es wird im Folgenden an drei Beispielen – die häufig sind und durch partielle Ähnlichkeit leicht verwechselt werden können – die Problematik besprochen.

Zum besseren Verständnis werden zunächst die Hauptwirkungen der äußeren Augenmuskeln schematisch dargestellt (Abb. 7). Betrachtet wird ein rechtes Auge von vorne. Die Wirkung der einzelnen Muskeln lässt sich am Verlauf des Pfeils ableiten. Beispielsweise hebt der R. superior das Auge, er adduziert (Bewegung zur Nase hin) und incyclorotiert (der obere Bulbuspol dreht zur Nase hin). Der Hauptwirkungsbereich des jeweiligen Muskels wird durch seine Position markiert: Beispielsweise wirkt der R. superior am stärksten bei Hebung in Abduktion. Der Obliquus inferior steht oben, weil er das Auge hebt. Dies liegt daran, das der Muskel seinen Ursprung am Periost der unteren inneren vorderen Orbitawand hat und er mit seinem Schwerpunkt hinter dem Äquator des Auges inseriert. Analog dazu wird der Obliquus superior über die Trochlea umgelenkt und inseriert ebenfalls mit seinem Schwerpunkt hinter dem Äquator und senkt somit das Auge.

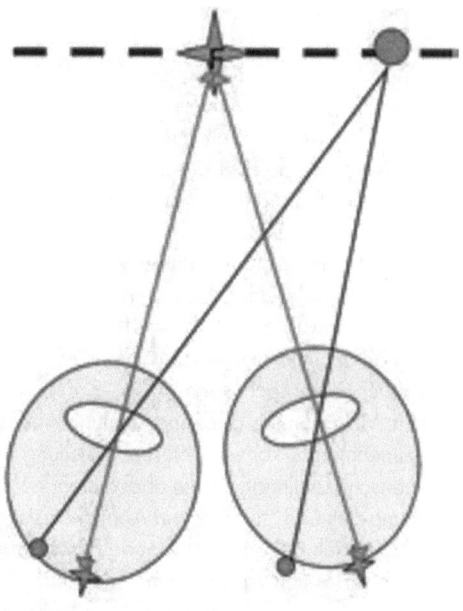

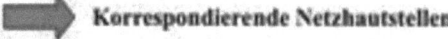

Abb. 6
Binokulare relative Lokalisation. Gesetz der identischen Sehrichtungen beider Netzhäute: Hauptsehrichtung: beide Fovea fixieren und haben den Richtungswert geradeaus. Nebensehrichtungen: Das Bild, das sich links der Foveae abbildet, hat beiderseits den Richtungswert rechts

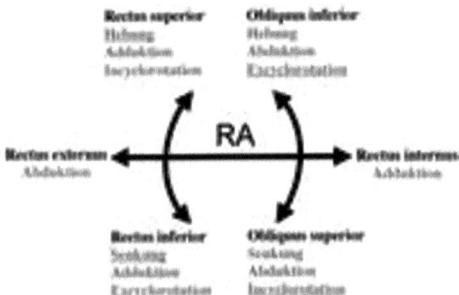

Abb. 7
Schematische Darstellung der Hauptwirkungen der äußeren Augenmuskeln

Die **Trochlearisparese** macht $1/4$ aller Augenmuskelparesen aus. Das Kerngebiet des N. trochlearis liegt paramedian im oberen dorsalen Hirnstammbereich unmittelbar hinter der Vierhügelplatte. Der N. trochlearis entspringt als einziger Hirnnerv dorsal des Hirnstammes, er kreuzt nach seinem Austritt zur Gegenseite. An dieser Stelle ist er besonders empfindlich für Traumen. Schädelhirntraumen können eine beidseitige Trochlearisparese verursachen, die Patienten leiden wegen verkippter Doppelbilder unter starkem Schwindel, die Verkippung beider Augen addiert sich, wohingegen sich die Höhenabweichung neutralisiert, daher ist die beidseitige Trochlearisparese nur dann gut erkennbar, wenn man die Cyclorotation misst. Der N. trochlearis zieht seitlich um den Pedunculus cerebri herum und tritt oben in die laterale Wand des Sinus cavernosus, verläuft durch die Fissura orbitalis superior in die Orbita und tritt von oben in den M. obliquus superior ein, den er als einzigen Augenmuskel motorisch innerviert. Der M. obliquus superior verläuft durch die Trochlea, eine Umlenkschlaufe, die oben innen und vorne an der Orbita verankert ist. Der Muskel inseriert mit seinem Schwerpunkt im temporal oberen Quadranten hinter dem Bulbusäquator. Hauptwirkung des Obl. superior ist die Incyclorotation des Auges, bei dieser Bewegung wird der obere Bulbuspol zur Nase hin rotiert. Des weiteren abduziert und senkt er das Auge, diese beiden Wirkungen sind bei Blick nach unten innen am stärksten ausgeprägt.
Bei der Trochlearisparese finden sich folgende Merkmale:

- Ein Höherstand des betroffenen Auges in Adduktion (Bewegung zur Nase hin), *der bei Abblick zunimmt.*
- Eine Excyclorotation, die bei Abblick zunimmt (Excyclorotation = der obere Bulbuspol ist nach temporal = außen rotiert).
- Eine Kopfzwangshaltung mit *kompensatorischer* Neigung des Kopfes zur Gegenseite. Da die incyclorotatorische Wirkung des paretischen M. obliquus superior ausfällt, ist das betroffene Auge excyclorotiert. Um das Auge bezüglich seiner Rotationsstellung wieder in die vertikale Achse zu bringen, wird der Kopf zur Gegenseite geneigt. Die Doppelbilder können durch die Kopfzwangshaltung kompensiert werden.
- Ein positiver Bielschowsky-Kopfneigetest: Bei Neigung des Kopfes zur Gegenseite ist die Vertikaldeviation (Höhenschielen, hier Höherstand des betroffenen Auges) kleiner als bei Neigung des Kopfes zur paretischen Seite. Bei Neigung zur paretischen Seite wird vom betroffenen Auge Incyclorotation gefordert. Da der Obl. superior als Incyclorotator ausfällt, muss der R. superior das Auge incyclorotieren und zieht es dabei gleichzeitig nach oben.
- Ein V-Phänomen, d.h. eine Richtung Abblick zunehmende konvergente Schielstellung (Innenschielstellung), da die abduzierende Wirkung des Obl. superior bei Abblick ausfällt.
- Da es sich um eine neurogene Parese handelt findet sich das Phänomen des primären und sekundären Schielwinkels, d.h. bei Fixation mit dem paretischen Auge ist der Schielwinkel größer, da höherer Innervationsaufwand erforderlich ist, um das Auge in die gewünschte Position zu bringen.
- Die Patienten leiden unter *plötzlich* einsetzenden höhenversetzten und verkippten Doppelbildern, die ständig vorhanden sind.
- Die Parese ist fast immer erworben.

Die **kongenitale Obliquus superior Unterfunktion**, die immer mit einer Obliquus inferior Überfunktion vergesellschaftet ist und im deutschsprachigen Raum Strabismus sursoadductorius genannt wird, ist eine angeborene Anomalie der Ansätze der beiden Obliqui. Die Sehne des Obliquus superior weist große Variationsbreiten auf und ist bei der kongenitalen Obl. superior Unterfunktion häufig hypoplastisch. Da der Muskel mit Unterfunktion der gleiche ist wie bei der Trochlearisparese sind beide Störungen sehr ähnlich. Es ist wichtig, diese mit Hilfe orthoptischer Untersuchungen zu differenzieren, da eine Trochlearisparese neurologisch abgeklärt werden muss, dies bei der kongenitalen Obliquusstörung nicht erforderlich ist und dem Patienten nur unnötige Sorgen bereiten und unnötige Kosten verursachen würde. Bei der kongenitalen Obliquus superior Unterfunktion ist die Störung zwar angeboren, kann aber – sofern sie symptomatisch wird – nicht mehr so gut kompensiert werden und verursacht dann Beschwerden in Form von Doppelbildwahrnehmung und Gleichgewichtsstörungen.

Bei der kongenitalen Obl. superior Unterfunktion finden sich folgende Merkmale:

- Ein *konkomitierender* Höherstand des betroffenen Auges in Adduktion, d.h. der Höherstand ist bei reiner Adduktion, bei Aufblick und Adduktion und bei Abblick und Adduktion annähernd gleich groß. *Bei der Trochlearisparese nimmt der Höherstand in Adduktion bei Abblick zu.*
- Eine Excyclorotation, die häufig konkomitierend ist aber auch bei Abblick zunehmen kann.
- Eine Kopfzwangshaltung mit kompensatorischer *Drehung* des Kopfes zur Gegenseite. Der Bereich beidäugigen Einfachsehens befindet sich im Abduktionsbereich des betroffenen Auges, bei Adduktion entstehen höhenversetzte Doppelbilder, daher wird der Kopf vor allem zur Gegenseite gedreht und meist nur wenig zur Gegenseite geneigt. *Bei der Trochlearisparese wird der Kopf vor allem zur Gegenseite geneigt.*
- Ein positiver Bielschowsky-Kopfneigetest.
- Ein V-Phänomen.
- Da es sich um eine Ansatzanomalie handelt, findet sich kein primärer und sekundärer Schielwinkel.
- Doppelbilder bestehen anfangs oft nur bei Müdigkeit, sie können erst im späteren Lebensalter auftreten, wenn die Fusionsfähigkeit schlechter wird. Daher ist der Beginn des Auftretens von Doppelbildern kein Differenzierungskriterium zur Parese.
- Die Störung ist angeboren.
- Die Patienten haben häufig eine pathologisch gesteigerte vertikale Fusionsbreite. Physiologisch können maximal 3 Prismen Basis unten und oben fusioniert werden. Bei kongenitaler Obliquusstörung kann bis zum 10fachen vertikal fusioniert werden. Dies lässt sich mit Prismenleisten testen und spricht für die kongenitale Störung.

Mit Hilfe orthoptischer Untersuchungen lässt sich eine Trochlearisparese meist von einer kongenitalen Obl. superior Unterfunktion differenzieren. Bei der kongenitalen Störung ist eine neurologische Abklärung nicht erforderlich. Sie kann sofort mit Hilfe einer Augenmuskeloperation korrigiert werden. Bei der Trochlearisparese sollte 12 Monate gewartet werden, da sich die Parese häufig spontan zurückbildet. In der Zwischenzeit kann die Vertikalabweichung mit Hilfe von Prismen korrigiert werden. Sollte die Cyclodeviation stören, so kann das betroffene Auge okkludiert werden. Bei Erwachsenen besteht keine Gefahr der Entwicklung einer Amblyopie, da das visuelle System ausgereift ist, daher sollte nicht alternierend (abwechselnd) okkludiert werden, da dies die egozentrische Lokalisation stört. Sofern der Patient mit dem paretischen Auge fixiert, stimmt der Innervationsaufwand, der im Gehirn mit einer bestimmten Position des Auges gekoppelt ist, nicht mehr mit der tatsächlichen Augenstellung überein, dies führt zum Danebengreifen und zum Vertreten. Im Laufe von einigen Tagen kann sich diese gestörte sogenannte „egozentrische Lokalisation" neu justieren. Bei täglichem wechselseitigem Abkleben der Augen zur Vermeidung von Doppelbildern wäre also bei Erwachsenen die egozentrische Lokalisation permanent irritiert, so dass die Gleichgewichtsstörungen therapiebedingt noch verstärkt würden.

Die **ocular tilt reaction** ist eine supranukleäre Bewegungsstörung, die sich häufig bei Hirnstamminsulten und in der Akutphase peripher vestibulärer Störungen findet, die jedoch meist innerhalb von 2–3 Wochen zentralnervös kompensiert werden kann. Bei der ocular tilt reaction sind die graviozeptiven Bahnen, die den Otolithenapparat mit den Augenmuskelkernen, Stellrezeptoren der Halsmuskulatur und der Hirnrinde verbinden, betroffen. Die Bahnen vermitteln die Gegenrollung der Augen bei Kopfneigung und die räumliche Orientierung bezüglich der Schwerkraft. Diese supranukleäre Störung weist vier Komponenten auf, die nicht immer alle vorhanden sind (Abb. 8).

Alle vier Komponenten zeigen eine Kippung in die gleiche Richtung. Bei Läsionen im unteren Hirnstammbereich verläuft die Kippung nach ipsilateral, bei Läsionen im oberen Hirnstammbereich nach kontralateral.

Die Patienten nehmen durch die skew deviation (Höherstand des ohnehin schon durch die Kopfneigung höherstehenden Auges) entweder Doppelbilder im gesamten Blickfeld wahr oder sie nehmen – bei kleiner Höhenabweichung, die fusioniert werden kann – im gesamten Blickfeldbereich keine Doppelbilder wahr, sie haben nicht – wie bei der Trochlearisparese oder der congenitalen Obl. superior Unterfunktion – einen Teil des Blickfeldbereiches doppelbildfrei. Die Ähnlichkeit zur Trochlearisparese und zur congenitalen Obl. superior Unterfunktion besteht nur darin, das der Kopf zur Seite des tieferstehenden Auges geneigt wird. Bei der Trochlearisparese und der Obliquusstörung ist die Neigung des Kopfes *kompensatorisch* um Doppelbilder zu vermeiden, das ex-

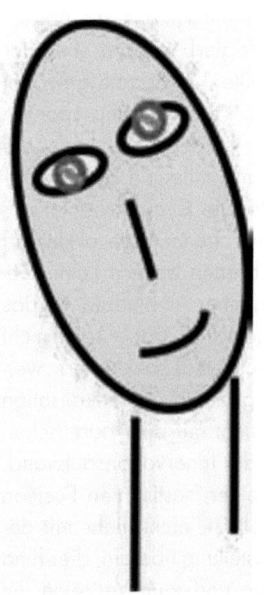

- Rotation beider Augen um die Blicklinie (Zykloduktion)
- vertikale Schielstellung (skew deviation)
- Kopfneigung zu einer Schulter
- Kippung der subjektiven visuellen Vertikalen

Abb. 8
Kriterien der ocular tilt reaction

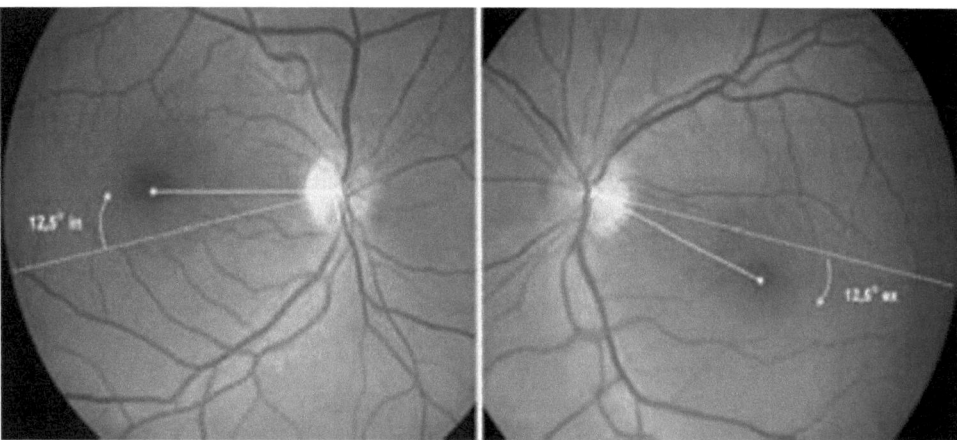

Abb. 9
Ocular tilt reaction nach Hirnstamm-Op

cyclorotierte höherstehende Auge wird dadurch bezüglich seiner Verkippung geradejustiert. Dies ist bei der ocular tilt reaction nicht der Fall: Die Kopfneigung ist Teil der supranukleären Störung, das höherstehende incycloduktierte Auge wird durch die Kopfneigung noch weiter incyclorotiert, die Kopfzwangshaltung ist also nicht kompensatorisch. Bei der ocular tilt reaction steht das incycloduktierte Auge höher, bei den beiden anderen Störungen das excyclorotierte Auge. Die Cyclorotation beider Augen lässt sich mit Hilfe orthopti-

Tabelle 1. Abschließend eine tabellarische Gegenüberstellung der drei besprochenen binokularen Störungen

	Trochlearisparese	Congenitale Obliquus superior Unterfunktion	Ocular tilt reaction
Motilität	Höherstand in Adduktion, bei Abblick zunehmend, Excyclorotation des höherstehenden Auges	konkomitierender Höherstand in Adduktion, Excyclorotation des höherstehenden Auges, vertikale Fusionsbreite pathologisch erhöht	konkomitierender Höherstand im gesamten Blickfeld bereich (BFB), Incycloduktion des höherstehenden Auges
Kopfzwangshaltung	Neigung, manchmal Drehung zur kontralateralen Seite, kompensatorisch zur Vermeidung von Doppelbildern	Drehung, manchmal Neigung zur kontralateralen Seite, kompensatorisch zur Vermeidung von Doppelbildern	Kopfneigung zur Seite des tieferstehenden Auges
neurologische Abklärung	ja	nein !	ja
orthoptische Therapie	Prismen, Okklusion (bei Erwachsenen für ein Auge entscheiden!), nach einem Jahr: Augenmuskeloperation	Prismen bei kleinem Winkel, sofort Operation möglich	Prismen, Okklusion

scher Untersuchungsmethoden (Harmswand, Maddox-Cylinderstäbchen) messen, so dass eine genaue Differenzierung möglich ist. Die Cycloduktion kann mit Hilfe der Fundusfotographie dokumentiert werden, wobei hier die Zusammenschau mit den übrigen Untersuchungsbefunden erforderlich ist, um eine Diagnose zu stellen, da eine Änderung der Rotationsstellung auch andere Ursachen haben kann. Physiologischerweise befindet sich die Fovea centralis etwa 10° unterhalb des Papillenmittelpunktes (= physiologische Excyclorotation). Auf Abb. 9 sieht man rechts eine horizontal verlaufende papillomakuläre Achse (Verbindung zwischen Fovea und Papillenmitte), links ist die papillomakuläre Achse deutlich excyclorotiert. Unterstellt man eine physiologische Excyclorotation von – in diesem Fall – beiderseits 12,5°, so ist das rechte Auge incycloduktiert und das linke Auge excycloduktiert. Die Patientin hatte eine ocular tilt reaction nach Hirnstammoperation.

„Morbus Menière – Eine einzelne Entität?"

W. Stoll

Der „Morbus Menière" wird noch in vielen Lehrbüchern und Literaturstellen als eigenständige Erkrankung mit charakteristischen Symptomen beschrieben. Die Bezeichnung geht auf Prosper Menière zurück, der als erster 1861 das gleichzeitige anfallartige Auftreten von Schwindel, Tinnitus und Hörverlust als Folge einer hämorrhagischen Labyrinthitis publizierte.
Später hat sich die Vorstellung durchgesetzt, dass ein Hydrops endolymphaticus dem Symptomenkomplex zugrunde liegt. Heute wissen wir, dass die Hydropspathogenese sehr vielfältig sein kann, wie umfangreiche Studien der Patientendaten, der klinischen Befunde, Untersuchungen an Felsenbeinen, histologische Aufarbeitung von Feinstrukturen im Bereich des Saccus sowie moderne immunhistologische und immunhistochemische Untersuchungen belegen.
Neben den „extrinsic factors" (Entzündungen, Traumen, Otosklerose, Autoimmunprozesse, Stoffwechselstörung etc.) sind auch genetische Prädisposition und die Entstehung von primären oder sekundären „intrinsic factors" an der Ätiologie beteiligt.
Unter Berücksichtigung dieser wissenschaftlichen Ergebnisse wird klar, dass die klassische Vorstellung von einer Morbus Menière-Entität nicht mehr aufrecht erhalten werden kann und dass man nur noch von einem Menière-Symptomenkomplex (MSK) sprechen sollte, wenn anfallartiger Schwindel, Tinnitus und Hörverlust gleichzeitig auftreten.
Die Notwendigkeit des Umdenkens in Bezug auf die klinische Auswirkung eines Hydrops endolymphaticus zeichnet sich ebenfalls ab, da verschiedene Studien belegen, dass es auch einen Hydrops endolymphaticus ohne Menière-Symptomatik gibt.

Einführung in die Problematik

Der lateinische Begriff *Morbus* wird in der deutschen Sprache mit *Krankheit* übersetzt. Krankheit leitet sich wiederum aus dem Mittelhochdeutschen (crane – schwach werden) bzw. dem Althochdeutschen (crancholon – kraftlos werden) ab. Allgemein gesehen, beschreibt Krankheit nach den heutigen Erkenntnissen einen Zustand mit Störungen der normalen Organfunktion bzw. der Organsysteme des Körpers.
Ende des vorletzten und Anfang des letzten Jahrhunderts war es in der Medizin nicht unge-

wöhnlich, Krankheitsbilder mit Eigennamen zu belegen. Diese bezogen sich auf den Erstbeschreiber oder eine Person, die sich um die Medizin besonders verdient gemacht hatte. Dabei wurde allerdings kein einheitlicher definierter Maßstab angelegt.

So ist z.B. der *Morbus Koch* bekanntermaßen nach dem Entdecker des Mycobacterium tuberculosis benannt. Morbus bezieht sich in diesem Fall auf die Ätiologie der Erkrankung ohne Berücksichtigung der unterschiedlichen Symptome in Beziehung zu den verschiedenen Stadien und Organmanifestationen.

Im Gegensatz dazu ist der *Morbus Basedow* nach einem Arzt aus Merseburg benannt, der die klassischen Symptome Exophthalmus, Struma und Tachykardie als Folge einer Hyperthyreose beschrieb. Im Gegensatz zum Morbus Koch wurde in diesem Fall die Symptomatik der Schilddrüsenfunktionsstörung mit dem Eigennamen bedacht und nicht die Ursache, die ja auch bis heute noch nicht endgültig geklärt ist. Trotz unterschiedlicher Anwendung der Begriffe wird man nicht bezweifeln, dass beide genannten Krankheitsbilder jeweils eine Entität darstellen.

Entität leitet sich nämlich begrifflich von Ens, entis (Neutrum) aus dem Lateinischen ab und bedeutet „ein Ding". Mathematisch könnte man die Formel $n = 1$ ansetzen, in der Philosophie dagegen wird der Begriff Entität etwas weiter gesteckt und für „das Dasein eines Dinges ohne Rücksicht darauf, was es ist" verwendet.

Die Frage, die nachfolgend geklärt werden soll, lautet: Wie lässt sich der Morbus Menière einordnen, und inwieweit stellt er eine Entität dar?

Rückblick

Prosper Menière (Abb. 1) stellte 1861 zwei Fallbeispiele von erkrankten Kollegen vor, die ihre Erkrankungen sehr genau beschrieben hatten. Sie litten an Anfällen mit Hörverlusten, Schwindel und Ohrgeräuschen. Der eine Kollege klagte bereits 10 Jahre lang über Ohrgeräusche und eine progrediente einseitige Hörstörung. Dann trat bei ihm plötzlich ein heftiger Drehschwindelanfall auf, der die behandelnden Ärzte an einen Schlaganfall denken ließ.

Ein anderer 45-jähriger Kollege hatte primär Fieberschübe und danach starke Ohrgeräusche. Er beobachtete auch eine Verschlechterung des Hörens, und es traten heftige Schwindelanfälle mit Übelkeit und Erbrechen auf.

Eine weitere Beschreibung bezieht sich auf ein junges Mädchen, das sich im Institut von Prosper Menière nach einer heftigen Erkältung mit massiver Otitis und Otorrhoe vorstellte. Es klagte über Taubheit und heftigsten Schwindel. Die eingeleiteten Maßnahmen konnten nicht verhindern, dass diese Patientin 5 Tage später starb. Bei der Obduktion fand Menière Bogengänge im Sinne einer hämorrhagischen Labyrinthitis.

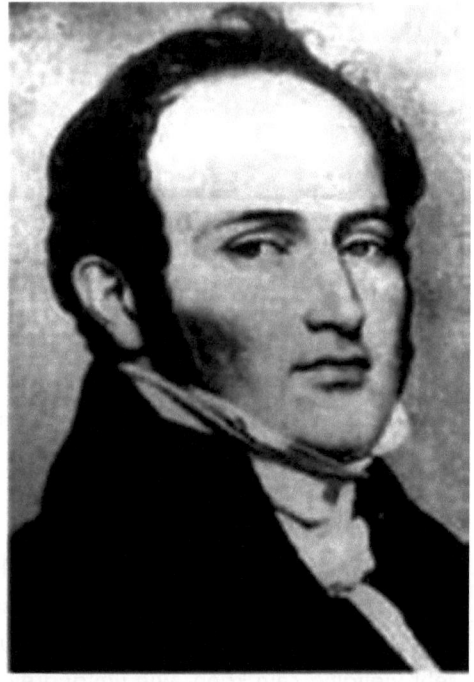

Abb. 1
Prosper Menière

Die Betrachtung derartiger Falldemonstrationen zeigt, dass Prosper Menière sehr unterschiedliche Krankheitsbilder vorstellte, denen lediglich die Symptome Schwindel, Hörstörung und Ohrgeräusche als Leit- bzw. Begleitsymptome gemeinsam wahren. Die Darstellung dieser Symptomatik war Menières vorrangiges Ziel, da er die Ärzte in Paris davon überzeugen wollte, dass derartige Symptome innenohrbedingt auftreten und nicht allein als Folge von apoplektiformen Prozessen, wie es die damalige allgemeine Lehrmeinung vorgab.

Menière beschrieb also nicht das Krankheitsbild, das später seinen Namen erhielt. Er beschrieb lediglich die Kombination von Ohrsymptomen, wobei man bedenken sollte, dass das Ohr vorrangig nur mit Hörstörungen, Schwindel, Tinnitus, Druckgefühl und Schmerzen auf Krankheitsreize reagieren kann.

Es ist verständlich, dass u.a. von Alexander vor der Royal Medical Society 1961 kritisch bemerkt wurde, dass man mit dem Begriff Morbus Menière differenziert umgehen müsse. Der Morbus Menière könne nicht der Sammeltopf für alle Innenohrerkrankungen sein.

Ätiologie und Pathogenese

Pathogenetisch gesehen, erschien der Morbus Menière eine Entität zu sein, nachdem der Otologe Knapp 1871 in Analogie zum Glaukom als Ursache eine intralabyrinthäre Drucksteigerung beschrieb.

Yanajawam J (1938), Hallpike CS, Cairns H (1938) [8, 29] gehören zu den Erstentdeckern des Hydrops endolymphaticus, der als klassisches pathomorphologisches Substrat des Morbus Menière gilt.

Mit der Hyodropstheorie ließ sich das Krankheitsbild in vielen Punkten erklären. Für die Entstehung des Hydrops gelten bis heute prinzipiell folgende Möglichkeiten:

- Malabsorption von Endolymphe,
- Überproduktion von Endolymphe,
- Störung der Elektrolytkonzentrationen,
- Dysfunktionen auf dem Boden von Saccusatrophie, Hypoplasie des Aquaeductus mit engen anatomischen Verhältnissen, anormale Vaskularisation, diverse Perfusionsstörungen etc.

Tierexperimentell konnte die Hydropsentstehung durch die Untersuchungsergebnisse von z.B. Portmann (1921), Kimura und Schuknecht (1965), Naito (1959) u.a. belegt werden. Die meisten durchgeführten Experimente bezogen sich auf chemische oder mechanische Blockaden des Ductus endolymphaticus.

Bemerkenswerterweise beschrieben die Autoren, dass trotz Nachweis einer Hydropsbildung bei vielen Tieren kein Schwindelgefühl ausgelöst werden konnte.

Dennoch ging man stets davon aus, dass beim Menschen der Hydrops endolymphaticus für die Symptomatik der Menière'schen Erkrankung verantwortlich ist. Dafür wurden im wesentlichen zwei Mechanismen als Erklärung herangezogen:

- Intrakochleäre Druckerhöhung drosselt die Innenohrdurchblutung und führt zur Hörminderung,
- Elektrolytverschiebung.

Eine Ruptur der Reissner-Membran führt zum Übertritt von kaliumreicher Endolymphe in den perilymphatischen Raum und löst dort eine Paralyse der efferenten und afferenten Axone aus. Dies erklärt den vorübergehenden Hörverlust mit Schwindel und Ohrgeräuschen.

Die Vorstellung, dass die Ruptur der Reissner-Membran allein für die Anfallsymptomatik verantwortlich sein soll, wurde von Jahnke, K. (1977) kritisch beurteilt. Nach seinen Forschungsergebnissen wird die Perilymph-Endolymphschranke aus Epithelzellen und Zonulae occludentes gebildet, die den Ionenaustausch steuern. Ein erhöhter osmotischer Druck, endokrine und toxische Störungen sowie Durchblutungsmängel lassen die Membranprozesse dekompensieren und öffnen den Weg für den Kaliumaustritt entsprechend einer Kaliumintoxikation in den Perilymphraum.

Die Möglichkeit, dass die Perilymph-Endolymphschranke mit und ohne Hydrops zu einer Elektrolytverschiebung führen kann, erweiterte die Vorstellung der Pathogenese ganz entscheidend, da ja die Elektrolytverschiebung nunmehr als Auslöser der Symptomatik in der pathomechanischen Vorstellung eine wesentliche Ergänzung darstellt.

Es stellt sich nunmehr die Frage, welche Faktoren und Ursachen diesen Pathomechanismus in Gang setzen können. Nach eingehendem Literaturstudium sind die derzeit gängigen Vorstellungen zusammengefasst:

- **Hereditärer Menière**

Manche Studien haben einen autosomal dominanten Erbgang bestätigt. Die genetische Prädisposition führt in ca. 20% zur Entstehung eines Morbus Menière [3, 17].

- **Extrinsic factors**

Otitis media: Paparella untersuchte 1979 [16] insgesamt 560 Felsenbeine. 75 von 194 Präparaten, die eine Otitis media durchlaufen hatten, wiesen einen Hydrops endolymphaticus auf.

- **Traumen**

- **Medikamente** (z.B. Vasopressin)

- **Virusinfekte**

- **Allergien**

Allergien sind als ätiologischer Faktor schon 1923 von Duke [7] beschrieben worden. Spätere Untersuchungsergebnisse stammen von Derebery und Berliner 1998 [6] u.a., und auch im eigenen Krankengut konnte der Zusammenhang zwischen Allergie und Morbus Menière bestätigt werden (Hermann, 1998, persönliche Mitteilung).

Der Saccus ist Ziel der durch allergische Reaktion ausgeschwemmten Mediatoren, die durch Inhalation oder Nahrungsmittelallergene freigesetzt werden. Sie verändern die Membranpermeabilität und öffnen die Schranken. Auch können Immunkomplexe durch gefensterte Blutgefäße in den Endolymphbereich penetrieren und dort Entzündungsreize setzen und ebenfalls die Voraussetzungen für eine Elektrolytverschiebung bilden.

- **Intrinsic factors**

Neben den genetischen, bereits genannten Faktoren sind auch anatomische Varianten als Prädisposition wissenschaftlich nachgewiesen. Hierzu zählen Hypoplasien im Bereich des Mastoids, des Aquaeductus cochleae, des Saccus endolymphaticus, Anomalien vom Mondini-Typ sowie enge Verhältnisse im Bereich des Trautmannschen Dreiecks.

In internationalen Berichten [4, 18] wird auch immer wieder die Otosklerose genannt. Diesbezüglich hat der Autor keine eigenen Erfahrungen, und es erscheint auch ausgesprochen zweifelhaft, zumal in den letzten 20 Jahren im Krankengut der Universität Münster kein Otosklerosepatient mit einer Menière-Symptomatik vorstellig wurde. Auch die Befundkonstellation einer Otosklerose und eines Morbus Menière sind derart unterschiedlich, dass hier eigentlich keine Überschneidungen denkbar sind und die Otosklerose als mögliche Ursache höchstwahrscheinlich nicht in Frage kommt, wenngleich man den Pathomechanismus mit Verdrängung von kochleären Strukturen durch Otoskleroseherde etc. letztlich nicht immer ausschließen kann. Gerade das Thema Otosklerose zeigt aber auch sehr deutlich, dass mit der begrifflichen Ausweitung des Morbus Menière von einigen Autoren sehr großzügig und nicht sehr differenziert umgegangen wird.

Zu den endogenen Faktoren gehört auch die psychische Komponente wie in vielen Anamneseserhebungen und Beschreibungen. Aus eigenen Erfahrungen kann bestätigt werden, dass ein großer Teil der Menière-Patienten zu einem äußerst sensiblen Krankengut zählt. So ist ja auch bekannt, dass der Morbus Menière im Großstadtmilieu sehr viel häufiger ist als in ländlichen Gebieten. Der Pathomechanismus lässt sich psychosomatisch nicht erklären, wohl aber die Neigung zu einer Fehlverarbeitung von Stresssituationen oder ähnlichem.

Immunologische Aspekte

Viele klinische Charakteristika des Morbus Menière sprechen für einen autoimmunologischen Prozess, der im Innenohr abläuft (Abb. 2).
Auch zahlreiche ätiologische Faktoren lassen sich durch immunologische Betrachtungen erklären; in Tierversuchen ließen sich Autoimmunreaktionen am Innenohr auslösen [2, 25, 28].
Desweiteren wurden als Hinweis für autoimmunologische Veränderungen im Innenohr Krankheitsbilder mit audiovestibulären Symptomen, wie z.B. das Cogan-Syndrom, die Polyarthritis nodosa, Morbus Wegener etc. zitiert [22].
Die genannten bekannten Syndrome sind allerdings mit dem Morbus Menière kaum zu verwechseln, da sie sehr eigene Befundkonstellationen und Charakteristika aufweisen. Sie dienen lediglich dazu, die Möglichkeit eines Menière auslösenden Autoimmunprozesses in Erwägung zu ziehen.
Bekanntlich kann ja auch die Verarbeitung von physischem und psychischem Stress bei einzelnen Personen mit unterschiedlicher Hormonausschüttung kombiniert sein. Auch dieser Aspekt führt dazu, dass Autoimmunreaktionen bei diesen prädisponierten Personen die Ursache von Menière auslösenden Elektrolytverschiebungen und Hydropsbildungen sein können.

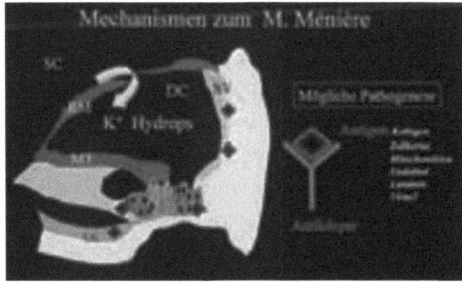

Abb. 2
Immunologische Aspekte zum Morbus Menière

Klassifizierungsversuch

Da Costa et al. haben 2002 folgende Kriterien für die Diagnose eines Morbus Menière vorgestellt [4].

> Box 2 1995 criteria for the diagnosis of Meniere's disease
>
> 1. Recurrent spontaneous episodic vertigo. Definitive spell -spontaneous rotational vertigo lasting at least 20 minutes (commonly serveral hours), often prostrating, accompanied by disequilibrium that may last serveral days; usually nausea (commonly vomiting or retching); no loss of consciousness. Horizontal or horizontal rotatory nystagmus is always present.
> 2. Herearing loss (not necessarily fluctuating).
> 3. Either aural fullness or tinnitus (or both).
>
> **Certain Meniere's** disease is a „definite" disease with histopathologic confirmation.
> **Definite Meniere's** disease requires two or more definitive episodes of vertigo with hearing loss plus tinnitus and/or aural fullness.
> **Probable Meniere's** disease needs only one definitive episode of vertigo and the other symptoms und signs.
> **Possible Meniere's** disease is defined as definitive vertigo with no associated hearing loss or hearing loss with nondefinitive disequilibrium.

Unter Berücksichtigung der multifaktoriellen Genese und insbesondere immunologischer Prozesse ist es durchaus denkbar, dass ein Morbus Menière sich erst in einer gewissen Zeit langsam ausbildet, bis das Vollbild erreicht ist. So gesehen, wäre die Tabelle anwendbar. Andererseits gäbe es aufgrund der eingangs vorgestellten mathematischen und semantischen Definition von Entität nach da Costa einen „halben Morbus Menière (n = 0,5), einen viertel Morbus Menière (n = 0,25) etc." Es wäre also eine Klassifizierung je nach Bedarf möglich, was die Vorstellung von einem klar definierten Krankheitsbild auf den Kopf stellt.

Postuliert man, dass nur das Vollbild eines Menière-Anfalles mit Schwindel, Hörstörung und Tinnitus diesen Namen tragen soll, so sind derartige Klassifizierungen nicht geeignet und sind nur Nahrung für Kritiker [1], die den Morbus Menière als Sammelbecken ungeklärter Innenohrirritationen mißbrauchen – wie auch eigene Verlaufsbeobachtungen bestätigen (Abb. 3).

Therapeutische Ansätze

Die therapeutischen Ansätze sind nicht das Hauptthema der Ausführungen und sollen deshalb nur ausgewählt erwähnt werden, da sie die verschiedenen Vorstellungen vom Morbus Menière untermauern [24].

Geht man von einer Hydropsbildung aus, so sind therapeutisch alle Maßnahmen gerechtfertigt, die diesen Hydrops entlasten. Dazu zählen vor allem die Saccotomie und Drainagetechniken am Labyrinth. Aus eigener Erfahrung wird bestätigt, dass gerade bei engen anatomischen Verhältnissen die Saccotomie erfolgreich sein kann. Auch die American Academy of Otolaryngology – Head and Neck Surgery, Committee on Hearing and Equilibrium bestätigt, dass die Saccuschirurgie in 68% bei namhaften Chirurgen zum Einsatz kam. 33% der behandelnden Ärzte bevorzugten die Aminoglycosidtherapie [27].

Ausschaltungstherapien im Sinne einer kompletten Labyrinthektomie oder Neurektomie werden sicherlich nur in sehr hartnäckigen Fällen indiziert, haben aber bis heute ihren Stellenwert bei derartigen Verläufen mit Ertaubung behalten.

Eine Infusionstherapie mit durchblutungsfördernden Mitteln und vor allem hohen Cortisondosen ist ebenfalls im Anfangsstadium der Erkrankung durchaus ein probates Behandlungskonzept und macht auch Sinn, wenn man einen immunologischen Prozess unterstellen kann. Dies ist besonders der Fall, wenn Infektionen und Erkältungserkrankungen dem Menière'schen Anfall vorausgegangen sind. Diesbezüglich sollte immer eine exakte Anamnese erhoben werden.

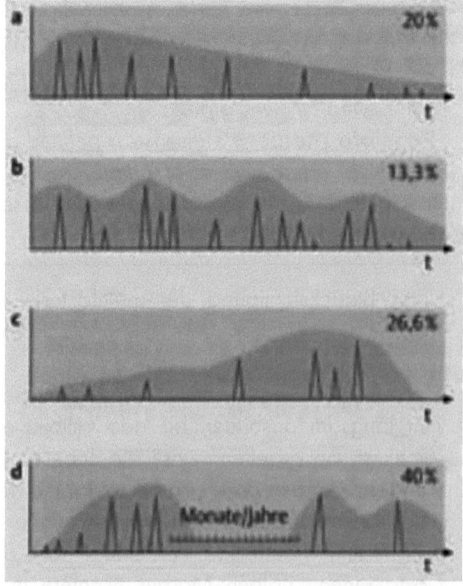

Abb. 3
Verlaufsformen bei Menière-Symptomenkomplex

Schlussfolgerungen

Ätiologisch gesehen, ist davon auszugehen, dass der Morbus Menière keine Entität darstellt, da die multifaktorielle Genese außer Zweifel steht.

Pathogenetisch gesehen, ist der Morbus Menière schon eher eine Entität, wenn man zugrunde legt, dass letztlich viele Erkrankungen zur Entstehung eines Hydrops endolymphaticus bzw. zu einem Aufbruch der Endo-Perilymphschranke führen. Diesbezüglich sind natürlich die Möglichkeiten auch sehr vielfältig, so dass auch pathogenetisch von einer Entität eigentlich nicht die Rede sein kann (Abb. 4). Letztendlich bleibt als Entität nur der von Schwindel, Hörstörung und Tinnitus geprägte

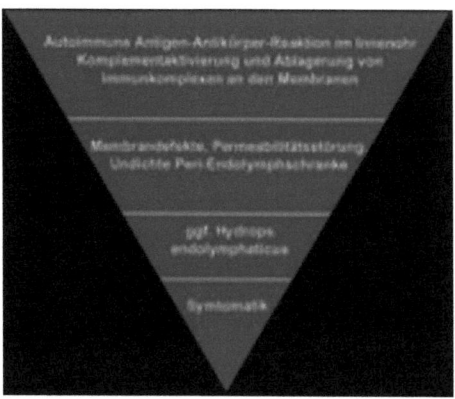

Abb. 4
Pathogenetische Möglichkeiten zur Entwicklung des Menière-Symptomenkomplexes

anfallsartige Symptomenkomplex, sofern man die klassische Definition auf dieses Ereignis beschränkt. Ein Symptomenkomplex ist aber kein Morbus. Daher kann der Morbus Menière auch keine Entität sein.

Da es offensichtlich einen Morbus Menière sui generis nicht zu geben scheint, so hat der Autor in seinen Veröffentlichungen und Büchern in den letzten Jahren auch die Bezeichnung Morbus Menière vermieden und den Begriff durch Menièreschen Symptomenkomplex ersetzt.

Den Philosophen in unseren Reihen bleibt der Morbus Menière allerdings als Entität erhalten, da philosophisch gesehen ja Entität als Begriff für „das Dasein eines Dinges, ohne Rücksicht darauf, was es ist," verwendet wird.

Literatur

1. Alexander E (1961/62) Diskussionsbemerkung. Zbl Hals Nas Ohrenheilk 72: 276
2. Arnold W (1981) Zur Pathophysiologie und Klinik des Morbus Menière. Laryng Rhinol Otol 60: 601–608
3. Arweiler DJ, Jahnke K, Grosse-Wilde H (1995) Morbus Menière als autosomal dominant vererbte Erkrankung. Laryng Rhinol Otol 74: 512–515
4. Costa da SS, Alves de Sousa LC, de Toledo Piza MR (2002) Meniere's disease: overview, epidemiology and natural history. Otolaryngol Clin N Am 35: 455–495
5. Cruijsen van M, Wit H, Albers F (2003) Psychological aspects of Menière disease. Acta Otolaryngol (Stockh) 123: 340–347
6. Derebery MJ, Berliner KI (1998) Allergy for the otologist. External canal to inner ear. Otolaryngol Clin North Am 31: 157–173
7. Duke WW (1923) Menière's syndrome caused by an allergy. JAMA 81: 2179–2181
8. Hallpike KDS, Cairns H (1938) Observations on the pathology of Menière's disease. J Laryngol Otol 53: 624–654
9. Jahnke K (1977) Zur Pathogenese der akuten Symptome des Morbus Menière. Laryng Rhinol Otol 56: 402–406
10. Kimura RS, Schuknecht HF (1965) Membranous hydrops in the inner ear of the guinea pig after obliteration of the endolymphatic sac. Prac Otorhinolaryngol 27: 343–354
11. Knapp H (1871) Clinical analysis of inflammatory affections of the inner ear. Arch Ophthalmol Otol 2: 204–283
12. Mancini FC, Catalani M, Carru M, Monti B (2002) History of Meniere's disease and its clinical presentation. Otolaryngol Clin N Am 35: 565–580
13. Menière P (1861) Observations des maladies de l'oreille interne caractérisées par des symptomes de la congestion cérébrale apoplectiforme. Gaz méd Paris 16: 379–380
14. Menière P (1861) Sur une forme de surdité grave dèpendant d'une lésion de l'oreille interne. Gaz méd Paris 16: 29
15. Naito T (1959) Clinical and pathological studies in Ménière's disease. Proc Otorhinolaryngol Soc Jap: 1–19
16. Paparella MM, Goycoolea M, Meyerhof WL, Shea D (1979) Endolymphatic hydrops and otitis media. Laryngoscope 81: 43–54
17. Paparella MM (1985) The cause (multifactorial inheritance) and pathogenesis (endolymphatic malabsorption) of Meniere's disease and its symptoms (mechanical and chemical). Acta Otolaryngol (Stockh) 99: 445–451
18. Paparella MM, Djalilian HR (2002) Etiology, pathophysiology of symptoms, and pathogenesis of Meniere's disease. Otolaryngol Clin N Am 35: 529–545
19. Politzer Al (1867) Über Läsion des Labyrinthes. Arch Ohrenheilk 2: 88–99
20. Portmann G (1926) Récherches sur le sac endolymphatique: résults et surgical. Acta Otolaryngol (Stockh) 11: 110–137
21. Rauch kSD, Merchant SN, Thedinger BA (1989) Meniere's syndrome and endolymphatic hy-

drops. Double-blind temporal bone study. Ann Otol Rhinol Laryngol 98: 873–883
22. Rudack C (1995) Immunologie des Innenohres. HNO 43: 275–281
23. Sando I, Orita Y, Hirsch BE (2002) Pathology and pathophysiology of Meniere's disease. Otolaryngol Clin North Am 35: 517–529
24. Schmäl F, Stoll W (2003) Medikamentöse Schwindeltherapie. Laryngo Rhino Otol 82: 44–66
25. Soliman AM (1992) Immune-mediated inner ear disease. Am J Otol 13: 575–579
26. Stoll W, Most E, Tegenthoff M (2004) Schwindel und Gleichgewichtsstörungen. Stuttgart, New York: Thieme
27. Thorp MA, Shehab ZP, Bance ML, Rutka JA (2003) The AAO-HNS Committee on Hearing and Equilibrium Guidelines for the diagnosis and evaluation of therapy in Menière's disease: have they been applied in the published literature of the last decade? Clin Otolaryngol: 173–176
28. Weidauer H, Arnold W, Seelig HP (1977) Nachweis von Basalmembranantikörpern im Innenohr bei experimenteller Masugi Nephritis. Laryng Rhinol 562: 500–507
29. Yamakawa K (1938) Über pathologische Veränderungen bei einem Menière-Kranken. J Otolaryngol Soc Jap 44: 181–182

Die rezidivierende vestibuläre Funktionsstörung – Vorgehen für Praxis und Klinik

F. WALDFAHRER, C. FINKE und H. IRO

Rezidivierende vestibuläre Störungen und Schwindelattacken stellen den (HNO-) Arzt vor allem dann vor diagnostische Schwierigkeiten, wenn die Symptomatik zum Zeitpunkt der Untersuchung nicht besteht und sich auch nicht provozieren lässt. Die apparative Diagnostik ist häufig nicht im erforderlichen Maße ergiebig, zu hoffen ist auf eine Fortführung der Entwicklung von Telemetriesystemen. Eine präzise Anamneseerhebung ist in jedem Fall unerlässlich, vor allem auch zur Aufdeckung von Begleit- oder Brückensymptomen, die den Verdacht auf ein neurologisches Krankheitsbild lenken lassen. Es muss aber auch berücksichtigt werden, dass viele Patienten die Symptome einer Kreislaufregulationsstörung unter dem Begriff des Schwindels subsumieren.

Die audiologische Diagnostik hilft bei der Erkennung der typischen neurootologischen Krankheitsbilder. So wird aus einem rezidivierenden „Hörsturz" mit vestibulärer Beteiligung nicht selten ein Morbus Menière – eine Diagnose, die im klinischen Alltag außerhalb der HNO-Heilkunde oft verkannt zu werden scheint. Demgegenüber ist der typische paroxysmale Lagerungsschwindel leicht zu anamnestizieren und mittels Lagerungsprüfung zu verifizieren. Die akute periphere Vestibulopathie, auch mit der unglücklichen Bezeichnung Neuritis bzw. Neuropathia vestibularis versehen, präsentiert sich im klinischen Alltag mit zwei Verlaufsformen. Während im einen Fall ein irreversibler Labyrinthausfall auftritt, kommt es bei der zweiten Form zu einer raschen Besserung der Symptomatik mit Restitutio ad integrum. Bei dieser Form sind somit auch Rezidive möglich. Mittelohr bedingte rezidivierende Schwindelattacken können bei Bogengangsfisteln, nach Stapesoperationen und bei Radikalhöhlenträgern auftreten – hier fällt in aller Regel die Diagnosestellung leicht. Es gibt bislang im Gegensatz zur Trigeminusneuralgie keine überzeugende Evidenz, dass Gefäßschlingen im und am inneren Gehörgang vestibuläre Paroxysmien auslösen können. Bei Hinweisen auf ein zentral-vestibuläres Geschehen als Auslöser des rezivierenden Schwindels ist neben einer vollständigen neurologischen Untersuchung meist eine kranielle bildgebende Diagnostik erforderlich. Die Therapie richtet sich nach der zugrunde liegenden Pathophysiologie. Während für den M. Menière ein gut evaluierter Stufentherapieplan existiert, bestehen therapeutische Schwierigkeiten vor allem bei allen Patienten, deren subjektive Symptomatik sich nicht objektivieren lässt. Die Eigenmedikation bedarf einer kritischen Analyse ebenso wie die individuellen Lebensgewohnheiten. Zu warnen ist hierbei vor dem Einsatz sedierender Antivertiginosa, vielmehr sollte ein aktives Kompensationstraining, ggf. in Kombination mit nicht-sedierenden Antivertiginosa, zur Anwendung kommen.

1. Einführung

Rezidivierend auftretender Schwindel mit symptomfreien Phasen führt im klinischen Alltag nicht selten zu erheblichen differenzialdiagnostischen und -therapeutischen Problemen, da sich im Intervall – zum Zeitpunkt der Konsultation bzw. Gleichgewichtsdiagnostik – häufig kein Richtung weisender pathologischer Befund mehr nachweisen lässt. Der entscheidende Schlüssel zu anfalls- bzw. attackenweise auftretendem Schwindel ist somit zumeist die exakte, strukturierte Anamnese.

Tabelle 1. Erkrankungen mit rezidivierendem Schwindel

Typische & häufige Ursachen
- Nicht-vestibulärer „Schwindel": orthostatische Regulationsstörungen, vagovasale Reaktionen, Hypotonie, Hypertonie, Arrhythmie
- Morbus Menière (einschließlich Lermoyez-Syndrom, Tumarkin-Anfall)
- Benigner paroxysmaler Lagerungsschwindel
- „Zerebrovaskuläre Insuffizienz"
- Zervikogener Schwindel
- Encephalomyelitis disseminata

Untypische & seltene Ursachen
- Rezidivierender Labyrinth„ausfall"
- Perilymphfistel, Superior canal dehiscence syndrom
- Defektheilung nach Labyrinthaffektionen
- Zentraler Lageschwindel
- Vestibularis-Paroxysmien (Gefäßschlinge)
- Vestibuläre Migräne (Basilarismigräne)
- vestibuläre Epilepsie (Vertigo epileptica)
- Phobischer Schwankschwindel

Neben einigen gut definierten, pathophysiologisch weitgehend aufgeklärten peripher-vestibulären Erkrankungen kommen auch zentralvestibuläre Läsionen und nicht vestibuläre Ursachen als Auslöser von rezidivierendem Schwindel in Betracht.
In Tabelle 1 sind Erkrankungen aufgezählt, bei denen rezidivierende Schwindelanfälle bzw. -attacken auftreten können.

2. Anamneseerhebung bei rezidivierendem Schwindel

Der typische Patient mit rezidivierendem Schwindel weist zum Zeitpunkt der ärztlichen Konsultation keine oder allenfalls noch residuelle Symptome auf. Zur Eingrenzung der differenzialdiagnostischen Optionen ist das Anamnesegespräch von essentieller Bedeutung. Folgende Aspekte sollten hinterfragt werden:

- **Art des Schwindels: Dreh-, Lift-, Schwankschwindel, Fallneigung etc.**

Als „Faustregel" kann gelten, dass konkrete, gut beschreibbare Schwindelsymptome wie Drehschwindel, Liftschwindel oder gerichteter Schwankschwindel eher einer peripher-vestibulären Genese zuzuordnen sind, während diffuse, schwer beschreibbare, mitunter bizarre Symptome eher für eine zentral-vestibuläre Genese sprechen. Beschreibt der Patient dagegen ein Schwarz-werden-vor-den-Augen vor allem in Verbindung mit schnellen Lagewechseln, so ergibt sich ein Hinweis für eine nichtvestibuläre Problematik, namentlich eine orthostatische Regulationsstörung.

- **Umstände des Auftretens, Provozierbarkeit**

Klar definierbare, vorhersehbare Situationen, in denen die Schwindelsymptomatik auftritt, lassen ebenfalls in erster Linie an eine periphervestibuläre Ursache denken. Das klassische Beispiel für einen provozierbaren Schwindelanfall ist der benigne paroxysmale Lagerungsschwindel, ausgelöst durch eine bestimmte Art des Lagewechsels. Besteht dagegen keine reproduzierbare Auslösesituation und treten die Schwindelattacken „aus heiterem Himmel" auf, ist eher an eine zentral-vestibuläre Läsion zu denken.

- **Dynamik**

Auch aus dem zeitlichen Verlauf einer Schwindelattacke lassen sich Rückschlüsse auf den Ort der Läsion ziehen. Verläuft der Anfall immer gleichartig, spricht dies eher für eine peripher-vestibuläre Läsion. Wechselnde Abläufe mit unterschiedlicher Zeitdauer sind eher typisch für eine zentral-vestibuläre Läsion.
Bei wiederkehrenden Schwindelepisoden empfiehlt es sich, den Patienten zu bitten, ein Schwindeltagebuch zu führen. Hierin sollten Zeitpunkt und Dauer der Symptomatik und die Umstände ihres Auftretens dokumentiert werden.

- **Begleitsymptome: z.B. Hörminderung, Tinnitus, Paresen, Sensibilitätsstörungen, Visusverschlechterung**

Hörminderung und Tinnitus sind typische Begleitsymptome einer peripher-vestibulären Läsion. Anfallsweise auftretender Schwindel in Verbindung mit Hörminderung und Tinnitus ist als Menière-Trias das typische Leitsymptom des Morbus Menière, auf den später noch einzugehen ist.
Paresen, Sensibilitätsstörungen, Bewusstseinsstörungen, Kopfschmerzen und Visusbeeinträchtigungen sind dagegen Begleitsymptome, die mit einer peripher-vestibulären Genese einer Gleichgewichtsstörung nicht vereinbar sind. Gleiches gilt bis auf wenige Ausnahmen (z.B. „Tumarkinsche Otolithenkrise", die nicht mit einem Bewusstseinsverlust einhergeht) für Schwindelanfälle mit Sturzereignissen.

- **Aura**

Die Aura, d.h. die Vorausahnung einer eintretenden Schwindelsymptomatik ist ebenfalls ein Leitsymptom einer zentral-vestibulären Läsion, analog zur klassischen Migräne. Aber auch ein Morbus Menière kann mit einer Art Aura einhergehen. Das Vorhandensein einer Aura spielt vor allem eine wichtige Rolle bei der Beurteilung der Verkehrstauglichkeit von Patienten mit rezidivierenden Gleichgewichtsstörungen.

- **Einfluss von Medikamenten, Drogen, Alkohol**

Zweifelsohne können Medikamente und Genussgifte je nach Applikationsintervall rezidivierende Schwindel„anfälle" herbeiführen. Ein banales Beispiel ist die Alkoholintoxikation mit ihren typischen vestibulären Symptomen und Befunden (positional alcohol nystagmus, PAN), bedingt durch die Gegenwart des im Vergleich zu Endolymphe weniger dichten Alkohols. Aber auch zahlreiche Pharmaka können über direkte und indirekte Mechanismen (Blutdrucksenkung, Volumenmangel, Bradykardisierung, arrhythmogene Potenz etc.) eine Schwindelsymptomatik provozieren. Umgekehrt bewirken viele Psychopharmaka eine zentrale Sedierung bis hin zur Vigilanzstörung.

3. Diagnostische Maßnahmen bei rezidivierendem Schwindel

Zumeist lässt sich aufgrund der **Anamnese** anhand obiger Aspekte der Kreis der in Frage kommenden Differenzialdiagnosen bereits beträchtlich einengen.
Auf eine **HNO-ärztliche Spiegeluntersuchung** sollte in keinem Fall verzichtet werden.

Besonderes Interesse gilt dem Ohrbefund, der nähere Erkenntnisse hinsichtlich des Vorliegens einer Ohrerkrankung (z.B. Otitis media acuta, Otitis media chronica, Cholesteatom) liefert. Die klassischen **Stimmgabeluntersuchungen** (binauraler Vergleich der Knochenleitung nach Weber; monauraler Vergleich zwischen Knochen- und Luftleitung nach Rinne) geben in Zusammenschau mit der Anamnese Hinweise auf eine begleitende Hörstörung. Im Rahmen der weiteren Abklärung sollte auf eine **audiometrische Diagnostik** nicht verzichtet werden, selbst wenn subjektiv keine Hörminderung besteht. Die Tonschwellenaudiometrie stellt hierbei die „Screening-Untersuchung" dar, die Indikation zu weiteren Tests einschließlich der Hirnstammaudiometrie (BERA) ergibt sich aus deren Ergebnis.

Vor allem bei anamnestischen Hinweisen auf eine zentrale Störung ist eine – zumindest orientierende – **neurologische Untersuchung** angezeigt. Wichtigste Teilaspekte sind hier die dezidierte **Hirnnervenfunktionsprüfung und die Prüfung der zerebellären Koordination**.

Bereits bei der Initialuntersuchung empfiehlt sich eine orientierende Untersuchung auf Spontan- und Provokationsnystagmen unter der **Frenzel-Brille**.

Entscheidende Bedeutung hat jedoch die **ausführliche Gleichgewichtsprüfung**, die die in Tabelle 2 genannten Komponenten umfassen sollte. Eine wichtige Voraussetzung für die artefaktfreie Beurteilbarkeit der Befunde ist der fehlende Einfluss von Pharmaka und Alkohol auf das vestibuläre System. Somit sollten Antivertiginosa, Psychopharmaka und auch andere Substanzen mit zentraler (anticholinerger, antidopaminerger, antihistaminerger) Wirkkomponente in ausreichendem zeitlichem Abstand zur Gleichgewichtsprüfung abgesetzt werden.

Eine Gleichgewichtsprüfung, die unter der Einwirkung von Antivertiginosa und anderer zentral wirksamer Pharmaka durchgeführt wird, besitzt in aller Regel keinerlei diagnostische Aussagekraft!

Tabelle 2. Komponenten der ausführlichen Gleichgewichtsprüfung

Obligate Komponenten
- Prüfung auf Spontannystagmus und Provokationsnystagmus (Frenzel-Brille und Computer- bzw. Videookulographie)
- Prüfung auf Blickrichtungsnystagmus
- kalorische Labyrintherregbarkeitsprüfung (Kalt- und Warmspülung)
- Lage- und Lagerungsprüfung (Frenzel-Brille und Computer- bzw. Videookulographie)
- Prüfung der vestibulospinalen Reaktionen (Romberg, Unterberg, Blindgang)
- zerebelläre Koordinationsprüfungen
- optokinetische Prüfung, Sakkadentest, langsame Blickfolge
- Drehstuhlprüfungen
- Zervikaltest(s)

Fakultative Komponenten
- statische Posturographie
- dynamische Posturographie
- Ableitung der VEMPs und sonstige Otolithenfunktionstests

Wie bereits oben angedeutet, besteht bei rezidivierenden Schwindelanfällen mit beschwerdefreien Intervallen die grundsätzliche Gefahr, dass im Intervall unspezifische Befunde bis hin zum Normalbefund erhoben werden, die keinerlei diagnostische Eingrenzung ermöglichen.

Hier stellt ein **Telemetrie-ENG-System** eine diagnostische Option dar; der Patient erhält hierbei ein ENG-Registrierungsgerät mit nach Hause, das beim Auftreten einer akuten Schwindelsymptomatik zur Registrierung der Elektronystagmographie aufgesetzt werden kann.

Vor allem bei Hinweisen auf eine zentrale Genese der Schwindelsymptomatik ist in aller Regel eine bildgebende Diagnostik erforderlich. Die **Magnetresonanztomographie** stellt hierbei das Verfahren der ersten Wahl dar. Es stehen mehrere Sequenzen zur Verfügung, die die Zielstrukturen (Cochlea, innerer Gehörgang, Kleinhirnbrückenwinkel) optimiert exponieren. Mit der Computertomographie lassen sich demgegenüber die Strukturen des Hirnstamms infolge von Aufhärtungsartefakten nur bedingt darstellen.

Mittels der **MR-Angiographie** kann eine Visualisierung der Gefäßstrukturen im Kleinhirnbrückenwinkel und im inneren Gehörgang – speziell unter dem Aspekt des Nachweises einer Gefäßschlinge (siehe unten) – erfolgen.

Die **Doppler- bzw. Duplex-Sonographie** der hirnversorgenden Gefäße stellt eine weitere wichtige Komponente der Abklärung bei rezidivierendem Schwindel dar. Besonders zu achten ist auf den Fluss in den Aa. vertebrales und auf Flussumkehrphänomene (z.B. Subclavian Steal Syndrom).

Je nach (Begleit-)Symptomatik kann eine (neuro-)**ophthalmologische Konsiluntersuchung** nützliche differenzialdiagnostische Hinweise liefern.

Ergeben sich Indizien für eine zervikale Genese der Schwindelsymptomatik, sollte eine **orthopädische Abklärung** veranlasst werden – hier ist der Hinweis angebracht, dass man sich vergewissern sollte, ob der konsiliarisch tätige Orthopäde der nach wie vor kontroversen Thematik des zervikogenen Schwindels gegenüber aufgeschlossen ist.

Bei anamnestischen Hinweisen auf eine nichtvestibuläre Ursache von Schwindelbeschwerden (z.B. „Schwarz-Werden vor den Augen" bei Lagewechsel) kommt eine **Kipptischuntersuchung** in Betracht.

Die Labordiagnostik kann im Allgemeinen wenig zur Differenzialdiagnostik des rezidivierenden Schwindels beitragen. Ausnahmen sind schwere Elektrolytentgleisungen und ausgeprägte Anämien bzw. Polyzytämien.

4. Analyse von Anamnese und Befunden

Bei den differenzialdiagnostischen Überlegungen bei rezidivierendem Schwindel sollte an erster Stelle der Auslöser der Symptomatik analysiert werden. Folgende auslösende Situationen sind vorstellbar:

- Lagewechsel,
- Belastung, Anstrengung,
- Luftzug, Manipulationen am Gehörgang,
- Auslöser unbekannt/kein Auslöser.

4.1 Lagewechsel als Auslöser von rezidivierendem Schwindel

Führt der dynamische Vorgang der Änderung der Körperposition reproduzierbar zu einem gleichförmig ablaufenden Schwindel „anfall", so ist in erster Linie an den so genannten **benignen paroxysmalen Lagerungsschwindel** (BPLS; benign paroxysmal positional vertigo, BPPV) zu denken. Pathophysiologisch liegt bei diesem Krankheitsbild eine Dislokation von (degenerierten) Otokonien aus den Rezeptororganen für Linearbeschleunigungen (Utriculus und Sacculus) in die Rezeptororgane für Winkelbeschleunigungen (Bogengänge) vor. Hierdurch erlangt der betroffene Bogengang die Funktion eines Schwerkraft sensitiven Rezeptororgans. Ein Lagewechsel löst dann eine einseitige relative Endolymphströmung mit konsekutiver Erregung bzw. Hemmung des Rezeptororgans aus, resultierend in der subjektiven Schwindelwahrnehmung. Man geht heute davon aus, dass die Otokonien frei in den Bogengängen (hier bevorzugt im posterioren Bogengang) im Sinne einer Canalolithiasis flottieren; die früher angenommene Cupulolithiasis, d.h. die Anlagerung der Otokonien an die Cupula, kommt dagegen nur sehr selten vor.

Die Absprengung von Otokonien tritt häufig als Folge eines stumpfen Schädeltraumas auf, kann aber auch postoperativ, nach einem akuten Labyrinthausfall oder idiopathisch bzw. degenerativ beobachtet werden.

Die Theorie der Canalolithiasis wurde allerdings kürzlich von Gacek [3] kritisch hinterfragt und in Zweifel gezogen. Demnach sind versprengte Otokonien auch bei asymptomatischen Personen häufig vorzufinden, während bei BPLS-Patienten nicht regelmäßig eine Canalolithiasis nachweisbar war. Nach der Hypothese von Gacek liegt dem BPLS eine primär neuronale, degenerative Störung in den Neuronen der Otolithen vor, die zu einem Verlust des inhibitorischen Einflusses der Otolithenorgane auf die Bogengangsorgane führen.

Als weitere Ursachen für einen durch Lagewechsel ausgelösten Schwindel kommen ferner in Betracht:

- Zervikogener Schwindel,
- (Zerebro-)vaskulärer Schwindel,
- Lagefistelsymptom bei Perilymphfisteln,
- Zentraler Lageschwindel,
- Alkohollageschwindel (PAN).

Die Auslösbarkeit einer Schwindelsymptomatik durch eine Gefügestörung der Halswirbelsäule ist seit langem Gegenstand der wissenschaftlichen Diskussion, ein Konsens scheint nach wie vor in weiter Ferne zu liegen. Es würde den Rahmen dieses klinisch-praktisch orientierten Übersichtsartikels sprengen, die aktuellen Kontroversen wiederzugeben bzw. zu kommentieren. Die Existenz eines **zervikogenen Schwindels** kann bei entsprechendem Beschwerdebild zumindest anhand von alltäglichen klinischen Erfahrungen bestätigt werden. Dies gilt vor allem dann, wenn sich in der Vestibularisprüfung ein sog. Zervikalnystagmus nachweisen ließ. Die weitere Diagnostik und Therapie sollte dann durch einen manualmedizinisch orientierten Orthopäden erfolgen.

Zerebrovaskulärer Schwindel stellt ebenfalls ein diagnostisches Problem dar, zumal das Krankheitsbild nicht exakt definiert und wohl auch nicht definierbar ist. Dies gilt vor allem dann, wenn keine weiteren neurologischen Symptome vorliegen, die ein neurologisches Syndrom (z.B. dorsolaterales Medulla oblongata Syndrom [Wallenberg]) definieren. Isolierte rezidivierende Schwindelattacken können auf eine transitorische ischämische Attacke (TIA) im vertebrobasilären Stromgebiet hinweisen. Die (Verdachts-)Diagnose eines zerebrovaskulären Schwindels kann nur nach einer bildgebenden Diagnostik der hirnversorgenden Gefäße gestellt werden. Als erster Schritt bietet sich die Duplexsonographie an,

im zweiten Schritt ist die MRT-Diagnostik indiziert, um Ischämien bzw. Blutungen im Bereich der hinteren Schädelgrube und des Hirnstamms nachzuweisen bzw. auszuschließen. Zu beachten ist, dass zerebrovaskulärer Schwindel in aller Regel nicht reproduzierbar – z.B. durch Reklination des Kopfes – auslösbar ist. Zu warnen ist vor der Stellung der Diagnose ohne eindeutiges Korrelat, der Begriff „vertebrobasiläre Insuffizienz" sollte – weil pathophysiologisch unzutreffend – gänzlich vermieden werden. Der Nutzen einer Medikation von Acetylsalicylsäure zur Primär- und Sekundärprävention zerebrovaskulärer Insulte ist noch umstritten. Im Bedarfsfall kann eine probatorische Medikation mit Antivertiginosa erfolgen. Hier sollten ausschließlich nicht-sedierende Substanzen bzw. Substanzkombinationen Anwendung finden, insbesondere auch um die überwiegend älteren Patienten nicht durch eine Sedierung einer erhöhten Sturzgefahr auszusetzen.

Das **Lagefistelsymptom** ist demgegenüber eindeutig definiert. Hier handelt es sich um durch Lagewechsel ausgelösten Schwindel mit Nystagmen beim Vorliegen einer Perilymphfistel. Ursächlich ist eine durch den Lagewechsel ausgelöste Endolymphströmung. Ist die neue Lage mit einer intrakraniellen Drucksteigerung verbunden (z.B. Kopftieflage), ist ein Nystagmus zur gesunden Seite, bei intrakranieller Drucksenkung ein Nystagmus zur kranken Seite zu erwarten. Das Lagefistelsymptom hat seine Bedeutung vor allem beim Vorliegen eines Cholesteatoms, wobei sich bei positivem Lagefistelsymptom in aller Regel eine dringliche Operationsindikation ergibt. Am Rande sei hier auch noch das superior canal dehiscence syndrome genannt, das erst kürzlich beschrieben wurde und eine vergleichbare Symptomatik aufweist.

Der **zentrale Lageschwindel** muss vom peripheren (benignen, paroxysmalen) Lagerungsschwindel abgegrenzt werden. Hier ist nicht der dynamische Vorgang des Lagewechsels, sondern die (statische) Lage eo ipso Ursache des Schwindels. Der begleitende Nystagmus ist typischerweise richtungswechselnd bei Lagewechsel und weist als wesentlichen Unterschied zum BPLS kein Crescendo-Decrescendo-Phänomen und keine Habituation auf. Auch dauert der Schwindelanfall länger als die typischen 10 bis 30 Sekunden beim BPLS. Ursache ist eine Hirnstammläsion unter Einbeziehung der Vestibulariskerne. Eine solche Läsion ist nicht selten von weiteren Hirnnervenläsionen begleitet.

Der **Alkohollageschwindel** wurde bereits oben erwähnt. Bei negativer Anamnese kann im Einzelfall bei klinischem Verdacht eine Ethanolbestimmung im Blut den entscheidenden Hinweis geben.

4.2 Belastung bzw. Anstrengung als Auslöser von rezidivierendem Schwindel

Das dem zentralen Nervensystem zuzurechnende Vestibularsystem verfügt über Informationszuflüsse nicht nur aus den paarigen peripheren Rezeptororganen, sondern auch aus dem visuellen und dem propriozeptiven System. Es ist leicht vorstellbar, dass das System bei Überschreiten einer bestimmten Grenze überfordert ist und dies durch das „Warnsymptom" Schwindel offenbart. Die Grenze ist hierbei individuell verschieden und zudem situationsabhängig. Schwindel durch visuelle Reizüberflutung (z.B. Bildschirmflimmern, rasche Bildfolge, ausgeprägte Helligkeitsunterschiede) ist hier ebenfalls typisch wie Schwindel bei vestibulärer Belastung (z.B. Höhenschwindel, Schwindel beim Blick in die Tiefe, Kinetosen). Es muss der Einzelfallbeurteilung überlassen bleiben, ob eine physiologische Überlastungsreaktion oder ein pathologischer Prozess vorliegt.

Auch ein nicht, falsch oder unzureichend korrigierter Sehfehler kann zu (Belastungs-)Schwindel führen. Erforderlichenfalls sollte also ein Augenarzt herangezogen werden.

Tritt die Schwindelsymptomatik in Zusammenhang mit körperlichen Ausnahmepositionen (z.B. Überkopfarbeit) auf, so muss auch an eine belastungsabhängige Durchblutungsstörung gedacht werden. Das klassische Beispiel hierfür ist das Subclavian Steal Syndrom.

Tritt Schwindel im Zusammenhang mit der Einwirkung höherer Schalldrücke auf, so könnte ein so genanntes **Tullio-Phänomen** vorliegen. Hierbei liegt eine knöcherne Bogengangsfistel bei intakter Schallleitungskette zugrunde. Die über das Mittelohr auf die Stapesfußplatte übertragenen Schalldrücke bedingen eine relative Endolymphströmung durch eine Auswärtsbewegung des membranösen Labyrinths im Bereich der Bogengangsfistel.

4.3 Luftzug und Manipulationen am Gehörgang als Auslöser von rezidivierendem Schwindel

Schwindel, der im Zusammenhang mit der Einwirkung von Luftzug auf ein Ohr auftritt, beruht höchstwahrscheinlich auf einer kalorischen Reizung des Bogengangssystems, hier speziell des dem äußeren Gehörgang am nächsten gelegenen horizontalen Bogengangs. Allerdings ist es wenig wahrscheinlich, dass bei normalen anatomischen Verhältnissen durch Luftzug ein derartiger kalorischer Schwindel ausgelöst wird. Vielmehr bedarf es einer Alteration der Anatomie des äußeren Gehörgangs, damit eine akzidentell auf den Gehörgang einwirkende Kalorisation eine Reizung herbeiführen kann. Eine typische Konstellation ist der Zustand nach Anlage einer Radikalhöhle, bei der die knöcherne Bedeckung der Bogengänge regelmäßig reduziert wird (Abb. 1). Bei „Radikalhöhlenträgern" kann daher Luftzug, beispielsweise hervorgerufen durch Autofahren mit geöffnetem Seitenfenster, Motorradfahren ohne Bedeckung der Ohren, Schwimmen und Tauchen, eine kalorische Reizung eines Labyrinths mit konsekutivem (Dreh-)schwindel auslösen. Fast ausschließlich handelt es sich dann um einen Kaltreiz, somit wäre ein Horizontalnystagmus zum Gegenohr zu beobachten.

Sofern dieser Schwindel als außerordentlich lästig empfunden wird und die Lebensumstände des betroffenen Patienten kein Vermei-

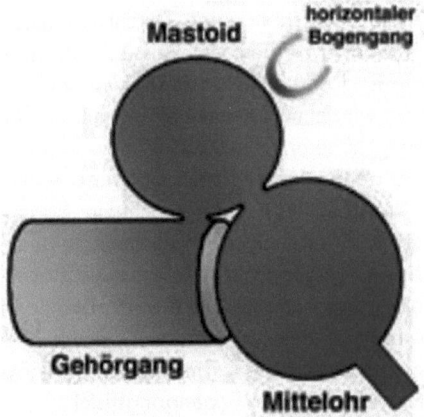

Abb. 1
Schematische Illustration zur veränderten topographischen Anatomie nach Anlage einer sog. Radikalhöhle. Das Bogengangsystem, vor allem der horizontale Bogengang, ist gegenüber einer Kalorisation vermehrt exponiert

dungsverhalten ermöglichen, kann eine operative Verkleinerung der Radikalhöhle erwogen werden.

4.4 Rezidivierender Schwindel mit unbekanntem oder unklarem Auslöser

Der **Morbus Menière** ist eine klassische Ursache für rezidivierende Schwindelattacken. Die Verdachtsdiagnose sollte beim vollständigen Vorliegen der von Prosper Menière 1861 beschriebenen, aus Anfallsschwindel, anfallsweiser Hörminderung und anfallsweisem Tinnitus bestehenden Trias nicht schwer fallen. Allerdings findet sich vor allem in der Frühphase der Erkrankung häufig nicht diese „Lehrbuchsymptomatik", stattdessen führen mono- und oligosymptomatische Anfälle zu differenzialdiagnostischen Schwierigkeiten. Somit kann auch einem isolierten Drehschwindelanfall ohne begleitende Hörstörung ein Menière-Anfall zugrunde liegen.
Pathophysiologisch liegt beim Morbus Menière ein endolymphatischer Hydrops vor, bei dessen Fortschreiten es schließlich nach klassischer Vorstellung zu einer Ruptur der Reissnerschen Membran mit Vermischung von Peri- und Endolymphe kommt. Der hierdurch bedingte Verlust des kochleären Potenzials bewirkt eine akute Funktionsstörung des kochleovestibulären Apparates mit den oben genannten Symptomen. Innerhalb einer Zeitspanne von wenigen Stunden „heilt" das Leck in der Reissnerschen Membran, und das kochleäre Potenzial baut sich wieder auf.

Am Rande sei erwähnt, dass diese Hypothese zur Pathophysiologie des Morbus Menière, der überdies korrekterweise besser als Menièrescher Symptomenkomplex bezeichnet werden sollte, nicht widerspruchsfrei ist und daher kontrovers diskutiert wird. Heute geht man beispielsweise von einer passageren (lokalen) Permeabilitätserhöhung der Reissnerschen Membran und nicht mehr von einer Ruptur aus.

Gerade auch beim Morbus Menière besteht das diagnostische Dilemma, dass die betroffenen Patienten während eines Anfalls diagnostischen Maßnahmen gegenüber wenig aufgeschlossen sind. Präklinisch verabreichte Medikamente (typischerweise Dimenhydrinat) verwässern überdies die diagnostische Schärfe. Aber auch schon die Beobachtung des typischen zweifachen Wechsels der Nystagmusschlagrichtung hilft diagnostisch erheblich weiter. Der anfangs bestehende Reiznystagmus zum erkrankten Ohr kehrt sich nach erfolgter Lymphvermischung in einen Ausfallnystagmus zum gesunden Ohr um, um dann nach Lymphentmischung in einen Erholungsnystagmus zum kranken Ohr umzuspringen. Der passagere initiale Reiznystagmus entzieht sich allerdings zumeist einer klinischen Beobachtung. Diagnostisch hilfreich ist auch der Nachweis einer einseitigen tieftonbetonten Schallempfindungsschwerhörigkeit, die als typisch für den Morbus Menière angesehen werden kann. In diesem Fall kann der Glycerol-Test nach Klockhoff oder der Furosemid-Test angeschlossen werden. Kommt es nach der Anwendung dieser Osmotherapeutika bzw. Diuretika zu einer

definierten Verbesserung der Hörschwelle, kann dies als Hinweis auf einen endolymphatischen Hydrops angesehen werden.
Auch die Elektrocochleographie und wohl die Messung von Distorsionsprodukten vermögen einen endolymphatischen Hydrops nachzuweisen.
Weitere Ausführungen zu diesem Krankheitsbild würden den Rahmen dieses Referats sprengen, es sei auf die angeführte Literatur verwiesen.

Der **akute einseitige Labyrinthausfall** (unglücklicherweise häufig auch als Neuropathia vestibularis oder Neuronitis vestibularis bezeichnet, obgleich nach heutigem Verständnis nicht immer eine Erkrankung eines Nerven vorliegt) bedingt einen heftigen, zumeist mit vegetativen Symptomen einhergehenden Drehschwindel, der über Tage bis Wochen anhält, aber im zeitlichen Verlauf infolge zentraler Kompensationsmechanismen an Intensität abnimmt.

Neben diesem Verlauf sind dem Kliniker auch Patienten bekannt, die mit identischer Initialsymptomatik in die Klinik kommen, aber nach kurzer Zeit wieder völlig beschwerdefrei werden.

Diese „Variante" der Erkrankung ist mit der Annahme eines Labyrinthausfalls mit anschließender Symptomreduktion durch Kompensation nicht zu vereinbaren, da die Kompensationsmechanismen regelmäßig mehrere Tage bis Wochen in Anspruch nehmen.

Die Arbeitsgruppe um Scherer hat 2001 für die Pathophysiologie dieser Erkrankungsvariante eine schlüssige Hypothese entwickelt. Demnach soll es – beispielsweise durch Dehydrationsprozesse – zu einem Verlust der Adhäsion zwischen Cupula und Wand des betroffenen Bogengangs kommen, begleitet von der oben genannten Symptomatik. Die im Rahmen der klinischen Therapie üblicherweise verabfolgte Infusionstherapie führt zu einer Rehydratation mit Rekonstruktion der Adhäsionskräfte, womit die schnelle Restitutio ad integrum gut zu erklären ist. Daher ergibt sich für dieses Krankheitsbild auch potenziell die Möglichkeit des rezidivierenden Auftretens. Somit ist es als indiziert anzusehen, Patienten mit der Symptomatik eines akuten Labyrinthausfalls kristalloide (Ringer-Lösung) und ggf. auch kolloidale (HAES) Volumenersatzmittel zuzuführen.

Der **zerebrovaskuläre Schwindel** und der **zervikogene Schwindel** sind letztlich auch unter dieser Überschrift anzuführen, wurden aber bereits oben abgehandelt.

Rezidivierende Schwindelattacken können als so genannte **Vestibularisparoxysmien** auch ihre Ursache in einer Irritation bzw. fokalen Demyelinisierung der Nn. vestibulares durch Gefäßschlingen der A. oder V. cerebelli inferior anterior haben. Damit stehen die Vestibularisparoxysmien in pathophysiologischer Hinsicht der Trigeminusneuralgie nahe. Der Nachweis einer Gefäßschlinge ist mittels Angio-MRT möglich, allerdings scheinen derartige Gefäßschlingen auch bei symptomfreien Personen vorzukommen. Entsprechend wird auch ein medikamentöser Therapieversuch mit Carbamazepin oder Gabapentin empfohlen. Die Indikationsstellung zur neurovaskulären Dekompression muss sehr sorgfältig abgewogen werden, da die Signifikanz des Nachweises einer Gefäßschlinge im Einzelfall unsicher ist.

Schwindelanfälle können auch Teilsymptom der im Vergleich zur klassischen Migräne seltenen **Basilarismigräne** sein. Es soll nach Brandt ein Häufigkeitsgipfel zwischen dem 30. und 50. Lebensjahr vorliegen. Typische weitere Symptome sind Gesichtsfeldausfälle, Doppelbilder, Dysarthrie, Ataxie, Tinnitus, Hörstörungen, Paresen bis hin zu Bewusstseinsstörungen. Okzipitale Kopfschmerzen sind zwar typisch, können aber auch fehlen, so dass die Diagnose einer Migräne häufig primär aus der Liste der möglichen Differenzialdiagnosen gestrichen wird. Die Schwindelattacken selbst zeigen ebenfalls kein eindeutiges Muster und sind inter- und auch intraindividuell variabel. Leider entzieht sich die Basilarismigräne einem Nachweis durch bildgebende Verfahren, die aber aus differenzialdiagnostischen Gründen nicht unterlassen werden dürfen. Sofern die diagnostischen Kriterien zutreffen, ist ein Therapieversuch nach den üblichen Grundsätzen der Migränetherapie ratsam. Als **Vestibularis-Migräne** wird häufig eine Sonderform der Basilaris-Migräne bezeichnet, wenn ausschließlich vestibuläre Attacken bestehen und die genannten neurologischen Zusatzsymptome fehlen.

Schwindel kann auch Begleitsymptom oder seltener alleiniges Symptom eines Anfallsleidens sein. Bei isoliertem Schwindel spricht man von **Vertigo epileptica** bzw. **vestibulärer Epilepsie**. Der epileptische Herd ist hier in erster Linie im vestibulären Kortex zu vermuten. Diagnostisch weiterführend ist die EEG-Ableitung ergänzt um die MRT. Nach Ausschluss eines morphologischen Korrelats stellt die Einstellung auf ein Antikonvulsivum die Therapie der Wahl dar.

Unter dem Begriff **„phobischer Schwankschwindel"** werden Krankheitsbilder mit psychogenem Hintergrund subsumiert. Schwindelattacken von Sekundendauer kommen hier häufig vor. Die Diagnose ist insoweit problematisch, weil es sich um eine klassische Ausschlussdiagnose handelt, die nur dann gestellt werden sollte, wenn einerseits alle neurootologischen und bildgebenden Befunde negativ sind und andererseits der psychiatrische bzw. psychosomatische Konsilbefund entsprechend stimmig ist.

Neben den erwähnten Erkrankungen existiert noch eine Zahl von zumeist seltenen neurologischen Krankheitsbildern mit Schwindelattacken als Begleit- oder Leitsymptom. Details hierzu sind der Monographie von Brandt zu entnehmen.

5. Fazit

Das differenzialdiagnostische Spektrum bei rezidivierendem, attackenweise auftretendem Schwindel ist vielseitig und umfasst sowohl peripher-vestibuläre als auch zentral-vestibuläre und nicht-vestibuläre Erkrankungen. Der Anamnese kommt hinsichtlich der Priorisierung der Abklärungsdiagnostik eine Schlüsselrolle zu. Bei Hinweisen auf eine zentrale Störung sollte auf eine MRT-Diagnostik nicht verzichtet werden. Wichtige Partner des HNO-Arztes sind der Neurologe, der Orthopäde und der Augenarzt und bei nicht-vestibulären Störungen auch der Internist oder ggf. Psychosomatiker.

Da die Therapieansätze bei den verschiedenen Erkrankungen grundverschieden sind, bedarf es einer Einzelfall bezogenen, sinnvoll ausgewählten, aber umfassenden Diagnostik.

Literatur

1. Brandt T (1999) Vertigo. Its multisensory syndromes, 2nd edn. Berlin: Springer
2. Desmond AL (2004) Vestibular function: evaluation and treatment. Stuttgart: Thieme
3. Gacek RR (2003) Pathology of benign paroxysmal positional vertigo revisted. Ann Otol Rhinol Laryngol 112: 574–582
4. Haid CT, Hofferberth B, Hortmann G (1997) Schwindel und Gleichgewichtsstörungen. Ein neurootologischer Leitfaden. Berlin: Ullstein-Mosby
5. Helling K, Watanabe N, Jijiwa H, Mizuno Y, Watanabe S, Scherer H (2002) Altered cupular mechanics: a cause of peripheral vestibular disorders? Acta Otolaryngol 122: 386–391
6. Jackler RK, Brackmann DE (2005) Neurotology, 2nd edn. Philadelphia: Elsevier-Mosby
7. Scherer H (1997) Das Gleichgewicht, 2. Aufl. Berlin: Springer
8. Scherer H, Helling K, Watanabe S (2001) Zur Pathogenese der sog. Neuropathia vestibularis – Experimente an der Ampulle. In: Stoll W (Hrsg) Vestibuläre Erkrankungen – eine interdisziplinäre Herausforderung. 3. Hennig-Symposium, Innsbruck 2000. Stuttgart: Thieme, S 16–22
9. Stoll W, Most E, Tegenthoff M (2004) Schwindel und Gleichgewichtsstörungen. Diagnostik, Klinik, Therapie, Begutachtung. Ein interdisziplinärer Leitfaden für die Praxis, 4. Aufl. Stuttgart: Thieme
10. Westhofen M (Hrsg) (2002) Vestibuläre Untersuchungsmethoden. Ratingen: PVV Science Publications

Erkennung und Rehabilitation von Sturztendenzen und Gleichgewichts-Funktionsstörungen mittels Posturographie

J. H. J. Allum und M. G. Carpenter

Stürze sind ein ernsthaftes Problem für ältere Personen und solche mit einer Fall-Tendenz. Besonders diejenigen über 65 Jahre leiden jedes Jahr unter mindestens einem Sturz und benötigen kostenintensive medizinische Behandlung. Mit den Voraussetzungen eines optimalen klinischen Pfades wäre es möglich, erstens diejenigen mit einer Falltendenz zu identifizieren, zweitens die krankheitsspezifische Gleichgewichtsfunktionsstörung beim Stehen und Gehen festzulegen und drittens die Möglichkeit einer Rehabilitationsmaßnahme anzubieten, mit dem Ziel, die Anzahl der Stürze zu reduzieren.

Neue wissenschaftliche Studien haben gezeigt, dass die Messungen von Oberkörperwinkelgeschwindigkeit während verschiedenen Steh- und Geh-Aufgaben eine sehr effektive Quantifikation der Gleichgewichtskontrolle bieten und benutzt werden können, um eine Falltendenz sowie den genauen Typ von Gleichgewichtsfunktionsstörung festzustellen. Die größere Bewegung des Oberkörpers während einer Stehaufgabe auf einer Schaumstoffunterlage stellt unabhängig vom dazugehörigen Krankheitsbild eine Gleichgewichtsstörung dar. Personen mit einer möglichen Falltendenz zeigen eine deutlich größere Rückwärts-Vorwärts-Bewegung des Oberkörpers für diese Aufgabe als normal. Krankheitsspezifische Gleichgewichtsstörungen können durch die Muster der Oberkörperbewegungen während verschiedener Geh-Aufgaben bestimmt werden. Diejenigen, die eine Gleichgewichtsstörung simulieren, zeigen eine Diskrepanz zwischen den Prüfungsergebnissen. Für Personen mit einer Falltendenz ist ein Biofeedback der Oberkörperbewegungen mittels eines auditorischen Signals eine vielversprechende Rehabilitationsmöglichkeit.

Einleitung

Traditionsgemäß basieren die Schätzungen der Gleichgewichtskontrolle auf der Fähigkeit eines Patienten die Winkelabweichungen seines Körperschwerpunktes (KSP) innerhalb der Grenze seiner Stehsicherheit zu steuern [28], daher nicht weiter rückwärts als die Grenze der Fersen und nicht weiter vorwärts als die Zehenspitzen. Gleichgewichtsstörungen sind durch Winkel- oder Wegabweichungen außerhalb der Referenzwerte gleichaltriger gesunder Personen [11] definiert. Deshalb ist es möglich, für Stehaufgaben die Rückwärts-Vorwärts und lateralen Änderungen des Fußdruckzentrums (ZFD) zu verwenden, um einen genügenden, wenn indirekt, quantitativen Nachweis einer Gleichgewichtsstörung zu haben. Der Nachweis ist indirekt, da angenommen wird, dass der Körper sich wie ein auf dem Kopf stehendes Pendel bewegt und die Schätzung der KSP Winkelbewegungen von den Niederfrequenzkomponenten der ZFD-Signale übernommen werden können.

Stürze passieren aber beim Stehen nur selten [13]. Aus diesem Grund sollte eine klinische Untersuchung des Gleichgewichtsvermögens mit dynamischen Aufgaben während des Gehens erweitert werden, zum Beispiel während des Gehens, eines Gehversuches mit alternierendem Blick nach links und rechts oder Treppensteigen. Dynamische Aufgaben sind entschieden anders als statische, weil der KSP außerhalb der Grenze der Stehsicherheiten kontrolliert werden muss [20]. Für diese Aufgaben können Messungen von einer Kraftmessplatte *nicht* für eine Schätzung der Bewegung des KSP benutzt werden, da die Bewegung des Oberkörpers nicht statisch ist. Um die Bewegung des KSP in drei Dimensionen festzustellen, können Bewegungsanalyse-Systeme benutzt werden, die die Position von lichtreflektierenden Punkten oder von lichtstrahlenden Punkten, die am Körper fixiert sind, aufnehmen. Die Nachteile solcher Systeme sind ihre Kosten, eine signifikant große Zeit für die Analysen und der notwendige Raum für das Kamerasystem. Aus diesen Gründen stützen sich neuere Studien auf Sensoren, die auf dem Körper getragen werden und während Steh- und Geh-Aufgaben die Winkelgeschwindigkeit des Oberkörpers messen [1–3, 7, 10, 11, 24, 25].

Da der KSP bei 55% der Körperhöhe liegt [28], ist es einfacher, Winkelgeschwindigkeitssensoren (WGS) an diesem Punkt zu montieren und die Winkelgeschwindigkeit (WG) in Rückwärts-Vorwärts-Richtung (Pitch) und der lateralen Richtung (Roll) direkt zu messen, statt die WG mit einem der oben genannten Bewegungsanalyse-Systeme auszurechnen. WG Signale können dann einfach integriert werden, um Winkelabweichungen zu liefern, die dann zusammen mit WG-Signalen definieren, wie gut ein Proband sein Gleichgewicht während des Gehens und Stehens zu steuern vermag. Bezüglich der physiologischen Nutzung von WG Signalen haben neue Ergebnisse gezeigt, dass das ZNS wahrscheinlich WG-Information des KSP bevorzugt, um das Gleichgewicht zu kontrollieren [14].

Warum sollten Winkelgeschwindigkeitssensoren benutzt werden?

Für den klinischen Otoneurologen, der an einer quantitativen Analyse der Gleichgewichtskontrollen des Stehens und Gehens interessiert ist, ist die einfache Handhabung der Aufnahme und Analyse mit WGS ein großer Vorteil. Auch die deutlich geringeren Kosten der WGS unterliegen den Kosten von handelsüblichen Bewegungsanalysesystemen. Die besseren WG-Sensoren haben eine Nullpunktverschiebung, die weniger beträgt als die Drehbewegung der Erdkugel (0,01 Grad/Sek.), geringeres Rauschen (weniger als 0,0001 Grad/Sek.) und eine 16-bit Auflösung über ein Arbeitsgebiet von ± 256 Grad/Sek. Dadurch können WGS zuverlässige und genaue Positionsinformationen zu einer Bewegung liefern, zum Beispiel die Bewegung der oberen oder unteren Extremitäten während des Gehens [5, 17, 25]. Bewegungen des

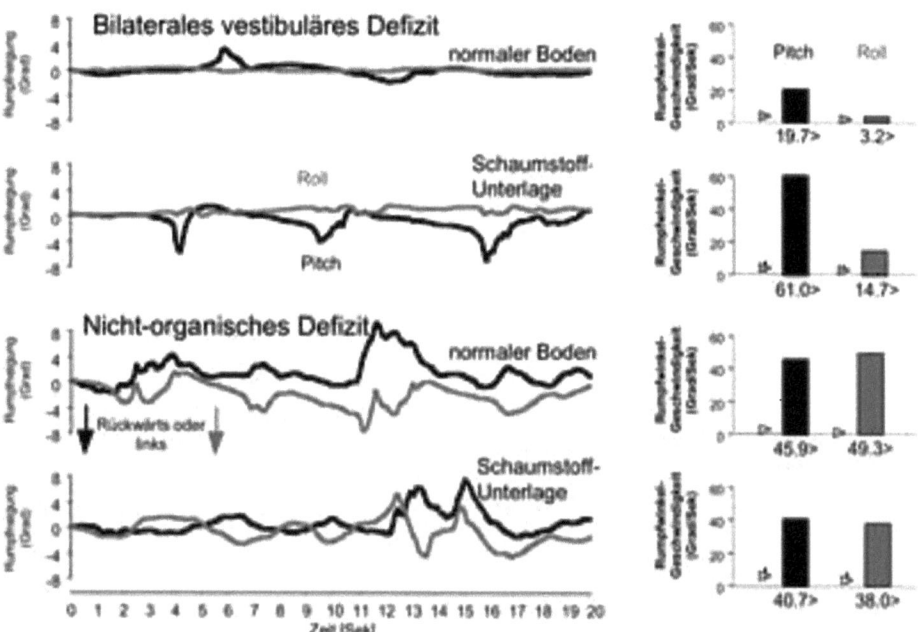

Abb. 1
Beispiele der Oberkörperbewegung zweier typischer Patienten, einer mit einem bilateralen peripheren vestibulären Ausfall (obere Hälfte) und ein Patient mit einer vermuteten nicht-organischen Gleichgewichtsstörung (untere Hälfte). Die Aufnahmen wurden beim Stehen auf zwei Beinen mit geschlossen Augen genommen, einmal auf einer festen und einmal auf einer Schaumstoff-Unterlage. Die schwarzen Aufzeichnungen sind für Vorwärts-Rückwärts Bewegungen (Pitch) und die grauen Aufzeichnungen für laterale Bewegungen (Roll). Rechts von jedem Satz von Aufzeichnungen stehen die Spitze-zu-Spitze Werte der Pitch und Roll Winkelgeschwindigkeiten verglichen mit normalen Referenzwerten über die Aufnahmedauer. Der Median-Wert der Referenzwerte wird durch ein Dreieck dargestellt, und eine vertikale Linie zeigt die 5%- und 95%-Grenzen. Die Messwerte des Patienten stehen unterhalb der Säule des Spitze-zu-Spitze-Wertes. Das Symbol [>] deutet auf einen Messwert, der größer ist als die Referenzwerte bei Gesunden. Zu bemerken sind die Oberkörperschwankungen des Patienten mit einer vermuteten nicht-organischen Gleichgewichtsstörung, die auf einem festen Boden größer sind als auf einem Schaumstoffboden. Hingegen sind die Gleichgewichtsstörungen von Patienten mit einem bilateralen vestibulären Ausfall größer auf einer Schaumstoffunterlage

Oberkörpers in zwei Richtungen (Pitch und Roll) können auch während Gleichgewichtsprüfungen registriert werden [1, 2, 7, 10, 11, 20, 24]. Verschiedene Studien haben gezeigt, dass WGS am Oberkörper montiert eine Änderung der Gleichgewichtskontrolle feststellen können im Falle von Parkinsons Krankheit [1], mit zunehmendem Alter der untersuchten Personen [11], bei peripheren vestibulären Defiziten [2, 3], bei zerebellärer Ataxie [29] und bei Schleudertrauma [24]. Diese Änderungen sind auch bei kleinen Körperbewegungen im Stehen deutlich zu erkennen (siehe Abb. 1 und 2).

Gleichgewichtsanalysen

Voraussagen zur Sturztendenz

Die wichtigste Frage der Gleichgewichtsanalyse ist, ob die Gleichgewichtskontrolle eines Patienten so schlecht ist, dass für ihn eine Gefahr besteht, in naher Zukunft zu stürzen.

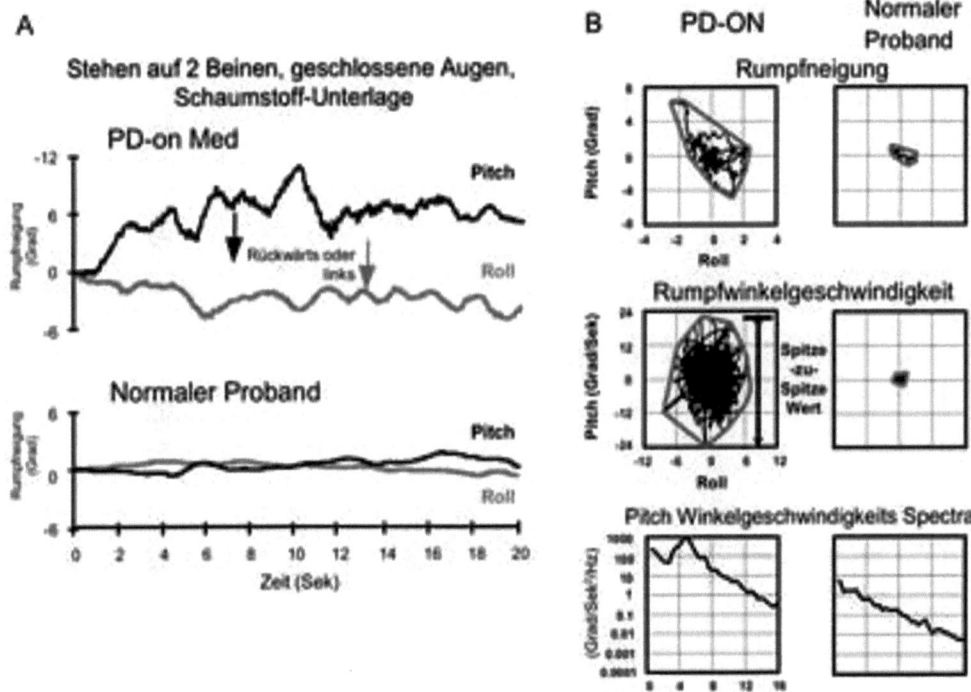

Abb. 2
*Oberkörperbewegung eines Patienten mit Parkinsons Krankheit (PD) im Vergleich mit der Stehaufgabe Stehen auf 2 Beinen mit geschlossenen Augen auf einer Schaumstoffunterlage mit der Bewegung einer gesunden, gleichaltrigen Person. (**A**) sind die originalen Pitch und Roll Winkel-Aufnahmen. (**B**) stehen die Winkel und Winkelgeschwindigkeitsaufnahmen, konvertiert in x–y (Roll-Pitch) Diagramme. Um die Diagramme ist eine Umhüllungskurve dargestellt. Der benutzte Messwert, die Spitze-zu-Spitze Auslenkung der Geschwindigkeit, ist auch dargestellt. Dieser Messwert steht auch in Abb. 1 und 3–6. Unterhalb des Winkelgeschwindigkeits-Diagramms x–y ist das Spektrum des Pitches dargestellt. Werte bei 5 Hz sind für PD-Patienten sehr ausgeprägt. Daten von Adkin et al. 2005*

Wie die oberen zwei Aufnahmen in Abb. 1 darstellen, ist davon auszugehen, dass Personen mit einer Sturztendenz beim Stehen auf einer Schaumstoffunterlage, besonders mit geschlossenen Augen, unstabil werden. Die Kontrolle des Gleichgewichts auf einer Schaumstoffunterlage ist schwierig, weil der Patient gezwungen ist, sein vestibuläres und visuelles (wenn die Augen offen sind) System zu nutzen und auch zu einem noch nicht bekannten Teil, sein propriozeptives System im Oberkörper, um das Gleichgewicht zu halten [14]. Das propriozeptive System des Fußgelenks kann kaum benutzt werden. Die Oberkörperbewegungen können unter diesen Untersuchungsbedingungen gemessen benutzt werden, um eine Gleichgewichtfunktionsstörung festzustellen [2, 3, 27]. Die obere Hälfte von Abb. 1 stellt ein Beispiel der Abhängigkeit der Gleichgewichtskontrolle am vestibulären Eingang dar. Dieser Patient mit einem bilateralen peripheren vestibulären Defizit kann kaum seine Rückwärts-Falltendenz auf einer Schaumstoffunterlage kontrollieren. Die meisten solcher Patienten fallen rückwärts [12]. Auf einem normalen Boden mit geschlossenen Augen kann der Patient sein Gleichgewicht besser kontrollieren (Abb. 1). Die Ergebnisse des Ste-

hens mit geschlossenen Augen auf einem Schaumstoffboden liefern eine Indikation, ob die Probanden sturzgefährdet sind oder nicht [9, 27].
Eine Sturztendenz ist auch mit einer ungenügenden Gleichgewichtskontrolle während dynamischer bzw. Geh-Prüfungen korreliert. Deshalb sollte der Untersuchende die Oberkörperbewegungen bei Gehaufgaben quantifizieren, um weiteren unterstützenden Nachweis über die pathologische Sturztendenz des Patienten zu sammeln. Abbildung 2 liefert ein Beispiel des Gleichgewichtsverhaltens einer Patientin mit Morbus Parkinson, die mehrere Stürze erlitten hat; Abb. 3A zeigt die Gruppenunterschiede zwischen Patienten, die Stürze hatten, zu solchen, die keine Stürze hatten sowie gleichaltrige, normale Personen. Die durchschnittlichen Mittelwerte, die Vorwärts-Rückwärts-Geschwindigkeit zum Stehen und der laterale Winkel für eine Retropulsion-Prüfung sind zwischen den Gruppen verglichen worden. Die sturzgefährdete Person in Abb. 2 hat eine deutliche pathologische Schwankung des Oberkörpers beim Stehen auf einer Schaumstoffunterlage mit geschlossen Augen. Zum gleichen Ergebnis kam man bei einer Untersuchung mit offenen Augen auf einer Schaumstoffunterlage [1]. Personen ohne Sturztendenz haben unter diesen Bedingungen fast normale Oberkörperschwankungen (siehe Abb. 3A). Die Ergebnisse der Retropulsion-Prüfung, besonders der Amplitude der lateralen Oberkörperbewegung, zeigen eine

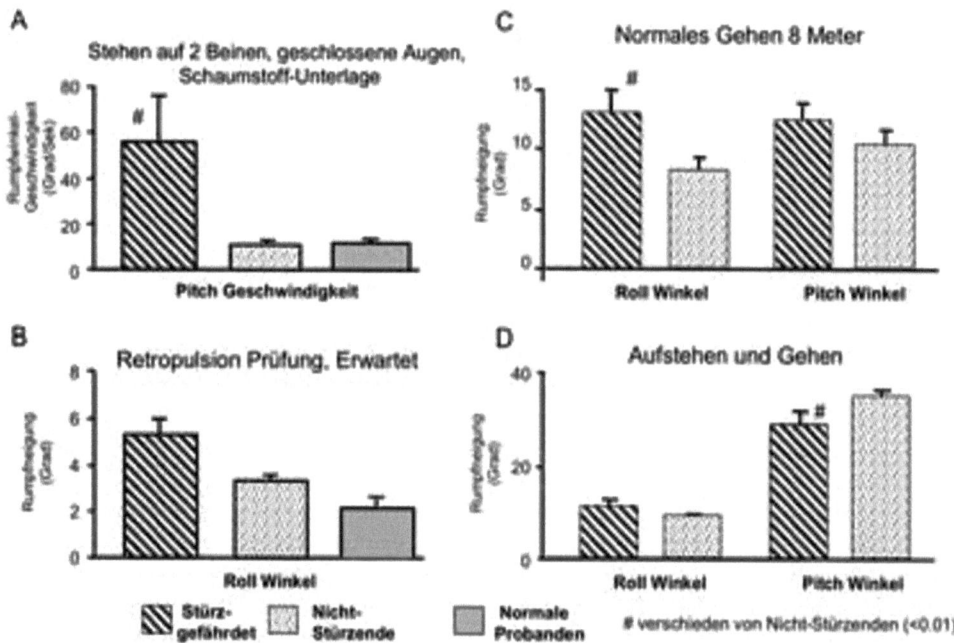

Abb. 3
Population Mittelwerte und die Standard-Abweichung der Mittelwerte der Pitch und Roll Messwerte für 4 verschiedene Steh- und Gehprüfungen. Ergebnisse für Steh-Aufgaben auf Schaumstoff mit geschlossenen Augen (**A**) und vorgewarnte Retropulsion-Prüfungen (**B**) zeigen die Differenzen zwischen PD-Patienten mit und ohne Sturztendenz. Bei Betagten in einem Wohnheim kann das 8 m-Laufen (**C**) sowie das Aufstehen und Laufen von einem Hocker (**D**) hilfreich sein, um solche zu identifizieren, die eine Sturztendenz aufweisen. Forschungsergebnisse von De Hoon et al. 2003, Adkin et al. 2005, Bischoff et al. 2005

eindeutig größere Schwankung in PD-Patienten, die Stürze erlitten haben, im Vergleich zu Patienten mit PD jedoch ohne eine Sturztendenz. Gesunde Probanden zeigen eine noch kleinere Amplitude (Abb. 3B).

Abbildung 3C stellt den Unterschied in der Oberkörperbewegung während eines einfachen Gehversuchs dar zwischen betagten Personen, die im Wohnheim sind und vorher von den sogenannten „Stops-Walking when Talking-Tests" [16] zwischen Sturzgefährdeten und nicht Sturzgefährdeten klassifiziert wurden. Oberkörperbewegungen in lateraler Richtung (Roll) sind deutlich größer bei älteren Personen mit Sturztendenz [10]. Gehen funktioniert auch langsamer für solche mit Sturztendenz [9, 10]. Neuere Untersuchungen, durchgeführt an betagten Personen, unterstützen als Voraussagewert die Sturztendenz durch eine Änderung der Oberkörperbewegung beim Teil des Aufstehens eines *Aufstehen-und-Gehen-Tests* [7]). Ausgangswert der Studie von Bischoff et al. [7] ist der Inhalt von Abb. 3D. Für die *Aufstehen-und-Gehen-Tests* zeigten diejenigen, die in den 3 Monaten nach dieser Prüfung eine oder mehrere Stürze erlitten, ein langsames Aufstehen mit weniger Oberkörperflexion und mehr lateralen Bewegungen. Angesichts dieser Werte ist die Differenz zwischen der Oberkörperflexion und den lateralen Bewegungen signifikant kleiner bei Personen mit Sturztendenz.

Zusammenfassend: Eine Person mit Sturztendenz kann durch pathologische Bewegungen des Oberkörpers (daher größer als normal) beim Stehen mit offenen oder geschlossenen Augen auf einer Schaumstoffunterlage, sowie lateralen Bewegungen bei Gehaufgaben, die größer als normal sind, identifiziert werden.

Einordnung der Gleichgewichtsstörung zu einem Krankheitsbild

Die zweite wichtige Frage zu einer Gleichgewichtsanalyse ist, ob deren Ergebnisse zu einer bestimmten Krankheit passen. Wie bei vielen klinischen Untersuchungen kann das eine oder andere Prüfungsergebnis pathologisch sein. Es ist jedoch das Gesamtmuster aller Messergebnisse, das im Allgemeinen das Einreihen der Messergebnisse in ein typisches Krankheitsbild erlaubt. Ein solches Vorgehen ist auch möglich bei einer Sequenz von Steh- und Gehprüfungen. In anderen Worten: Patientengruppen mit Gleichgewichtsproblemen zeigen ein jeweils passendes Muster der Messergebnisse, das typisch ist für ihre Krankheiten. Manche zeigen eine spezifische Pathologie für Stehprüfungen, andere eine Pathologie nur für einfache Gehprüfungen, wie zum Beispiel das Gehen mit einer gleichzeitigen Flexion-Extension Kopfbewegung, und andere Patientengruppen weisen für mehr komplexe Aufgaben Pathologien auf, die eine Koordination von Augen-, Kopf- und Oberkörperbewegungen benötigen wie zum Beispiel Treppensteigen. Die Muster der Ergebnisse dieser Art Prüfungen können für eine vorläufige Klassifikation der Gleichgewichtsstörungsart und die entsprechenden Krankheitsbilder benutzt werden.

Die Merkmale von Gleichgewichtsstörungen verschiedener, bis jetzt untersuchter Krankheitstypen, stehen ausführlich detailliert in Publikationen [1–3, 24, 29] zur Verfügung. Die Merkmale einer Person, die eine Gleichgewichtsstörung vortäuschen will (sog. nicht-organische Gleichgewichtsstörung), sind in der Legende von Abb. 1 zu finden.

Das Hauptmerkmal einer Gleichgewichtsstörung ist bei jeder Gruppe gleich, eine Vorwärts-Rückwärts Bewegung des Oberkörpers außerhalb der Norm beim Stehen auf einer Schaumstoffmatte mit offenen oder geschlossenen Augen. Daher ist dieses Untersuchungsergebnis ein sensitiver Hinweis auf eine Gleichgewichtsstörung, jedoch kein krankheitsspezifischer Hinweis. Die krankheitsspezifischeren Merkmale sind in Abb. 1 bis 6 dargestellt.

Das Muster der Gleichgewichtsanalyse-Ergebnisse, passend zu einem bestimmten Krankheitsbild, hebt sich hervor, wie in den Abb. 2, 3A und 3B dargestellt. Hier ist das Gleichgewichtsproblem von Patienten mit PD am ein-

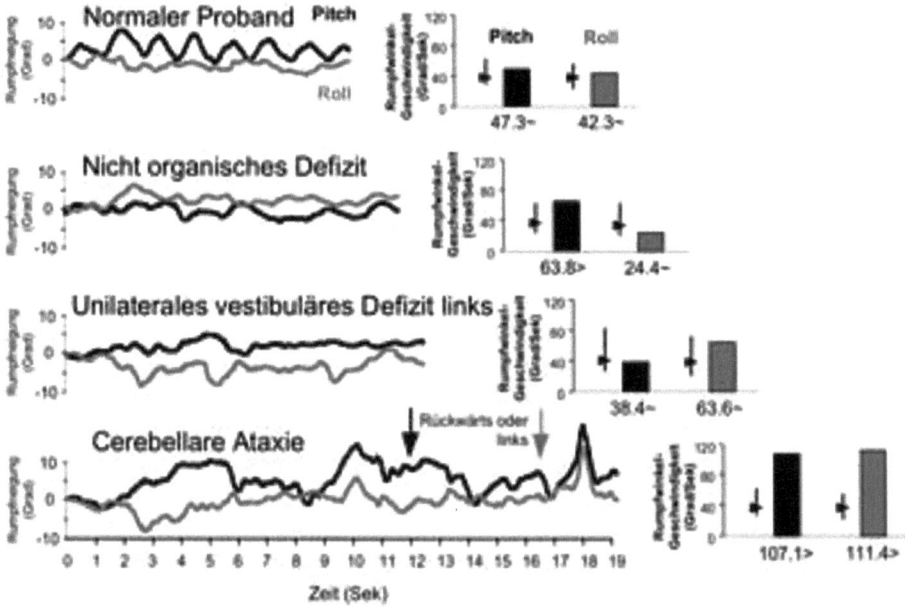

Abb. 4
Beispiele der Oberkörperbewegung von typischen Patienten, aufgenommen beim Fersenschrittlaufen. Ergebnisse von 4 Personen dargestellt, von oben: eine gesunde Person, ein Patient mit einer vermuteten nicht-organischen Gleichgewichtsstörung, ein Patient mit einer noch nicht kompensierten unilateralen peripheren Störung links, und ein Patient mit angeborener cerebellarer Ataxie. Das Darstellungsformat ist identisch mit dem auf Abb. 1. Das Symbol „~" beim Patientenwert bedeutet, dass dieser Wert zwischen 5% und 95% der normalen Referenzwerte liegt. Die gesunde Person zeigt einen sehr rhythmischen Gang, der cerebellare Ataxie-Patient hingegen einen sehr unkontrollierten Gang, der Patient mit vestibulärem Defizit- jedoch nur in lateraler Richtung

fachsten zu erkennen. Merkmale, die eine getrennte Klassifikation solcher Patienten erlauben, sind der deutliche ca. 5 Hz Tremor in den Oberkörper-Winkelgeschwindigkeits-Aufnahmen beim Stehen auf einer Schaumstoff-Unterlage (Abb. 2) und die größeren lateralen Bewegungen des Patienten beim Rückwärtsziehen seiner Schultern, wenn der Patient vorgewarnt wurde (der sogenannte Retropulsion-Test – siehe Abb. 3B). Auch beim normalen Laufversuch (mit geschlossenen Augen) ist der Gang von PD Patienten viel langsamer als normal [1].
Zwei Gruppen von Patienten, die für eine sachgerechte Einweisung in eine Rehabilitation unbedingt eine Trennung benötigen, sind diejenigen mit einer Gleichgewichtsstörung, assoziiert mit einem Schleudertrauma, und solche, die in einen Autounfall involviert waren, aber nur Symptome einer nicht-organischen Gleichgewichtsstörung zeigen. Die zuletzt genannten Patienten demonstrieren beim Stehen atypische Oberkörperbewegungen, die nicht erwartungsgemäß für einen Patienten mit einer organisch-bedingten Gleichgewichtsstörung ausfallen (siehe Abb. 1). Die nicht-organischen und die Schleudertrauma-Patienten haben bei ihren Oberkörperbewegungen eine Schwankung des Oberkörpers, die größer ist als normal. Die Schleudertrauma-Patienten haben jedoch ein Muster passend zu einer organischen Gleichgewichtsstörung, daher

eine Vorwärts-Rückwärts-Schwankung größer als die lateralen Schwankungen bei allen Stehprüfungen auf 2 Beinen, sowie Ergebnisse, die im Vergleich zum Stehen auf einem normalen Boden eine größere Amplitude beim Stehen auf einer Schaumstoffunterlage zeigen [24]. Bei Patienten mit einer nicht-organischen Gleichgewichtsstörung ist es eher umgekehrt (siehe Abb. 1). Zusätzlich haben Schleudertrauma-Patienten ein sehr ausgeprägtes Merkmal angesichts ihrer steifen Haltung: Weniger Oberkörperbewegung als normal bei einfachen Gehversuchen, welche aufgrund ihrer Tendenz, Kopf und Oberkörper als Einheit zu steuern, mit einer gleichzeitigen Kopfbewegung durchgeführt werden (siehe Abb. 5). Die Patienten mit einer nicht-organischen Gleichgewichtsstörung zeigen eher normale oder etwas größere Schwankungen bei diesen Gehprüfungen. Wie oben erwähnt führen diese Patienten die Prüfungssequenz bei den leichten Aufgaben mit eher schlechten Ergebnissen im Vergleich zu den schwierigen Aufgaben durch. Daher ist für sie das Stehen auf einer Schaumstoffunterlage eher normal, das Stehen auf einem normalen Boden nicht. Weitere Beispiele sind das Fersenlaufen (Tandem Gait) oder Treppensteigen, welche oft normal sind, trotz der Tatsache, dass der Patient angeblich nicht länger als ein paar Sekunden mit offenen Augen und auf normalem Boden auf einem Bein stehen kann. Für das Hinauf- und Herabsteigen von Treppen benötigen Schleudertrauma-Patienten größere laterale Bewegungen

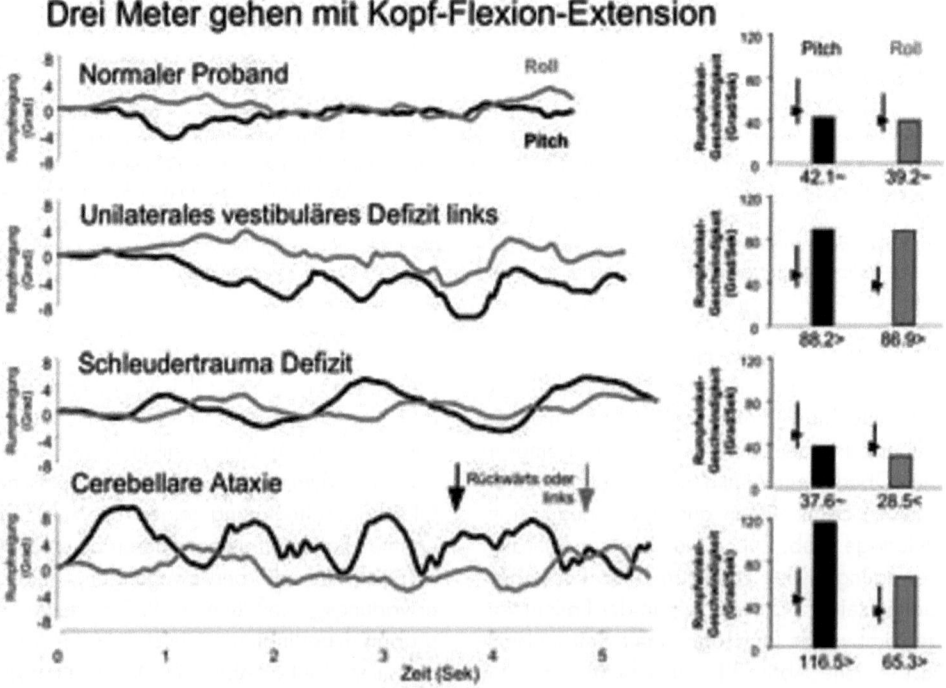

Abb. 5
Beispiel der Gleichgewichtskontrolle während Geh-Prüfungen mit Kopf-Flexion und -Extension. Die Ableitungen sind von oben: eine gesunde Person, eine Patientin mit einem unilateralen vestibulären Defizit links, ein Schleudertrauma-Patient und ein Patient mit cerebellarer Ataxie. Die Darstellung ist identisch mit der von Abb. 1 und 4. Die Schwankungen des Schleudertrauma-Patienten sind viel geringer als normal (diese Werte sind markiert mit „<"). Arbeit von Allum und Adkin 2003, Sjöström et al. 2003, Van de Warrenburg 2005

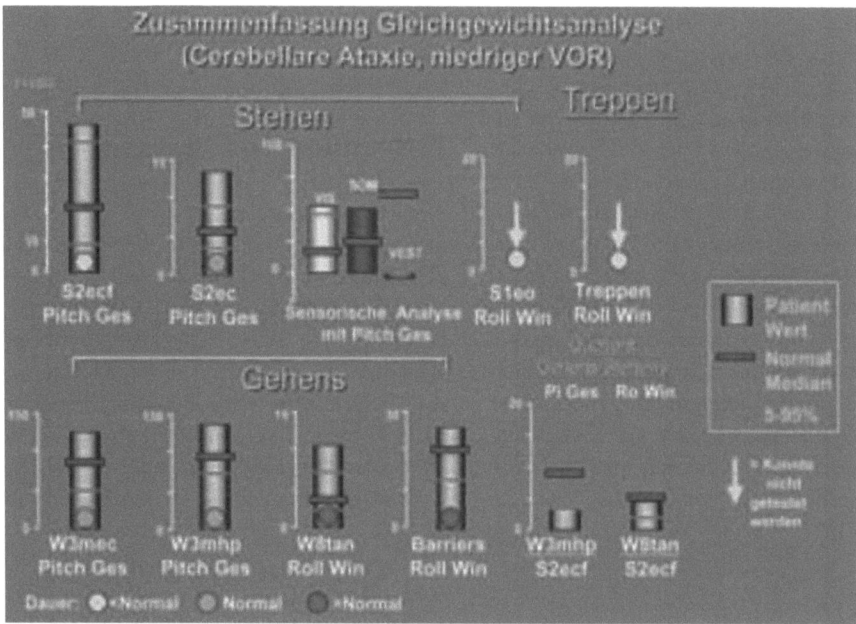

Abb. 6
Zusammenfassung der Gleichgewichtsanalyse für einen Patienten mit cerebellarer Ataxie, der auch einen niedrigen vestibulo-okulären Reflexwert hat. Die Ergebnisse der Stehprüfung wurden als S2ecf und S2ec notiert (ec = Augen geschlossen, f = Schaumstoff). Die sensorische Analyse des Stehens auf 2 Beinen zeigt eine verstärkte Verwendung visueller Signale und eine niedrige Nutzung des vestibulären Eingangs. S1eo = Stehen auf einem Bein mit offenen Augen, war nicht prüfbar. Die Gehtests haben die folgenden Abkürzungen: w = Laufen, hp = Kopf-Flexion und -Extension, w8tan = Gehen, 8 Fersenschritte. Die Quotienten Gehen zu Stehen für Pitch-Geschwindigkeit (Pi Vel) und Roll-Winkel (Ro Ang) zeigen, dass unstabiler gestanden als gegangen wird

des Oberkörpers, weil, wie oben erwähnt, Kopf und Oberkörper als Einheit bewegt werden.
Wenn sich die Klassifizierung der Ergebnisse als passend zu einem Patienten mit cerebellärer Ataxie (CA) oder einem peripheren, vestibulären Defizit erweist, liefert eine Prüfung mit Fersenlauf normalerweise genügend Nachweis. Die CA Patienten zeigen Schwankungen in beide Richtungen (Pitch und Roll), die deutlich größer als normal sind [29]. Patienten mit einem vestibulären Defizit haben nur größere laterale Oberkörperbewegung als normal, besonders weil sie eine Falltendenz auf die Seite des Defizits zeigen (siehe Abb. 4).
Bei Gehprüfungen in Kombination mit Kopfbewegungen zeigen die CA Patienten eine deutliche Zunahme der Vorwärts-Rückwärts Bewegungen des Oberkörpers. Patienten mit einem vestibulären Dezifit zeigen hingegen eine deutliche Zunahme in lateraler Richtung (siehe Abb. 5). Beide Patiententypen zeigen eine Falltendenz bei Stehprüfung mit geschlossenen Augen auf einer Schaumstoffunterlage oder beim Einbein-Stand mit offenen Augen auf einem normalen Boden, besonders wenn die CA Patienten einen niedrigen Wert des vestibulo-okulären Reflexes aufweisen (siehe Abb. 6). Die obigen kurzen Erklärungen der Gleichgewichtsprobleme verschiedener Patientengruppen beziehen sich nur auf die Hauptmerkmale. Eine ausführlichere Erklärung ist in den folgenden Publikationen zu finden: Allum et al. 2001, De Hoon et al. 2003, Allum and Adkin

2003, Sjöström et al. 2003, Adkin et al. 2005, Van de Warrenburg et al. 2005 [1–3, 10, 24, 29]. Als Zusammenfassung der Gleichgewichtsanalyse zeigt Abb. 6, wie die Gleichgewichts-Analyse mit WGS, montiert um den KSP, dargestellt werden konnte. Durch Abb. 6 wird deutlich, dass der Patient nicht nur sturzgefährdet ist, sondern ein Gleichgewichtsproblem mit einem krankheitsspezifischen Muster der Analysen hat. Die Möglichkeit, solche bildlichen Zusammenfassungen zu produzieren, wie in Abb. 6, ist Teil der Innovation der Gleichgewichtsanalyse mit WGS. Eine Sequenz von klinischen Steh- und Gehprüfungen kann quantifiziert und gleichzeitig analysiert sowie dargestellt werden, um Auskünfte über die Gleichgewichtsprobleme des Patienten zu liefern.

Prävention von Stürzen

Nachdem festgestellt wurde, bei welchen Prüfungen eine pathologische Gleichgewichtskontrolle vorhanden ist und inwiefern diese mit einer Sturztendenz korreliert sind und möglicherweise zu einer bestimmten Krankheitsform passt, ist die nächste wichtige Frage, wie die Sturzgefahren des Patienten verringert bzw. verhindert werden kann. Prävention mit Pharmaka [22] sowie Biofeedback [12, 26] wurden erprobt. Vitamin D-Zusätze zum nor-

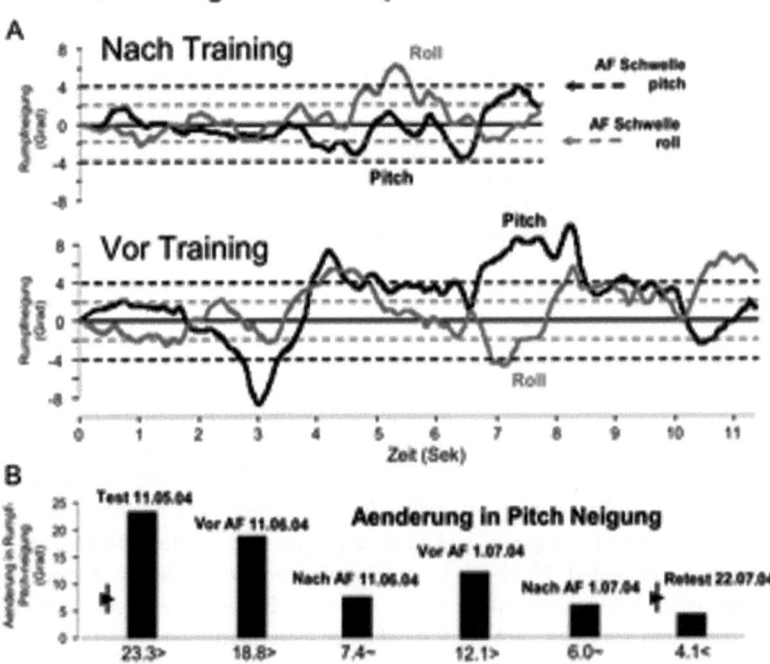

Abb. 7
*Verbesserung der Gleichgewichtskontrolle nach akustischem Biofeedback-Training. Die Aufnahmen in **A** sind von einem post-operativen Kleinhirnbrückenwinkeltumor-Patienten als er versuchte, 3 m zu laufen und gleichzeitig mit Kopfrotation alternierend links und rechts zu schauen. Auf den Aufnahmen sind die benutzten Schwellen für das Feedback markiert. Nach dem Training ist die Oberkörperbewegung deutlich reduziert und die Patienten können die Aufgaben schneller durchführen. Die laufende Verbesserung nach jedem Trainings-Termin ist deutlich zu erkennen auf Teil **B** der Abbildung*

malen Essen wirken positiv auf das Gleichgewichtsvermögen und auf eine Sturztendenz [7]. Diese Wirkungen sind wahrscheinlich auf eine verbesserte Muskelkraft zurückzuführen. Biofeedback in Form einer Gleichgewichtsprothese wirkt durch Informationsübermittlung über die Oberkörperbewegung. Zwei Biofeedback-Typen wurden bis jetzt eingesetzt: das akustische sowie das vibrotaktile Feedback [12, 26]. Abbildung 7 zeigt ein Beispiel, wie ein akustisches Biofeedback-System funktionieren könnte. In diesem Beispiel hatte der Patient drei Jahre zuvor eine Kleinhirnbrückenwinkeltumor-Operation. Trotz dieser Zeitspanne leidet er noch unter gestörtem Gleichgewicht, obwohl sein vestibulo-okulärer Reflex normal funktioniert. Das Vorgehen der Rehabilitation war wie folgt: Zuerst wurde der Patient mit einer regulären Sequenz von Steh- und Gehprüfungen geprüft, um herauszufinden, bei welchen Prüfungen seine Oberkörperbewegungen deutlich größer als normal waren. Danach wurden die drei Prüfungen mit den größten Abnormalitäten ausgesucht und diese mit akustischem Feedback als Training durchgeführt. Für das Training war es notwendig, die Grenze zu definieren, ab der das akustische Feedback eingeschaltet wurde. Diese Grenzen wurden getrennt für jede Trainingsaufgabe definiert. Dies geschah bei 50% der Amplitude in Pitch und Roll der Oberkörperbewegung des Patienten. Wenn im Training die Oberkörperbewegung eine dieser Grenzen (siehe Abb. 7A) erreichte, war von einem der 4 Lautsprecher links, rechts, vor und hinter dem Patienten ein akustischer Ton zu hören, abhängig von der Richtung, in die er sich bewegte. Die Lautstärke des Tones verstärkt sich, wenn die Winkelabweichung des Patienten zunimmt. Die Aufgabe des Patienten war es, die Geh- oder Stehprüfungen durchzuführen, ohne dass einer der Töne zu hören war. Nach einer Trainingsdauer von 30 Minuten wurde der Patient nochmals mit derselben kompletten Sequenz von Steh- und Gehprüfungen geprüft wie vor dem Training. Wie dargestellt in Abb. 7B, war nach 3 Trainingsterminen, verteilt über 6 Wochen, die Gleichgewichtskontrolle des Patienten normal.

Es liegt auf der Hand, dass eine solche Rehabilitationsmaßnahme eine viel versprechende Möglichkeit bietet, um die chronischen Gleichgewichtsprobleme mancher Patienten zu verbessern. Eine solche Technik, einmal verkleinert, bietet auch die Möglichkeit, Patienten mit Sturzrisiko eine tragbare Gleichgewichtsprothese zu bieten. Auch in Zukunft, wenn WGS noch kleiner werden und weniger Energie zum Betrieb benötigt wird, könnte man sich vorstellen, dass WGS benutzt wird, um die Oberkörperbewegung langzeitig während der normalen täglichen Aktivitäten zu registrieren [6, 18, 21]. Ein großes Potenzial wäre dann vorhanden, um Messungen der Gleichgewichtskontrolle während spezifischer Aufgaben des alltäglichen Lebens durchzuführen, auch die Präsentation des akustischen Bio-Feedbacks während dieser Aufgaben oder die Prüfung der Effektivität einer Rehabilitationstechnik oder eines chirurgischen Eingriffs.

Schlussfolgerungen

Das Ziel dieser Übersicht war es, einen Einblick in eine neue Form der Gleichgewichtsanalyse mittels Winkelgeschwindigkeitssensoren (WGS) zu liefern. Diese Methode kann als Ersatz der traditionellen Posturographie und Bewegungsanalyse gesehen werden. Zum Beispiel können Zeit- und Personal-intensive Aspekte des typischen Bewegungsanalysesystems mit WGS-Systemen gespart werden. Wir haben versucht, die folgenden Punkte hervorzuheben:

- Die Anwendung von Winkelgeschwindigkeitssensoren ermöglicht es, neben einer Erweiterung der üblichen Form der Posturographie, statische Posturographie mit Stehprüfungen und Gleichgewichtsanalyse während Gehprüfungen zu verwenden.
- Messwerte der Oberkörperbewegungen, die außerhalb der normalen Referenzwerte

für Stehprüfungen auf einem Schaumstoffboden liegen, lassen eine Sturztendenz vermuten.
- Gleichgewichtsanalysen einer Sequenz von Steh- und Gehprüfungen können angewendet werden, um festzustellen, ob das Ergebnismuster eines Patienten zu einer bestimmten Patientengruppe passt.
- Biofeedback der Oberkörperbewegung in Form akustischer Signale ist eine vielversprechende Technik zur Verbesserung der Gleichgewichtskontrolle bei Patienten mit einer Sturztendenz.

Anerkennungen

Die klinische Wissenschaftsarbeit dieser Studie wurde von Stipendien des Schweizerischen Nationalfonds (31.59319 und 31.104212) sowie der Freien Akademischen Gesellschaft Basel unterstützt. Hiermit erkennen wir die Beteiligung der Wissenschaft unserer Kollegen an: A.L. Adkin, B.R. Bloem, M. Bakker, H.A. Bischoff, M. Conzelmann, J. Hegemann, F. Honegger und H. Sjöström.

Literatur

1. Adkin AL, Allum JHJ, Bloem BR (2005) Stance and gait trunk sway test measurements to assess balance control in patients with Parkinson disease. Gait and Posture 22: 240–249
2. Allum JHJ, Adkin AL (2003) Improvements in Trunk sway for stance and gait tasks during recovery from an acute unilateral peripheral vestibular deficit. Audiology and Neurootology 8: 286–302
3. Allum JHJ, Adkin AL, Carpenter MG, Held-Ziolkowska, Honegger F, Pierchala K (2001) Trunk sway measures of postural stability during clinical balance tests: effects of a unilateral vestibular deficit. Gait and Posture 14: 227–237
4. Allum JHJ, Carpenter MG (2005) A speedy solution for balance and gait analysis: angular velocity measured at the centre of body mass. Curr Opin Neurol 18: 15–21
5. Aminian K, Najafi B, Bula C, Leyvraz PF, Robert Ph (2002) Spatio-temporal parameters of gait measured by an ambulatory system using miniature gyroscopes. J Biomech 35: 689–699
6. Aminian K, Najafi B (2004) Capturing human motion using body-fixed sensors: outdoor measurement and clinical applications. Comp Anim Virtual Worlds 15: 79–94
7. Bischoff-Ferrari HA, Conzelmann M, Staehelin HB, Dick W, Carpenter MG, Adkin A, Theiler R, Pfeifer M, Allum JHJ (2005) Is fall prevention mediated by an effect of vitamin D and/or calcium supplementation on balance control? (Submitted)
8. Beauchet O, Najafi B, Dubost V, Mourey F (2003) Age-related decline of gait control under a dual-task condition. JAGS 51: 1187–1188
9. Cho CY, Kamen G (1998) Detecting balance deficits in frequent fallers using clinical and quantitative evaluation tools. Am Geriatr Soc: 426–430
10. De Hoon EWJ, Carpenter MG, Salis C, Allum JHJ, Bloem BR, Bischoff H (2003) Quantitative Assessment of the "stops walking while talking test" in the elderly. Arch Phys Med Rehab 89: 838–842
11. Gill J, Allum JHJ, Carpenter MG, Held-Ziolkowska M, Honegger F, Pierchala K (2001) Trunk sway measures of postural stability during clinical balance tests: effects of age. J Gerontology 56A: M438–M447
12. Hegeman J, Honegger F, Kupper M, Allum JHJ (2005) The balance control of bilateral peripheral vestibular loss subjects and its improvement with auditory prosthetic feedback. J Vest Res 15: 1–9
13. Holliday PF, Fernie GR, Gryfe CI, Griggs GT (1990) Video recording of spontaneous falls of the elderly in slips, stumbles, and falls: pedestrian footwear and surfaces, ASTM STP 1103, Gray BE ed. Philadelphia: American Society for Testing and Materials, pp 7–16
14. Jeka J, Kiemel T, Creath R, Horak F, Peterka R (2004) Controlling human upright posture: Velocity information is more accurate than position or acceleration. J Neurophysiol 92: 2368–2379
15. Lindemann U, Scheible S, Sturm E, Eichner B, Ring C, Najafi B, Aminian K, Nikolaus Th, Becker C (2003) Elevated heels and adaptation to new shoes in frail elderly women. Z Gerontol Geriat 36: 29–34
16. Lundin-Olsson L, Nyberg L, Gustafson Y (1997) "Stops walking when talking" as a predictor of falls in elderly people. Lancet 349: 617
17. Mayagoitia RE, Nene AV, Veltink PH (2002) Accelerometer and rate gyroscope measurement of kinematics: an inexpensive alternative to optical motion analysis systems. J Biomech 35: 537–542

18. Najafi B, Aminian K, Paraschiv-Ionescu A, Loew F, Bula CJ, Robert P (2003) Ambulatory system for human motion analysis using a kinematic sensor: monitoring of daily physical activity in the elderly. IEEE Trans Biomed Eng 50: 711–723
19. Najafi B, Aminian K, Loew F, Blanc Y, Robert PA (2002) Measurement of stand-sit and sit-stand transitions using a miniature gyroscope and its application in fall risk evaluation in the elderly. IEEE Trans Biomed Eng 49: 843–851
20. Pai YC, Patton J (1997) Center of mass velocity-position predictions for balance control. J Biomech 30: 347–354
21. Paraschiv-Ionescu, A, Buchser EE, Rutschmann B, Najafi B, Aminian K (2004) Ambulatory system for the quantitative and qualitative analysis of gait and posture in chronic pain patients treated with spinal cord stimulation. Gait and Posture 20: 113–125
22. Pfeifer M, Begerow B, Minne HW, Abrams C, Nachtigall D, Hansen C (2000) Effects of a short-term vitamin D and calcium supplementation on body sway and secondary hyperparathyroidism in elderly women. J Bone Miner Res 15: 1113–1118
23. Salarian A, Russmann H, Vingerhoets JG, Dehollain C, Blanc Y, Burkhard PR, Aminian K (2004) Gait assessment in Parkinson's disease: toward an ambulatory system for long-term monitoring. IEEE Trans Biomed Eng 51: 1434–1443
24. Sjöström H, Allum JHJ, Carpenter MG, Adkin AL, Honegger F, Ettlin T (2003) Trunk sway measures of postural stability during clinical balance tests in patients with chronic whiplash symptoms. Spine 28: 1725–1734
25. Tong K, Granat MH (1999) A practical gait analysis system using gyroscopes. Medical Engineering and Physics 21: 87–94
26. Wall C 3rd, Merfeld DM, Rauch SD, Black FO (2003) Vestibular prostheses: the engineering and biomedical issues. J Ves Res 12: 95–113
27. Weber PC, Cass SP (1993) Clinical assessment of postural stability. Amer J Otol 14: 566–569
28. Winter DA, Patla AE, Frank JS (1990) Assessment of balance control in humans. Med Prog Technol 16: 31–51
29. Van de Warrenburg BPC, Bakker M, Kremer HPH, Bloem BR, Allum JHJ (2005) Trunk sway in patients with spinocerebellar ataxia. Movement Disorders 8: 1006–1013

Schwindel nach stumpfem Anpralltrauma des kraniozervikalen Übergangs

A. Ernst

Der kraniozervikale Übergang wird bei nicht-knöchernen Verletzungen in Abhängigkeit vom jeweiligen Unfallmechanismus unterschiedlich starken Beschleunigungskräften ausgesetzt. Diese Beschleunigungskräfte können sich – insbesondere beim stumpfem Anpralltrauma mit Anschlagen des Kopfes – unmittelbar auf das Labyrinth fortsetzen und dort zu Störungen der Gleichgewichtsrezeptoren führen [22].
Zusätzlich können Mikrotraumatisierungen neuronalen Gewebes im ZNS (Gleichgewichtskerngebiet) und die Überdehnung/nachfolgende, chronische Entzündung des Muskel-Bandapparates der HWS mit posturaler Instabilität bei solchen Verletzungsmechanismen vorkommen [10].
Die vestibuläre Diagnostik soll die Frage beantworten, ob eine primäre (klinisches Auftreten innerhalb von 24 Stunden nach dem Unfall) Störung oder eine sekundäre Störung (klinisches Auftreten innerhalb eines Intervall von 3 Wochen – 3 Monaten nach dem Unfall) vorliegt [9].
Leitsymptome primärer vestibulärer Störungen sind das Unsicherheitsgefühl mit Hörbeeinträchtigung (Perilymphfistel), der lageabhängige Schwindel (BPPV), das „Betrunkenheitsgefühl" (Commotio labyrinthi) oder die allgemeine Unsicherheit mit begleitenden, sensorischen Störungen (zentrale Gleichgewichtsstörung). Leitsymptome sekundärer vestibulärer Störungen sind der attackenweise Drehschwindel (Endolymphhydrops), Unsicherheitsgefühl mit Stolpern und Verstärkung bei fehlender optischer Kontrolle (muskulo-ligamentäre Störung der HWS, „zervikogene Störung"), Benommenheitsgefühl mit verstärkten Rumpfschwankungen (Otolithenstörung). Die Qualität der vestibulären Testbatterie bestimmt die Präzision der Diagnosefindung und sollte folgende Untersuchungsmodalitäten beinhalten: vestibulospinale Tests (Screening und Suche nach vestibulospinaler Störung), videookulografische Untersuchung des Spontan/Provokationsnystagmus/VOR/Sakkadentestung (bei BPPV, Commotio labyrinthi, zentralen Störungen), rotatorische Prüfung (zentrale Störungen), Rumpfschwankungsmessungen (Sway

Star) (zervikogene Störung) [20] Elektrocochleografie (Nachweis des endolymphatischen Hydrops), Otolithenfunktionsprüfungen (VEMP, subjektive haptische Vertikale bei Sacculus/Utriculusstörung).

Differenzialdiagnostisch schwierig zu beurteilen und gerne verkannt werden komplexe, parallel oder nacheinander auftretende posttraumatische Gleichgewichtsstörungen (z.B. BPPV, gefolgt von zervikogener Störung oder Commotio labyrinthi mit begleitender Otolithenfunktionsstörung).

Das therapeutische Regime sollte neben medikamentösen Maßnahmen [14], Trainingsprogrammen auch die breite Palette chirurgischer Therapieoptionen beinhalten (Abdeckung der runden und ovalen Fenstermembran, Bogengangsokklusion, Vest. neurektomie). Eine Komplettremission der vestibulären Beschwerden lässt sich in der Regel bei den primären Störungen nach entsprechender Intervention beobachten, prognostisch deutlich schlechter schneiden die sekundären Störungen ab [9]. Das steht im Einklang mit posttraumatischen Hörstörungen [15].

Einleitung

Stumpfe Anpralltraumen des Kopfes, Halses und des KZÜ können aus Stürzen, Ante-Retroflexionsverletzungen („whiplash"-Mechanismus), Kontaktverletzungen mit einem anderen Gegenstand u.ä. resultieren. Der Traumamechanismus kann ebenso wie der präzise Anprallort bzw. die Anprallenergie variieren. Dabei kann das gleichgewichtserhaltende System (GGS) an verschiedenen Orten beeinträchtigt werden, auch wenn die Strukturdiagnostik (MRT, CT) keine knöchernen o.a. intrazerebralen Verletzungen aufdeckt. Es gibt bereits eine Reihe von Arbeiten, die das belegen [4, 11, 13, 18, 23], wobei die häufigste beschriebene Störung BPPV ist [17]. Die vorliegende Übersicht soll die Möglichkeiten einer posttraumatischen Störung des GGS deshalb aufzeigen und Behandlungsstrategien vorschlagen.

Neurootologische Diagnostik primärer und sekundärer, posttraumatischer Gleichgewichtsstörungen

Nach der Erstdiagnostik und -versorgung der Patienten durch Unfallchirurgen, Radiologen, Neurolgen sollten die Patienten nach schwindelrelevanten Beschwerden gefragt werden („Drehgefühl", „Unsicherheit", „Betrunkenheitsgefühl", „Lageschwindel" usw.).
Patienten sollten otoskopisch und reintonaudiometrisch untersucht werden, bevor die folgenden neurootologischen Tests durchgeführt werden:

- Vestibulospinale Tests (Romberg, Unterberger Test),
- Videookulografische Suche nach Spontan-, Lage- und Lagerungsnystagmus, Horizontalnystagmen- oder sakkaden,
- Kalorische Prüfung,
- Drehstuhlprüfung,
- Dynamische Posturografie [1],
- Otolithenfunktionsprüfung (VEMP-Ableitung als Sacculustest und Prüfung der subjektiven haptischen Vertikale – SHV – als

Utriculustest, ggf. exzentrische Rotation bei SVV-Testung) [6, 7],
- Electrocochleografie (EcoG) (optional, bei Verdacht auf Endolymphhydrops) [12],
- Messungen der Körperschwankungen mit Hilfe des Testsystems Sway Star (optional, bei Verdacht auf zervikogene, posturale Instabilität) [3, 20].

Management primärer und sekundärer posttraumatischer Gleichgewichtsstörungen

Primäre Gleichgewichtsstörungen

Die *primären Störungen* (Auftreten innerhalb 24 h nach dem Unfall) umfassen (Tabelle 1):

- BPPV – Behandlung durch Repositionsmanöver [8, 17], die bis zu dreimal wiederholt werden können. Bei wiederholtem Auftreten chirurgische Bogengangsokklusion [16]. Ein lageabhängiger, torsionaler Nystagmus beim Dix-Hallpike-Manöver ist pathognomonisch.
- *Commotio labyrinthi* – Sedativa/Antiemetika und Ruhigstellung führen in der Regel zu einer vollständigen Beschwerdefreiheit innerhalb von ca. 5 Tagen. Das Auftreten eines horizontalen Spontannystagmus und eine kalorische Untererregbarkeit sind pathognomonisch.
- *Perilymphfistel* – plötzlich auftretendes Schwindelgefühl, häufig verknüpft mit einer Innenohrschwerhörigkeit (IOS) und Tinnitus. Die (chirurgische) Behandlung besteht in einer Abdeckung der runden/ovalen Fensternische. Das Auftreten eines Spontannystagmus, die Seitabweichung bei den vestibulospinalen Tests und eine IOS sind pathognomonisch.
- *Zentrale Gleichgewichtsstörung* – klinisch diffuse Angaben (Leitsymptom Schwankschwindel), Sedativa/Antiemetika und Ruhigstellung führen in der Regel zu einer vollständigen Beschwerdefreiheit innerhalb von ca. 5 Tagen. Bei nicht vollständiger Beschwerdefreiheit sollte ein individualisiertes Trainingsprogramm zusätzlich als Heim-

Tabelle 1. Neurotologische Störungen, führende klinische Symptomatik, Zeitpunkt des Beschwerdebeginns (d.h. *primär* – innerhalb von 24 h nach dem Trauma oder *sekundär* – mit einer Zeitverzögerung von 3 Wochen – 3 Monaten) sowie Therapieregimes

Neurotologische Störung	Klinik/Beginn	Therapieregime
Perilymphfistel	Dauerschwindel, Hörverlust (primär)	Tympanoskopie (Abdeckung)
BPPV	Lageschwindel (primär, rezidivierend)	Repositionsmanöver, Bogengangsokklusion
Commotio labyrinthi	Dauerschwindel, Lateropulsion (primär)	Medikamente (Sedativa/Antiemetika)
Zentrale Gleichgewichtsstörung	wechselnde Angaben (primär)	Medikamente (s.o.), Gleichgewichtstraining
Posttraumat. EL-Hydrops	Drehschwindelattacken (sekundär)	Medikamente (Betahistin), Saccusexposition
Otolithenstörung	Unsicherheit, Stolpern (sekundär)	Gleichgewichtstraining
Zervikogene, posturale Instabilität	Schwankschwindel, „Betrunkenheitsgefühl" (sekundär)	Physio-, Schmerztherapie, Gleichgewichtstraining

übung vorgeschlagen werden. Verschiedene Nystagmusformen sowie horizontale Körperdrehungen bei vestibulospinaler Testung und ein pathologischer sensorischer Organisationstest (SOT) in den Testkonditionen I–VI sind möglich (dynamische Posturografie).

Sekundäre Gleichgewichtsstörungen
Folgende sekundäre Gleichgewichtsstörungen können nach ca. 3 Wochen – 3 Monaten auftreten (Tabelle 1):

- *Posttraumatischer („delayed") Endolymphhydrops* – die Patienten berichten über klassische, menièreiforme Drehschwindelattacken, jedoch ohne Hörstörung. EcoG bestätigt zumeist (in ca. 80%) den Hydrops. Gutes Ansprechen auf Medikamenteneinnahme (Betahistin), alternativ Saccusexposition.
- *Zervikogene, posturale Instabilität* – häufiges Auftreten nach Ante-Retroflexionsverletzungen vom „whiplash"-Typ. Pathognomonisch ist eine erhöhte Rumpfschwankungsbreite (in roll und pitch) sowie ein pathologischer SOT (Konditionen 5 & 6) [1, 20]. Diese Patienten berichten vor allem über ein Unsicherheitsgefühl, verstärkt durch Augenschluß (reduzierte optische Kontrolle) oder bei Schmerzverstärkung mit Bewegungseinschränkung der HWS. Die Therapie sollte primär aus der Schmerztherapie, in Kombination mit speziellen Physiotherapiemaßnahmen bestehen. Ein plattformgestütztes Gleichgewichtstraining (z.B. Balance Master, Neurocom) ist möglich.
- *Otolithenerkrankungen* können durch VEMP-Ableitungen (Macula sacculi) bzw. exzentrische Rotation und SHV (Macula utriculi) ausgeschlossen werden, wobei Kombinationsverletzungen (sacculo-utriculär) die Regel sind. Die Patienten stellen sich bzw. werden zumeist erst nach langem Intervall vorgestellt, da das „Unsicherheitsgefühl" als Leitsymptom (Verstärkung bei reduzierter optischer Kontrolle) zumeist nicht als Ausdruck einer Erkrankung, sondern als allgemeine Unfallfolge („Schwächegefühl", „Kreislaufprobleme") angesehen wird. Individualisierte Trainingsprogramme bzw. Medikamentenverordnung können bedingt eine Beschwerdereduktion erzielen, die Prognose ist ungewiss und von Kofaktoren abhängig (Alter, Zustand des muskuloskelettalen Systems usw.).

Etwa jeder zweite Patient nach einem stumpfem Anpralltrauma des KZÜ hat in unserem Krankengut parallel oder sukzessive eine oder mehrere primäre oder sekundäre Gleichgewichtsstörungen (z.B. initial BPPV, gefolgt von einem Endolymphhydrops) (Tabelle 2) [9].

Diskussion

Die vorliegende Übersicht soll einen Überblick über die Schädigungsmöglichkeiten des GGS nach Anprallverletzungen des KZÜ geben. Die überraschendste Erkenntnis ist die fehlende Korrelation zwischen dem Traumamechanismus und der nachfolgenden neurootologischen Störung sowie die Mannigfaltigkeit des parallelen oder sukzessiven Auftretens verschiedener Entitäten.

Die Mehrzahl aller Patienten klagt nach dem Anprall über transiente Hörstörungen, wobei diese bei einer Perilymphfistel am ausgeprägtesten und langwierigsten sind.

In der Literatur wird seit längerem darüber diskutiert, ob das GGS nach einem stumpfen Anpralltrauma, einer Ante/Retroflexionsverletzung vom „whiplash"-Typ o.a. Verletzungsarten „spezifisch" geschädigt werden kann [11, 13, 18, 23].

In unserer Serie [9] hatten vor allem die Patienten mit zervikogener, posturaler Instabilität variierende Traumamechanismen erlitten (einschl. Commotio cerebri, Spinalkanalkontusion, Auftreffen auf einen harten Gegenstand – neben dem klassischen „whiplash"-Mechanismus). Außerdem wiesen diese Patienten häufig noch eine (oder zwei) zusätzliche neurootolo-

Tabelle 2. *Paralleles* oder *sukzessives* Auftreten der verschiedenen neurotologischen Störungen

Neurotologische Störung	Auftreten
Commotio labyrinthi, BPPV	parallel
Commotio labyrinthi, Zentrale Gleichgewichtsstörung	parallel
Commotio labyrinthi, Zervikogene, posturale Instabilität	sukzessiv
BPPV, Posttraumatischer EL-Hydrops	sukzessiv
Otolithenfunktionsstörung, zervikogene, posturale Instabilität	sukzessiv
Perilymphfistel, Otolithenfunktionsstörung	sukzessiv
Commotio labyrinthi, Otolithenfunktionsstörung, zervikogene, posturale Instabilität	sukzessiv
BPPV, Otolithenfunktions-Störung, zervikogene, posturale Instabilität	sukzessiv
BPPV, EL-Hydrops, zervikogene, posturale Instabilität	sukzessiv

gische Störungen auf. Eine weibliche Dominanz bei diesen Verletzungen ist ebenfalls bereits in der Literatur – vor allem auch durch die Quebec Task Force – beschrieben [21]. Den besten Outcome haben die primären Störungen [8, 16, 19]. Die schlechteste Prognose haben die Patienten mit einer zervikogenen, posturalen Instabilität bzw. die kombinierten oder beidseitigen Otolithenfunktionsstörungen. Bei der ersten Patientenpopulation spielen interindividuelle Unterschiede des muskuloskelettalen Systems (und damit die Möglichkeit, aktive, kompensatorische Mechanismen zu entwickeln) und die starke Variabilität der Schädigungsmuster an der HWS die wichtigste Rolle [1, 2, 20]. Unter Berücksichtigung eines mittellangen Zeithorizontes (12–18 Monate) haben die Otolithenstörungen die schlechteste Prognose, was möglicherweise einen phylogenetischen Hintergrund als Gravitationsrezeptor hat. Damit ist eine Kompensation des funktionellen Defizites kaum möglich [5].

Zusammenfassend kann man feststellen, dass posttraumatische Störungen des GGS im allgemeinen eine gute Prognose haben und die Qualität der neurootologischen Diagnostikbatterie das weitere Vorgehen bestimmt.

Literatur

1. Allum JHJ, Shepard NT (1999) An overview of the clinical use of dynamic posturography in the differential diagnosis of balance disorders. J Vest Res 9: 223–252
2. Allum JHJ, Bloem BR, Carpenter MG et al (2001) Differential diagnosis of proprioceptive and vestibular deficits using dynamic support-surface posturography. Gait & Posture 14: 217–226
3. Allum JHJ, Aitkin AL, Ernst A (2002) Differences between trunk sway characteristics on a foam support surface and on the Equitest ankle-sway-referenced support surface. Gait & Posture 16: 264–270
4. Basford JR, Chou LS, Kaufmann KR et al (2003) An assessment of gait and balance deficits after traumatic brain injury. Arch Phys Med Rehabil 84: 343–349
5. Clarke A, Schonfeld U, Helling K (2003) Unilateral examination of utricle and saccule function. J Vest Res 13: 215–225
6. Clarke AH, Engelhorn A (1998) Unilateral testing of utricular function. Exp Brain Res 121: 457–464
7. Colebatch JG, Halmagyi GM, Skuse NF (1994) Myogenic potentials generated by a click-evoked vestibulocollic reflex. J Neurol Neurosurg Psychiatry 57: 190–197
8. Epley JM (1996) Particle repositioning for BPPV. Otolaryngol Clin North Am 29: 323–331
9. Ernst A, Basta D, Seidl RO, Todt I, Scherer H, Clarke A (2005) Management of posttraumatic

vertigo. Otolaryngol Head Neck Surg 132: 554–558
10. Ernst A, Seidl RO, Nölle C et al (2001) Hör- und Gleichgewichtsstörungen nach Kopfanpralltrauma. Trauma & Berufskrkh 3: 27–31
11. Fitzgerald DC (1996) Head trauma: hearing loss and dizziness. J Trauma 40: 488–496
12. Ge X, Shea JJ (2001) Transtympanic electrocochleography: a 10-year experience. Otol Neurotol 22: 465–470
13. Guyot JP, Liard P, Thielen K et al (2001) Isolated vestibular areflexia after blunt head trauma. Ann Otol Rhinol Laryngol 110: 562–565
14. NIH Consensus Statement on rehabilitation of persons with traumatic brain injury (1999) JAMA 282: 974–983
15. Nölle C, Todt I, Ernst A (2004) Pathophysiological changes of the central auditory pathway after blunt trauma of the head. J Neurotrauma 21: 251–258
16. Parnes LS, McClure JA (1991) Posterior semicircular canal occlusion in the normal hearing ear. Otolaryngol Head Neck Surg 104: 52–57
17. Parnes LS, Price-Jones RG (1993) Particle repositioning manoeuver for BPPV. Ann Otol Rhinol Otol 102: 325–331
18. Rubin AM, Wooley SM, Dailey DV et al (1995) Postural stability following mild head or whiplash injury. Am J Otol 16: 216–221
19. Shea JJ, Xianxi G, Orchik DJ (1995) Traumatic endolymphatic hydrops. Am J Otol 16: 235–240
20. Sjostrom H, Allum JHJ, Carpenter MG et al (2003) Trunk sway measures of postural stability during clincal balance tests in patients with chronic whiplash injury symptoms. Spine 28: 1725–1734
21. Spitzer WO, Skovron ML, Salmi LR et al (1995) Scientific monograph of the Quebec Task Force on Whiplash-Associated Disorders: redefining whiplash and ist management. Spine 20 [Suppl 8]: 1S–73S
22. Träger V, Seidl RO, Ernst A (2005) Stapesprothesendislokation nach HWS-Weichteildistorsion. HNO 53: 163–166
23. Vibert D, Hausler R (2003) Acute vestibular deficits after whiplash injuries. Ann Otol Rhinol Laryngol 112: 246–251

Drogen- und Alkoholeinfluss auf vestibuläre Funktionen

U. LOCKEMANN

Nicht zuletzt vor dem Hintergrund stetig anwachsender Qualitätsmanagement-Anforderungen in Diagnostik und Therapie und der in den letzten Jahren deutlich angestiegenen „Klagelust" (Schadensersatz, Schmerzensgeld) vermeintlich fehlbehandelter Patienten sind für jeden neurootologisch tätigen Hals-Nasen-Ohrenarzt (behandelnd oder begutachtend) aktuelle Informationen über den Einfluss von Alkohol und anderen Drogen auf vestibuläre Funktionen unerlässlich.

Zum einen ist der Aspekt zu berücksichtigen, dass schon geringe Alkoholmengen sowie die Applikation bereits in frühem Jugendalter weitverbreiteter Drogen pathologische Vestibularisbefunde imitieren, die Fehlbegutachtungen oder Fehldiagnosen bis hin zu Fehlindikationen von Behandlungskonzepten (Operation) zur Folge haben können.

Zum anderen werden seit der Änderung des § 24a der Straßenverkehrsordnung wiederholt behandelnde oder begutachtende Kollegen mit der Fragestellung konfrontiert, ob sie Patienten mit bekanntem Drogenkonsum, mit Substitutionsbehandlung oder mit kontrollierter Heroin-Verschreibung zur Führung eines Kraftfahrzeuges im öffentlichen Straßenverkehr für geeignet halten.

Ebenfalls vor dem Hintergrund der Beratung eigener Patienten bzw. der Begutachtung entsprechender Fragestellungen für Versicherungsgesellschaften, Berufsgenossenschaften, Arbeits- und Sozialgerichte oder in Einzelfällen auch für das Strafrecht ist eine Kenntnis der Auswirkungen von Alkohol und Drogen auf vestibuläre Funktionen hinsichtlich der Arbeitssicherheit unerlässlich (Begutachtung bei Arbeitsunfällen, Berentungsverfahren, Arbeitsplatzwechsel, Wiedereingliederung nach Entzug/Substitutionstherapie).

Vorgestellt wird der Einfluss verschiedener Alkoholisierungsgrade (0,4 und 0,8‰ Blutalkoholkonzentration) und unterschiedlicher Rauschmittel (u.a. Methadon und Heroin) auf die Ergebnisse einer umfangreichen neurootologischen Testbatterie (allgemeine Bewegungskoordination, vestibulospinale Funktionen, Willkür-Okulomotorik, vestibulär rückgekoppelte visuo-motorische Reaktion, unwillkürliche Okulomotorik, Otolithenfunktion). Klar belegt werden kann, dass sowohl einzelne Sinnesmodalitäten des vestibulären Systems als auch insbesondere die Interaktion der verschiedenen Systeme untereinander durch Alkohol beeinträchtigt werden. Dabei sind schon bei 0,4‰ gravierende, z.T. gleich starke Ausfälle wie bei 0,8‰ zu beobachten.

Die Auswertung der drogenbeeinflussten Testergebnisse gestaltet sich aufgrund diverser Störeinflüsse (wiederholter Beikonsum, sehr schlechte allgemeine Compliance der Drogenabhängigen, schlechtes Vigilanzniveau) nicht so unkompliziert wie zunächst erhofft. Die seit 2 Jahren im Rahmen der deutschlandweiten Heroin-Studie laufende Untersuchungsreihe hat im Studienzentrum Hamburg trotz intensiver Bemühungen noch nicht die erforderliche Anzahl von Probanden (Kontrollgruppendesign) kontinuierlich in den gesamten Versuchsaufbau einbeziehen können, so dass die bisher auszuwertende Stichprobe (Heroingruppe) noch keine statistisch valide Analyse zulässt.
Es werden deshalb die bislang beobachteten Ergebnisse bzw. „Trends" präsentiert und mit einer aktuellen Literaturauswertung ergänzt. Die begonnene Untersuchungsreihe wird fortgesetzt.

Einleitung

Vor dem Hintergrund stetig anwachsender Qualitätsmanagement-Anforderungen in Diagnostik und Therapie und der in den letzten Jahren deutlich angestiegenen „Klagelust" (Schadensersatz, Schmerzensgeld) vermeintlich fehlbehandelter oder nicht zutreffend begutachteter Patienten sind für jeden neurootologisch tätigen Hals-Nasen-Ohrenarzt (behandelnd oder begutachtend) aktuelle Informationen über den Einfluss von Alkohol und anderen Drogen auf vestibuläre Funktionen von zunehmender Bedeutung.

Zum einen ist der Aspekt zu berücksichtigen, dass schon geringe Alkoholmengen sowie die Applikation bereits in frühem Jugendalter weitverbreiteter Drogen pathologische Vestibularisbefunde imitieren, die Fehlbegutachtungen oder Fehldiagnosen bis hin zu Fehlindikationen von Behandlungskonzepten (Operation) zur Folge haben können.

Zum anderen werden seit der Änderung des § 24a der Straßenverkehrsordnung wiederholt behandelnde oder begutachtende Kollegen mit der Fragestellung konfrontiert, ob sie Patienten mit bekanntem Alkohol- oder Drogenkonsum, mit Substitutionsbehandlung oder mit kontrollierter Heroin-Verschreibung zum Führen eines Kraftfahrzeuges im öffentlichen Straßenverkehr für geeignet halten.

Auch für die Beratung eigener Patienten bzw. bei der Begutachtung entsprechender Fragestellungen für Versicherungsgesellschaften, Berufsgenossenschaften, Arbeits- und Sozialgerichte oder in Einzelfällen auch für das Strafrecht ist eine Kenntnis der Auswirkungen von Alkohol und Drogen auf vestibuläre Funktionen hinsichtlich der Fahrtüchtigkeit und Arbeitssicherheit unerlässlich (Begutachtung bei Arbeitsunfällen, Berentungsverfahren, Arbeitsplatzwechsel, Wiedereingliederung nach Entzug/Substitutionstherapie).

Vestibulo-Toxizität von Drogen und Alkohol

Zur Thematik des Alkoholeinflusses auf das vestibuläre System gibt es eine Flut von Publikationen (ausführlicher Überblick bei [19]). Insbesondere zur Fragestellung der Beeinträchtigung der Fahrsicherheit durch Alkoholeinfluss auf neurovestibuläre Effekte, (speziell okulo-okuläre, okulo-vestibuläre und vestibulospinale Effekte) liegen umfangreiche Untersuchungen vor [19–21].

Effekte von Opiaten auf vestibuläre Funktionen sind hingegen experimentell selten untersucht worden [39].

Eine bislang noch nicht international publizierte Schweizer Studie zum Einfluss von Heroin auf die psychomotorische Performance zeigt jüngst eine erhebliche Beeinträchtigung einer Gruppe von Patienten in Heroinverschreibung im Zeitraum bis zu einer Stunde nach Heroininjektion im Vergleich zu Kontrollen Gesunder sowie Methadonsubstituierter [16]. Ab der 2. Minute nach Injektion getestet, zeigten sich signifikante Leistungseinschränkungen in 5 von 7 neuropsychologischen Leitindikatoren. Die Einschränkungen erscheinen nach Einschätzung der Autoren stärker ausgeprägt als bei alkoholisierten Probanden mit 0,8‰ Blutalkoholkonzentration.

Für Methadonsubstituierte weist bezüglich der Performance in psychomotorischen Einzeltests die Mehrzahl der vorliegenden Studien (Zusammenfassung von 10 Studien bei [2, 3]) keine erhebliche Einschränkung gegenüber Kontrollgruppen nach, auffallend waren jedoch in Persönlichkeitstests eine höhere Risikobereitschaft bei verminderter Selbstkontrolle und emotionaler Labilität. Es resultierte die Einschätzung, dass Methadonsubstituierte vom Grundsatz her zunächst als fahruntauglich anzusehen seien. Ein besonderes Problem stellt sich in Form des Beikonsums.

In einer aktuellen Untersuchung über die Einschlafneigung von mit Methadon substituierten Opiatabhängigen konnten Grellner et al. [9] mit Hilfe eines neueren pupillographischen Schläfrigkeitstests nachweisen, dass erhebliche Defizite bei der Tagesvigilanz von methadonsubstituierten Opiatabhängigen bestehen, welche – zumindest im Durchschnitt – keine Anhaltspunkte für eine eventuelle positive Beurteilung der Fahreignung erkennen lassen.

Dittert et al. [7] stellten bei Verwendung eines Entscheidungs- und Reaktionstests, im reaktiven Dauerbelastbarkeitstest, im verkehrsspezifischen tachistoskopischen Test, im peripheren Wahrnehmungstest bei gleichzeitiger Tracking-Aufgabe (geteilte Aufmerksamkeit) und im Daueraufmerksamkeitstest unter Monotonie in allen untersuchten Verfahren durchschnittlich signifikant schlechtere Ergebnisse für Methadonsubstituierte als für eine gesunde Kontrollgruppe fest.

Im deutschsprachigen Raum beschrieben erstmals Specka et al. [33], dass Methadonsubstituierte keine eindeutig substanzbezogenen Leistungsdefizite in einer standardisierten kognitiv-motorischen Testbatterie gegenüber einem Vergleichskollektiv Gesunder zeigten. Hauri-Bionda [12] konnte nachweisen, dass eine Gruppe Methadonsubstituierter in einer psychophysischen Testserie zwar insgesamt deutlich schlechter abschnitt als eine Kontrollgruppe, dies galt jedoch nur für Personen, die entweder Beikonsum hatten oder aber einen höheren subjektiven Methadoneinfluss zu empfinden angaben.

Die Reaktionszeit auf auditiven Reiz wurde bei Opiatgewöhnten wie Nicht-Gewöhnten unter Morphingabe angehoben [38].

Zu den zahlreichen untersuchten neurophysiologischen Effekten unter Opiateinfluss gehört die Exophorie, die unter i.v. verabreichtem Morphin bei nicht Opiattoleranten – im Gegensatz zu Opiatabhängigen – dosisabhängig zunimmt [17, 38].

Ein pathologischer Spontannystagmus wurde sowohl bei Opiatgebrauchern [22] als auch bei nicht Opiaterfahrenen gesehen [11].

Zur langsamen Blickfolgebewegung bei chronischen Konsumenten psychoaktiver Substanzen liegen Ergebnisse vor für Alkoholiker [8, 15] und Cocain-Konsumenten [6, 26], wobei sich bei letzteren die familiäre Belastung mit Alkoholismus [1, 5] wiederum als Prädiktor erwies. Costa und Bauer [5] wiesen neben der Assoziation von dissozialer Persönlichkeitsstörung und Leistungsdefiziten bei der langsamen Blickfolge in einer von ihnen neben anderen Drogengebrauchern untersuchten Gruppe von Heroinabhängigen signifikante Einschränkungen nach. Experimentell wurden langsame Blickfolgebewegungen auch unter Diazepam untersucht [27].

Die Verschmelzungsschwelle des optokinetischen Nystagmus wurde unter Einwirkung von Alkohol und Koffein [40] sowie unter Thiopental und Diazepam [25] untersucht.
Zu Diacetylmorphin und Methadon liegen bislang keine Ergebnisse vor.
Die Saccadengeschwindigkeit wurde im Zusammenhang mit der hemmenden Wirkung von Benzodiazepinen, wie Diazepam, Nitrazepam und Temazepam [4, 10, 14, 27] untersucht, wobei sich übereinstimmend eine hohe Korrelation zur Substanzkonzentration zeigte.
In einer Studie mit Flunitrazepam [30] fehlte allerdings eine Korrelation zwischen Plasmaspiegeln und Saccadengeschwindigkeit. Saccadengeschwindigkeit und -dauer sowie -genauigkeit wurden auch im Vergleich der Effekte von Barbituraten, Benzodiazepinen, Amphetaminen und Ethanol untersucht [34]. Padoan et al. [25] fanden eine Abnahme von Saccadenamplitude und -latenz unter Thiopental und Diazepam deutlich unterhalb der beschriebenen Wirkung von Benzopdiazepinen. Beide Substanzen reduzierten auch deutlich den Gain im vestibulo-okulären Reflex [24].
Die Wirkung von Methadon auf die Saccadengeschwindigkeit wurde von Rothenberg et al. [28] untersucht. Es fand sich bei Bewegung eines Blickziels aus dem Blickfeld in horizontaler Richtung einer Verlangsamung des Beginns der initialen Saccade sowie ein zunehmendes Unterschreiten des notwendigen Saccadensprunges (abnehmender Gain), dagegen kein Einfluss auf weiter anschließende Korrektursaccaden sowie die maximale Saccadengeschwindigkeit.
Zu den wenigen untersuchten Substanzen mit Opiatwirkung bei experimenteller Testung eines vestibulären Nystagmus gehören bislang außerdem Codein und Pentazocin [29]. Untersuchungen zu neurovegetativen Effekten bei Opiatkonsumenten wurden von Schmoldt et al. [32] durchgeführt.
Zu Diacetylmorphin liegen diesbezüglich keine Studien in der einschlägigen Literatur vor.

Material und Methode

Aktuell im Rahmen der vorgestellten Studie untersucht wurde der Einfluss verschiedener Alkoholisierungsgrade (0,4 und 0,8‰ Blutalkoholkonzentration) und unterschiedlicher weitverbreiteter Rauschmittel (Methadon und Heroin) auf die Ergebnisse einer umfangreichen neurootologischen Testbatterie.
Während die Rekrutierung des „Alkoholkollektivs" sich relativ unproblematisch gestaltete, erwies sich der Versuch einer konsequenten Untersuchung von Heroin oder Methadon konsumierenden Personen als noch schwieriger als ohnehin erwartet.
Derzeit beläuft sich die Anzahl von Personen, die in Deutschland regelmäßig Heroin konsumieren, auf mindestens 120.000 Personen. Seit Ausweitung der Methadonsubstitution in der zweiten Hälfte der 90er Jahre werden etwa 40.000 Patienten mit (Levo-)Methadon substituiert. Etwa 4.000 weitere Drogenabhängige werden mit Dihydrocodein oder Buprenorphin (Subutex) behandelt. Damit befinden sich nach einer konservativen Schätzung der Prävalenzraten 35–40% der bundesdeutschen Heroinabhängigen in einer Substitutionsbehandlung. Etwa 900 Drogenabhängige befinden sich in ambulanter Rehabilitation und knapp 10.000 Klienten in der stationären Entwöhnungsbehandlung.
Eine gute Möglichkeit zur standardisierten Untersuchung Drogenabhängiger ergab sich im Rahmen einer Zusatzstudie zum bundesdeutschen Modellprojekt zur heroingestützten Behandlung Opiatabhängiger. In dieser großangelegten über den Zeitraum von 2 Jahren laufenden klinischen Studie erhalten Drogenabhängige, bei denen bisherige Drogentherapien nicht erfolgreich waren oder bei denen die Methadonsubstitution nicht befriedigend verläuft, versuchsweise injizierbares Heroin als Medikament; eine Kontrollgruppe bekommt parallel die Ersatzdroge Methadon.
Die Zusatzstudie „Kognitives, psychophysisches und visuell-vestibuläres Funktionsniveau sowie deren prädiktive Funktion für Arbeits-

fähigkeit und Kraftfahreignung bei Patienten in der heroingestützten Behandlung" wurde für Hamburg und Frankfurt geplant, weitere teilnehmende Städte der Studie sind Hannover, Karlsruhe, Bonn, Köln und München.

Die Therapiestudie zur Evaluation der Effekte der Heroinbehandlung erfolgt als klinische kontrollierte Vergleichsuntersuchung nach den Richtlinien der „Good Clinical Practice" (GCP) sowie den Bestimmungen des Arzneimittel- (AMG) und des Betäubungsmittelgesetzes (BtMG). Ziel der Studie ist es zu prüfen, ob mit der medizinischen Verordnung von pharmakologisch reinem Heroin in einem strukturierten und kontrollierten Behandlungssetting für bestimmte Gruppen von Heroinabhängigen die Ziele eher erreicht werden, die sonst mit Standardbehandlungen der Suchttherapien verknüpft sind – Schadensminimierung, Integration ins Hilfesystem, Reduktion des illegalen Konsums und der entsprechenden Begleitprobleme, gesundheitliche, psychische und soziale Verbesserung, Kontrolle und Überwindung der Abhängigkeit.

Schwerpunktmäßig werden in der Heroinstudie die beiden Aspekte Einsetzbarkeit auf dem Arbeitsmarkt und Fahreignung im Straßenverkehr überprüft. Es wird untersucht, ob Patienten in der Heroinverschreibung Arbeitsplatzanforderungen geringer bis mittlerer Komplexität z.B. bei der Bedienung und Überwachung von Maschinen und automatisierten Systemen oder aber Anforderungen in Arbeitsbereichen mit erhöhtem Unfallrisiko bei Beeinträchtigung von Wahrnehmung und Koordination (z.B. Tätigkeit auf Gerüsten) genügen können. Somit lassen sich Aufschlüsse zur Breite des Arbeitsfeldes erlangen, in dem Patienten einsetzbar bzw. rehabilitationsfähig sind. Basierend auf den Erfahrungen in der Methadonsubstitution zeigt sich, dass nur ein geringer Anteil von Patienten (deutlich unter 10%) nach 4 Jahren erfolgreich ausgeschlichen werden kann. Auch in der Heroinsubstitution wird mit einem hohen Anteil von Langzeittherapien und entsprechendem Erkenntnisbedarf zu Fragen beruflicher Rehabilitation unter Einnahme der Substanz Heroin zu rechnen sein. Aufgrund des substanzspezifischen Untersuchungsansatzes wurden in der vorgestellten Studie 3 Untersuchungskollektive miteinander verglichen.

Die Gruppe der Alkoholbeeinflussten wurde gebildet von 43 organgesunden, „normal" alkoholtoleranten männlichen Probanden im Alter von 18 bis 55 Jahren, welche nüchtern, bei 0,4‰ und bei 0,8‰ mit den gleichen Testverfahren untersucht wurden.

Die Gruppe der Heroinkonsumenten und der Methadonkonsumenten wird jeweils gebildet von 30 Probanden mit einem Mindestalter von 23 Jahren und einem mittleren Alter von 28 Jahren, welche seit mindestens 5 Jahren opiatabhängig sein müssen und welche einen täglichen vorwiegend i.v. Heroin-Abusus oder fortgesetzten Heroinkonsum unter der Substitutionsbehandlung betreiben müssen.

Die studienkontrollierte Verabreichung von Heroin erfolgt bis zu 3-mal täglich, wobei die Tageshöchstdosis i.v.-Heroin 1.000 mg, die Einzeldosis maximal 400 mg beträgt. Die Verabreichung von Methadon oral erfolgt einmal täglich, wobei die Dosen zwischen 40 und 250 mg liegen.

Im Einzelnen überprüft wurden die Parameter:

- allgemeine Bewegungskoordination (durch Bárány-Zeigeversuch und Diadochokinese),
- vestibulospinale Funktionen (Romberg-Stehversuch und Posturographie),
- Willkür-Okulomotorik (in Form von langsamer Blickfolgebewegung und Saccaden-Testung),
- vestibulär rückgekoppelte okulo-okuläre Reaktion (optokinetischer Nystagmus),
- unwillkürliche Okulomotorik mit vestibulovisueller Interaktion mit und ohne Blickfixation bei unterschiedlich raschen Bewegungsmustern des Kopfes (Drehpendelprüfung mit frequenzabhängiger Stimulusform [13]) sowie
- Otolithenfunktion (in Form der statischen Testung der visuellen subjektiven Vertikale) [35–37].

Zur Sichtbarmachung der Reaktion des Vestibularapparates auf verschiedene Reize wurde die Methode der Elektronystagmographie angewandt. Die Auswertung der auf fortlaufendem Millimeterpapier registrierten Elektronystagmogramme erfolgte von Hand, indem für die ausgelösten Nystagmen jeweils die Parameter Frequenz, Amplitude und Geschwindigkeit der langsamen Nystagmusphase ermittelt wurden [31], letztlich in Übereinstimmung mit der Literatur [18, 23] jedoch lediglich der letztgenannte in die Abschluss-Beurteilung einging.

Die Befunde sämtlicher Untersuchungen wurden zum einen mit Normwerten verglichen, die an großen Gruppen gesunder, nicht unter dem Einfluss von Alkohol oder anderen Drogen stehender Personen gewonnen wurden, zum anderen dienten die Nüchtern-Befunde des Alkohol-Probandenkollektivs als individueller Referenzwert.

Ergebnisse

Alkoholeinfluss

Klar belegt werden kann, dass sowohl einzelne Sinnesmodalitäten des vestibulären Systems als auch insbesondere die Interaktion der verschiedenen Systeme untereinander durch Alkohol beeinträchtigt werden. Dabei sind schon bei 0,4‰ gravierende, z.T. gleich starke Ausfälle wie bei 0,8‰ zu beobachten.

Bei normaler Nüchternleistung in den Koordinationstests und vestibulospinalen Tests zeigten bei einer Blutalkoholkonzentration von 0,4‰ 7% der Untersuchten Ausfälle im Bárány-Zeigeversuch und im Rombergschen Stehversuch, 14% bei der Diadochokinese. Bei einer Blutalkoholkonzentration von 0,8‰ waren im Bárány-Zeigeversuch Ausfälle bei 56% der Probanden zu beobachten, bei der Diadochokinese bei 49% und im Rombergschen Stehversuch bei 42% der Untersuchten.

Bei der Untersuchung der Otolithenfunktion unter Alkoholeinfluss zeigte sich eine bei 0,4‰ Blutalkoholkonzentration gegenüber dem Nüchternwert 1,9 fach verschlechterte Leistung, bei 0,8‰ war die Differenz zwischen der objektiven Vertikale und dem subjektiven optischen Vertikal-Eindruck gegenüber dem Nüchternwert 2,4 fach vergrößert. Kleine Eingriffe in das Otolithensystem (d.h. kleine Außenreize durch 10° Lateralkippung) wurden unter Alkoholeinfluss wesentlich schlechter wahrgenommen und größenmäßig eingeordnet als im Nüchternzustand.

Bei der harmonischen langsamen Blickfolge-Untersuchung kam es bereits bei 0,4‰ Blutalkoholkonzentration bei einem Großteil der Probanden zu Störungen der Folgebewegungen durch Dysmetrien, Aufhol- oder Korrektursaccaden. Bei einigen der mit 0,8‰ Blutalkoholkonzentration Alkoholisierten war eine harmonische Folgebewegung auch bei niedrigster Stimulusintensität nicht möglich und ähnelte dem Bild einer zentralnervösen Störung. Die maximale Geschwindigkeit der noch harmonisch zu verfolgenden Blickziele war bei den mit 0,4‰ alkoholisierten Probanden gegenüber dem Nüchternwert um 15,9% gemindert, bei den mit 0,8‰ Alkoholisierten um 34,7%. Die physiologische Ermüdung des Blickfolgesystems während der Untersuchungszeit war bei den mit 0,8‰ Alkoholisierten gegenüber dem Nüchternwert um 18,4% gesteigert, bei den Probanden mit 0,4‰ Blutalkoholkonzentration sogar um 25%.

Im Saccadentest waren bei 15 der untersuchten Probanden bereits bei 0,4‰ Blutalkoholkonzentration Störungen in Form von Saccadenüberschießen und Einstellsaccaden zu beobachten. Die mittlere Saccadengeschwindigkeit wurde durch die Alkoholisierung nicht signifikant beeinflusst, die Latenzzeit bis zur Ausführung der Saccade war bereits bei 0,4‰ Blutalkoholkonzentration um 10% des Nüchternwertes auf 220 ms gesteigert.

Der Gain des optokinetischen Nystagmus bei „großen" Stimulusintensitäten (112°/s Winkelgeschwindigkeit, d.h. umgerechnet ca. 4,2 km/h Lineargeschwindigkeit) war bei den mit 0,4‰ getesteten Probanden gegenüber der Nüchternleistung um 32% abgefallen, bei

0,8‰ um 48%. Etwa ab unterem Fußgängertempo ist also die Fähigkeit zur scharfen Abbildung der bewegten (durchschrittenen bzw. durchfahrenen) Umwelt bei einer Blutalkoholkonzentration von 0,4‰ um 32% eingeschränkt, bei 0,8‰ um 48‰.
Während die mittlere Intensität des durch die Drehpendelung ausgelösten vestibulo-okulären Reflexes durch Alkoholisierung nicht beeinflusst wurde, trat eine mit steigender Alkoholkonzentration deutlich zunehmende Seitendifferenz der ausgelösten Nystagmen zutage. Der Rechts-Links-Unterschied betrug bei 0,4‰ das 2,3fache, bei 0,8‰ das 2,7fache des Nüchternwertes (5,8%).
Im Fixationssuppressionstest hatte das Nüchternkollektiv – unabhängig von der Stimulusintensität – die Fähigkeit, 53,5% der durch Pendelreizung ausgelösten Nystagmen durch visuelle Fixierung zu unterdrücken. Bei einer Alkoholisierung mit 0,4‰ konnten noch 37,5% der Nystagmen (70% des Nüchternwertes) unterdrückt werden, bei einer Alkoholisierung von 0,8‰ sanken die Werte auf 24,8% (46,4% des Nüchternwertes).
Auffallender Befund bei sämtlichen Einzeltestungen war eine mit steigender Alkoholisierung zunehmende Seitendifferenz der Befunde und zwar derart, dass langsame Augenbewegungen nach rechts und schnelle nach links (also das Augenbewegungsmuster in Linkskurven) wesentlich besser möglich waren und deutlicher verstärkt wurden als umgekehrt (bessere Saccaden-Leistung nach links, bessere langsame Blickfolge nach rechts, bessere Ergebnisse bei Linkspendelung, bessere optokinetische Resultate bei rechtslaufendem Streifenmuster). Bei Testung der Otolithenfunktion fiel sowohl nüchtern, als auch gerade unter Alkoholeinfluss eine bessere Erkennung und größenmäßig bessere Einschätzung von Linkskippungen auf als von Rechtskippungen.

Drogeneinfluss

Die Auswertung der drogenbeeinflussten Testergebnisse gestaltet sich aufgrund diverser Störeinflüsse, wie z.B. wiederholter Beikonsum (Cannabis, Kokain, Codein, Benzodiazepine, Ecstasy, Barbiturate, Amphetamine, Alkohol), welcher methodenbedingt jeweils erst nach Durchführung sämtlicher Testungen offenbar wurde, sehr schlechte allgemeine Compliance der Drogenabhängigen, schlechtes Vigilanzniveau nicht so unkompliziert wie zunächst erhofft. Die seit 2 Jahren im Rahmen der deutschlandweiten Heroin-Studie laufende Untersuchungsreihe hat im Studienzentrum Hamburg trotz intensiver Bemühungen noch immer nicht die erforderliche Anzahl von Probanden (Kontrollgruppendesign) kontinuierlich in den gesamten Versuchsaufbau einbeziehen können, so dass die bisher auszuwertenden Stichproben noch keine statistisch valide Analyse zulassen.
Vorläufige vorsichtige Auswertungen der bislang nicht durch Beikonsum „entwerteten" Testergebnisse ergeben folgendes Bild:
Sowohl bei der Heroin- als auch bei der Methadongruppe fand sich ein deutlich über die Norm erhöhtes Auftreten von Spontannystagmus.
Bei mehr als 80% der Untersuchten sowohl im Bereich der Heroin- als auch der Methadongruppe waren Beeinträchtigungen der Koordinationsprüfungen (überwiegend „Taumeln" unmittelbar nach Schließen der Augen, Schwanken im Rombergschen Stehversuch) zu beobachten.
Bei mehr als 60% der Untersuchten (in beiden Gruppen) zeigten sich hochgradige Beeinträchtigungen der Saccaden-Performance. In allen Fällen zeigte sich ein Saccadenüberschießen, teils ohne Korrekturversuche, teils mit zahlreichen Korrektur- und Einstellsaccaden.
Bei mehr als 50% der Getesteten beider Gruppen war die langsame Blickfolge deutlich beeinträchtigt in dem Sinne, dass langsame harmonische Folgebewegungen nicht möglich waren, stattdessen traten saccadenartige Augenbewegungen auf.
Auch die Ergebnisse der optokinetischen Testung waren deutlich gegenüber der Norm verschlechtert, wobei sich jedoch Übermü-

dungseffekte oder z.T. auch Verständnisschwierigkeiten nicht sicher abgrenzen ließen. Insgesamt war bei einem Großteil der Untersuchten sowohl der Heroin- als auch der Methadongruppe eine deutliche allgemeine Verlangsamung festzustellen, die Probanden wirkten müde, z.T. abgestumpft, die Erläuterungen zu den einzelnen Testabschnitten mussten durch die Untersucher z.T. mehrfach wiederholt werden.

Um statistisch auswertbare Ergebnisse präsentieren zu können, wird die begonnene Untersuchungsreihe fortgesetzt.

Diskussion

Eine Änderung des § 24a des Straßenverkehrsgesetzes 1998 fasst Heroin bzw. das daraus gebildete Morphin unter die Substanzen, bei denen der reine Nachweis im Blut des Kraftfahrers zur Feststellung einer Ordnungswidrigkeit ausreicht. Im Vorfeld des Gesetzgebungsverfahrens wurde immer wieder über die Problematik von sog. Gefahrengrenzwerten für psychotrope Substanzen analog zu den definierten Grenzwerten bei Alkohol diskutiert.

Für ärztlich verschriebene Substitutionsmittel wie Methadon besteht dieses Verbot nicht; Methadon wird – im Gegensatz zu Heroin/Morphin – nicht im Anhang des § 24a aufgeführt. Dem Methadonsubstituierten obliegt als Verkehrsteilnehmer die selbstverantwortliche Einschätzung seiner aktuellen Fähigkeiten als verantwortlicher Verkehrsteilnehmer. Voraussetzung wird hierfür immer die ärztliche Beratung sein, deren Ziel auch nach dem Stand wissenschaftlicher Studien zur Fahreignung Substituierter nicht generell ein prinzipieller Ausschluss von der aktiven Teilnahme am Kraftfahrzeugverkehr sein wird. Für Methadonsubstituierte gibt es bislang nur wenige, unter Heroineinnahme noch kaum empirische Erkenntnisse zur Fahrsicherheit.

Insbesondere bei längerfristiger Therapieorientierung wird sich zukünftig die Frage stellen, ob im Fall der Verordnung von Heroin eine kategorische Verneinung der Fahreignung für Patienten sinnvoll ist, oder ob eine individuelle Risikoaufklärung durch den Arzt analog zu anderen verordneten psychotropen Substanzen mit zurückhaltender Tendenz in der Beurteilung der Fahreignung im Hinblick auf die bestehenden Begutachtungsleitlinien für Kraftfahreignung für die Wahrnehmung der Interessen der Verkehrsgemeinschaft ausreicht.

Besonders neuere Arbeiten aus dem letzten Jahrzehnt zur kognitiven Leistungsfähigkeit sowie psychomotorischen Performance bei Methadonsubstituierten gelangen zu widersprüchlichen Ergebnissen, woraus für diesen Behandlungsansatz grundsätzliche Zurückhaltung bei der Befürwortung der Fahreignung, jedoch vor dem Hintergrund einer differenzierten Einzelfallprüfung, abgeleitet wird. Substanzspezifische pharmakologische akute wie chronische Beeinträchtigungen sind auch bei Opiatgewöhnten nicht sicher auszuschließen, eine mindestens ebenso große Rolle mag Kofaktoren im Bereich psychiatrischer und neurologischer Komorbidität zukommen, die mit der Lebensweise des intravenösen Opiatkonsumenten assoziiert sind. Erfahrungen mit Methadon lassen sich zur Zeit sicher nicht uneingeschränkt auf Heroin extrapolieren. Bislang liegt im Rahmen von Pilotprojekten in der Schweiz zur Heroinvergabe sowie im Rahmen eines holländischen Arbeitskonzeptes keine wissenschaftliche Studie mit vergleichendem Ansatz zwischen der neurokognitiven und psychomotorischen Performance von Methadon- und Heroinpatienten vor.

Alkohol verursacht neben dem rein physikalischen Effekt auf das Gleichgewichtsorgan (zu beobachten am seit Jahrzehnten bekannten Phänomen des alkoholbedingten Lagenystagmus, welcher bei entsprechender Seitneigung des Kopfes zu einem nystagmusbedingt unscharfen Seheindruck und zu entsprechenden Drehschwindelsensationen führt) eine typische zentralnervöse Störung [31]: Physiologischerweise ist das optische dem vestibulären System übergeordnet und damit der Vorrang einer

Willkürbewegung der Augen vor einem reflektorischen Nystagmus sichergestellt, d.h. ein Nystagmus verschwindet bei visueller Fixation. Dieser Sachstand ermöglicht es uns beispielsweise, während einer Kurvenfahrt Zeitung zu lesen. Alkohol entkoppelt das visuelle und das vestibuläre System, er hebt die Unterordnung des vestibulären Systems unter andere übergeordnete Systeme auf. Damit kann trotz visueller Fixation ein vestibulärer Nystagmus bestehen mit der Folge, dass scharfes Sehen bei Bewegung unmöglich wird (gestörte bzw. aufgehobene Fähigkeit zur Fixationssuppression). Es kommt also unter Alkoholeinfluss zwangsläufig zu Sehstörungen bei Kurvenfahrten und bei aktiven Kopfwendungen (z.B. im Straßenverkehr oder bei der Bedienung von Maschinen am Arbeitsplatz).

Eine alkoholbedingte Veränderung vestibulärer Reaktionen tritt bereits bei relativ geringen Alkoholmengen auf, welche häufig – von Arzt und Patient unbemerkt – noch als Restalkohol vom Vorabend der Untersuchung im Blut vorhanden sein können. Die unter Alkoholeinfluss auftretende Seitendifferenz der vestibulären Reaktion und die qualitativen Veränderungen des Nystagmus sind von pathologischen Befunden, wie sie bei Schädelhirntraumen beschrieben werden, nicht zu unterscheiden, besonders dann, wenn es sich um zentral vestibuläre Befunde handelt, wie z.B. eine Störung der okulomotorischen Funktion, eine Veränderung der Nystagmusform im Pendeltest mit sog. zentraler Nystagmusschrift oder eine pathologische Saccadierung der langsamen Blickfolge. Der toxisch bedingte, falsch-positive Befund kann bei der Begutachtung von Traumafolgen zu einer ungerechtfertigten Minderung der Erwerbsfähigkeit, zu Rentenzahlungen oder zivilrechtlichen Ansprüchen führen und bei der Untersuchung von Kranken zu unnötigen weiterführenden Untersuchungen oder gar zu fehlerhaften Operationsindikationen.

Um die o.g. Fehlauswertungen, Fehldiagnosen und Fehlgutachten zu vermeiden, sollte bei der Einbestellung der Patienten zu einer elektronystagmographischen Untersuchung darauf hingewiesen werden, dass Alkohol – auch in kleinen Mengen – am Tag vor der Untersuchung und am Untersuchungstag selbst nicht getrunken werden darf, auch die Einnahme von zentral wirksamen Drogen und Medikamenten ist nicht gestattet.

Es sollte in jedem (Verdachts-)Falle vor Durchführung einer elektronystagmographischen Untersuchung zumindest eine Atemalkoholtestung erfolgen. Bei positivem Alkoholbefund in der Atemluft sollte von der neurootologischen Untersuchung abgesehen werden. Bei Verdacht auf die Einnahme anderer Drogen oder Rauschmittel sollte ein sofort ablesbarer Urin- oder Schweiß-Schnelltest durchgeführt werden.

Bei Gutachtenpatienten sollte im Hinblick auf eventuell folgende zivilrechtliche Beweisanforderungen vor Gericht in Zweifelsfällen zusätzlich eine (mit gegenüber der Atemalkoholtestung erhöhter Beweisgenauigkeit belegte) Blutalkoholuntersuchung durchgeführt werden, im Falle des Verdachtes der Einnahme anderer Drogen oder Rauschmittel sollte ebenfalls eine Blutprobe (falls möglich zusätzlich eine Urinprobe) sichergestellt werden.

Literatur

1. Bauer LO (1997) Smooth pursuit eye movement dysfunction in abstinent cocaine abusers: effects of paternal history of alcoholism. Alcohol Clin Exp Res 21: 910–915
2. Berghaus G, Friedel B (1994) Methadon-Substitution und Fahreignung. Neue Z Verkehrsrecht 10(7): 377–416
3. Berghaus G, Staak M, Glazinski R, Höher K (1993) Methadonsubstitution und Verkehrssicherheit. Berichte der Bundesanstalt für Straßenwesen M 18. Bremerhaven: Wirtschaftsverlag NW
4. Bittencourt PR, Wade P, Smith AT, Richens A (1981) The relationship between peak velocity of saccadic eye movements and serum benzodiazepine concentration. Br J Clin Pharmacol 12 (4): 523–533
5. Costa L, Bauer LO (1998) Smooth pursuit eye movement dysfunction in substance-dependent patients: mediating effects of antisocial personality disorder. Neuropsychobiology 37: 117–123

6. Demer JL, Volkow ND, Ulrich I, Krajewski K (1989) Eye movements in cocaine abusers. Psychiatry Res 29: 123-136
7. Dittert S, Naber D, Soyka M (1999) Methadonsubstitution und Fahrtauglichkeit. Ergebnisse einer experimentellen Studie. Nervenarzt 70: 457-462
8. Feil KJ, Iacono WG, Grove WM (1994) Effect of chronic alcohol use on smooth pursuit eye movements. Psychiatry Res 52: 99-101
9. Grellner W, Lehmann S, Koch A, Urban R (1994) Mehr Sicherheit bei der Fahreignungsbegutachtung: Zur Einschlafneigung von substituierten Opiatabhängigen im Vergleich zu anderen Probandengruppen. Rechtsmedizin 14(4): 313
10. Griffiths AN, Tedeschi G, Richens A (1986) The effects of repeated doses of temazepam and nitrazepam on several measures of human performance. Acta Psychiatr Scand [Suppl] 332: 119-126
11. Gutner LB, Gould WJ, Battermann RC (1952) The effects of potent analgesics upon vestibular function. J Clin Invest 31: 259-266
12. Hauri-Bionda R, Bär W, Friedrich-Koch A (1998) Beitrag zur Frage der Fahrfähigkeit/Fahreignung Methadonsubstituierter. Schweiz Med Wochenschr 128(41): 1538-1547
13. Helling K, Westhofen M (1994) Neuartige Normierung der Drehpendelprüfung, Beitrag zur Qualitätssicherung in der Neurootologie. Europ Arch Oto Rhino Laryngol [Suppl] II: 192-193
14. Hommer DW, Matsuo V, Wolkowitz O, Chrousos G, Greenblatt DJ, Weingartner H, Paul SM (1986) Benzodiazepine sensitivity in normal human subjects. Arch Gen Psychiatry 43(6): 542-551
15. Kobatake K, Yoshii F, Shinohara Y, Nomura K, Takagi S (1983) Impairment of smooth pursuit eye movement in chronic alcoholics. Euro Neurol 22: 392-396
16. Ladewig D, Petitjean S, Gerhard U (2000) Die kognitiv-psychomotorische Funktionstüchtigkeit Opiatabhängiger in einer ärztlich kontrollierten Behandlung mit Diacetylmorphin (Heroin). Forschungsbericht für das Schweizer Bundesamt für Gesundheit
17. Lamas X, Farre M, Cami J (1994) Acute effects of pentazocine, naloxone and morphine in opioid-dependent volunteers. J Pharm Exp Therap 268: 1485-1492
18. Lockemann U (1989) Zur vestibulären Kompensation. Hamburg: Dissertation
19. Lockemann U (1997) Untersuchung des Einflusses verschiedener Alkoholisierungsgrade auf das vestibuläre System im Hinblick auf die rechtsmedizinische Beurteilung eines Gefahrengrenzwertes alkoholbedingter Fahrunsicherheit im Straßenverkehr. Habilitationsschrift, Universität Hamburg
20. Lockemann U, Westhofen M (1996) Behinderung vestibulärer Diagnostik durch Alkoholeinfluß. Laryngo-Rhino-Otologie 75: 1-4
21. Lockemann U, Püschel K (1997) Veränderung straßenverkehrsrelevanter vestibulärer Reaktionen bei 0,4‰ und 0,8‰ Blutalkoholkonzentration. Blutalkohol 34: 241-259
22. Martin WR, Thompson WO, Fraser HF (1974) Comparison of graded intramuscular doses of morphine and pentobarbital in man. Clin Pharm Therap 15: 623-630
23. Mulch G, Scherer H (1980) Thermische Prüfung. In: HNO-Informationen, Sonderheft zur Untersuchung des vestibulären Systems. Gräfelfing: Demeter, S 26-42
24. Padoan S, Korttila K, Magnusson M, Pyykko I, Schalen L (1990/91) Reduction of gain and time constant of vestibulo-ocular feflex in man induced by diazepam and thiopental. J Vestib Res 1(1): 97-104
25. Padoan S, Korttila K, Magnusson M, Pyykko I, Schalen L (1992) Effect of intravenous diazepam and thiopental on voluntary saccades and pursuit eye movements. Acta Otolaryngol Stockh 112(4): 579-588
26. Rosse RB, Risher-Flowers D, Peace T, Deutsch SI (1992) Evidence of impaired smooth pursuit eye movement performance in crack cocaine users. Biol Psychiatry 31: 1238-1240
27. Rothenberg SJ, Schottenfeld S, Gross K, Selkoe D (1980) Specific oculomotor deficit after acute methadone. I. Saccadic eye movements. Psychopharmacology Berl 67(3): 221-227
28. Rothenberg SJ, Selkoe D (1981) Specific oculomotor deficit after diazepam, II. Smooth pursuit eye movements. Psychopharmacology Berl 74(3): 237-240
29. Saarialho-Kere U, Mattila MJ, Seppala T (1986) Pentazocine and codeine: effects on human performance and mood and interactions with diazepam. Med Biol 64(5): 293-299
30. Salonen M, Aaltonen L, Aantaa E, Kanto J (1986) Saccadic eye movements in determination of the residual effects of flunitrazepam. Acta Pharmacol Toxicol Copenh 59(4): 303-305
31. Scherer H (1984) Das Gleichgewicht. Berlin, Heidelberg, New York: Springer
32. Schmoldt A, Iwersen S, Herms A (1997) Auswertung ärztlicher Untersuchungsprotokolle bei Opiatkonsumenten. In: Bundesanstalt für Straßenwesen (Hrsg) Kongreßbericht 1997 der Deutschen Gesellschaft für Verkehrsmedizin e.V.

Berichte der Bundesanstalt für Straßenwesen M 92. Bremerhaven: Wirtschaftsverlag NW
33. Specka M, Finkbeiner T, Lodemann E, Leifert K, Kluwig J, Gastpar M (2000) Cognitive motor performance of methadone-maintained patients. Eur Addict Res 6: 8–19
34. Tedeschi G, Quattrone A, Bonavita V (1986) Saccadic eye movements analysis as a measure of drug effect on central nervous system function. Ital J Neurol Sci 7(2): 223–231
35. Westhofen M (1991a) Subjective vertical during static tilt: a method of clinical testing of otolith organs. In: Haid CT (ed) Vestibular diagnosis and neuro-otosurgical management of the skull base. Gräfelfing: Demeter, pp 109–113
36. Westhofen M (1991b) Die klinische Diagnostik der Otolithenfunktion. Oto Rhino Laryngologia Nova I: 26–36
37. Westhofen M (1994) Objektivierung von Störungen des Otolithenapparates. In: Stoll W (Hrsg) Schwindel und schwindelbegleitende Symptome, 1. Aufl. Wien, New York: Springer, S 41–53
38. Zacny JP, Lichtor JL, Flemming D, Coalson DW, Thompson WK (1994) A dose-response analysis of the subjective, psychomotor and physiological effects of intravenous morphine in healthy volunteers. J Pharmacol Exp Ther 268: 1–9
39. Zacny JP (1995) A review of the effects of opioids on psychomotor and cognitive functioning in humans. Exp Clin Psychopharmacol 3(4): 432–466
40. Zikmund V, Jagla F (1989) Changes in the optokinetic nystagmus cessation limit under the influence of ethanol and caffeine. Act Nerv Super Praha 31(3): 223–224

Vestibuläre Diagnostik –
Evident, spezifisch, therapierelevant?

Klinische Relevanz des apparativen Kopfimpulstests

D. Straumann, A. Schmid-Priscovanu und A. Palla

Der 1988 von Halmagyi und Curthoys erstmals beschriebene Kopfimpulstest zur seitengetrennten Erfassung der Funktion der horizontalen Bogengänge hat sich inzwischen als wertvoller bedside Test etabliert. Beim sitzenden Patienten werden dabei durch den Untersucher randomisiert ruckartige Kopfdrehungen mit kleinen Amplituden und hohen Beschleunigungen nach rechts und links appliziert. Liegt eine ein- oder beidseitige periphere vestibuläre Funktionsstörung vor, kann bei Drehung des Kopfes auf die pathologische Seite eine Korrektursakkade in die Gegenrichtung beobachtet werden. Um die relativ niedrige Sensitivität des klinischen Kopfimpulstests zu erhöhen, wurde der sogenannte quantitative apparative Kopfimpulstest entwickelt. Dabei werden mit Hilfe der Magnetokulographie die Augenbewegungen während Kopfimpulsen in den Ebenen der jeweiligen Bogengänge erfasst und berechnet. Somit gelingt eine Quantifizierung des dreidimensionalen hochfrequenten vestibulookulären Reflexes und eine Erhöhung der Sensitivität auf 100%. Verglichen mit der kalorischen Untersuchung entspricht der Kopfimpulstest einer physiologischeren Reizung des vestibulären Systems und erlaubt insbesondere chronische periphere vestibuläre Funktionsstörungen zuverlässiger zu erfassen. Zukünftig könnte die Videookulographie die aufwändige Methode der Magnetokulographie zur Erfassung des hochfrequenten dreidimensionalen vestibulookulären Reflexes während Kopfimpulsen ersetzen.

Der klinische Kopfimpulstest

Der Kopfimpulstest erlaubt es, eine einseitige oder beidseitige peripher-vestibuläre Unterfunktion am Krankenbett zu identifizieren [6]. Dabei sitzt der Untersucher auf gleicher Höhe vor dem Patienten und fasst dessen Kopf fest von beiden Seiten. Der Patient wird aufgefordert, die Nasenspitze des Untersuchers genau zu fixieren. Der Untersucher wendet dann den Kopf des Patienten ruckartig (Beschleunigung: > 10.000°/s^2), aber mit kleiner Amplitude (ca. 10–15°) von der Mitte aus nach rechts oder links (zentrifugal). Macht der Patient nach der Kopfdrehung eine Korrektursakkade in die Gegenrichtung, um die Nasenspitze des Untersuchers wieder visuell zu fixieren, besteht eine Unterfunktion desjenigen Labyrinths, auf dessen Seite der Kopf gedreht wurde. Die Amplitude dieser Korrektursakkade korreliert mit dem Ausmaß der peripher-vestibulären Unterfunktion.

Die seitenlokalisatorische Aussagekraft des Kopfimpulstests beruht auf dem zweiten Gesetz von Ewald, wonach Exzitation ein stärkerer vestibulärer Reiz ist als Inhibition [5]. Da bei einem Kopfimpuls der ipsilaterale Bogengang gereizt und der kontralaterale Bogengang inhibiert wird, ist bei einer einseitigen Unterfunktion der vestibulo-okuläre Reflex (VOR) nach ipsilateral mehr beeinträchtigt als nach kontralateral. Das zweite Gesetz von Ewald ist allerdings nur bei hohen Kopfbeschleunigungen gültig, weshalb die Kopfdrehung besonders abrupt erfolgen sollte [7]. Dafür kann die Drehamplitude aber klein gehalten werden. Weil das Folgebewegungssystem eine viel grössere Latenz als der VOR aufweist, ist der visuo-motorische Betrag an der Blickstabilisierung bei der hohen Kopfbeschleunigung vernachlässigbar.

Während die Spezifität des klinischen Kopfimpulstests im Vergleich zur kalorischen Untersuchung bei 95% liegt, beträgt seine Sensitivität lediglich etwa ein Drittel [3, 8]. Der klinische Kopfimpulstest allein vermag also nicht, Patienten mit einer peripher-vestibulären Läsion zu erfassen. Die niedrige Sensitivität des klinischen Kopfimpulstests hat verschiedene Gründe: (1) Die Kopfdrehung ist zeitlich zu kurz (50–100 ms), um eine inspektorische Beurteilung der kompensatorischen Augenbewegung während der Drehung zu erlauben. Demzufolge ist der Untersucher darauf angewiesen, dass bei einem reduzierten VOR nach dem Kopfimpuls eine entsprechende Korrektursakkade stattfindet. (2) Vor allem bei jüngeren Patienten können die Korrektursakkaden mit sehr kurzer Latenz erfolgen und somit bereits während des Kopfimpulses beginnen. Damit erscheint die Blickstabilisierung für den Untersucher fälschlicherweise normal. (3) Kleine Korrektursakkaden finden sich bereits bei gesunden Personen, weil der Verstärkungsfaktor des VOR normalerweise nicht voll kompensatorisch ist.

Angesichts dieser Fehlerquellen ist es deshalb unabdingbar, die kompensatorischen Augenbewegungen *während* der Kopfdrehung zu beurteilen. Dies kann nur apparativ gelingen.

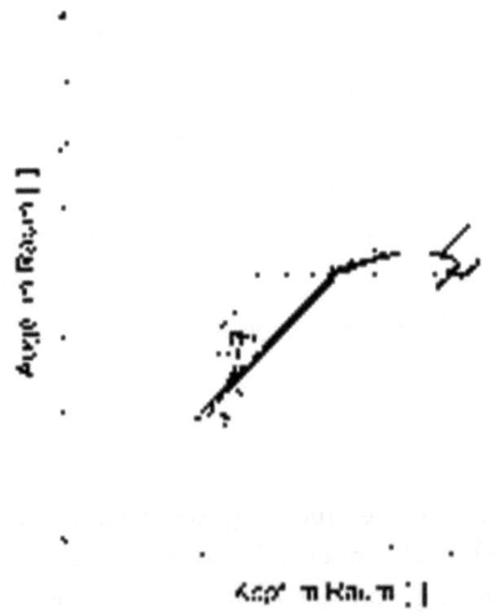

Der apparative Kopfimpulstest

Die Bewegungen des Kopfes und des Auges werden magnetokulographisch gemessen [2, 13]. Der Kopf des Patienten wird in der Mitte eines Magnetrahmens (Seitenlänge: 1,4 m) mit drei orthogonalen Magnetfeldern (Remmel-Typ System, modifiziert von A. Lasker, Baltimore) positioniert. Das rechte Auge wird mit Novesin® 0,4% (Oxybuprocaini hydrochloridum) unempfindlich gemacht, worauf ein Silikon-Annulus mit zwei eingebetteten Spulen (Skalar Instruments, Delft, Niederlanden) um die Kornea gelegt wird. Ein weiterer Annulus wird auf die Stirne geklebt. Die gemessenen Spannungen von beiden Annuli werden mit einer Rate von 1000 Hz und einer Auflösung

Abb. 1
Magnetokulographischer Kopfimpulstest bei einem Patienten 2 Wochen nach einem subtotalen linksseitigen peripher-vestibulären Ausfall. Auf beide Seiten wurden je 6–8 Kopfimpulse appliziert. Die vertikalen gestrichelten Linien bezeichnen das Positionsintervall (zwischen 3 und 7 Grad), in dem die Steigungen der Trajektorien berechnet wurden

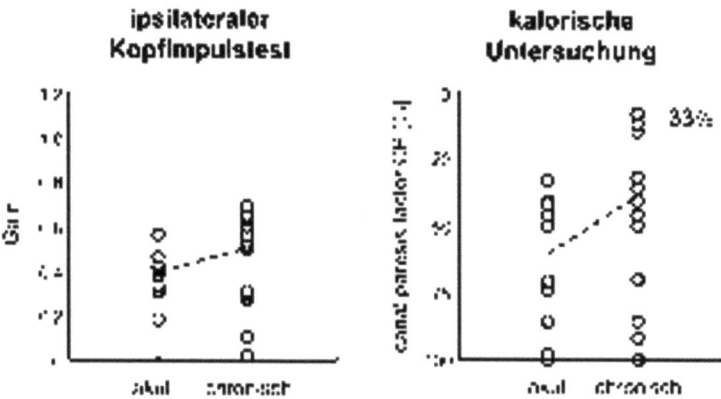

Abb. 2
Ipsilaterale Verstärkungswerte des vestibulo-okulären Reflexes (Gain) und canal paresis factor bei Patienten im akuten (< 3 Tage; N = 10) und chronischen Stadium (> 2 Monate; N = 14) nach vestibulärer Neuritis (Daten aus: Schmid-Priscoveanu et al. 2001). Die gestrichelten horizontalen Linien bezeichnen die Normalwerte. 33% der chronischen Patienten zeigten bei der Kalorik normale Werte

von 16 Bit digitalisiert. Die Berechnung der dreidimensionalen Bewegungen vom Kopf im Raum, Auge im Raum und Auge im Kopf erfolgt offline.

Während der Untersuchung fixiert der Patient einen geradeaus liegenden Lichtpunkt (Distanz: 1,24 m). Der Untersucher, der hinter dem Patienten steht, appliziert Kopfimpulse nach rechts und links in einer pseudorandomisierten Folge, so dass der Patient nicht voraussagen kann, auf welche Seite gedreht wird. Um die Funktionen der vertikalen Bogengänge zu erfassen, kann der Kopf auch entlang der entsprechenden Ebenen der vertikalen Bogengänge gedreht werden [1, 4].

Abbildung 1 zeigt den magnetokulographischen Kopfimpulstest bei einem Patienten mit einem fast vollständigen peripher-vestibulären Ausfall links. Die Bewegungen von Kopf im Raum und Auge im Raum werden gegeneinander aufgetragen. Bei einem Verstärkungsfaktor von 1 würde sich das Auge im Raum nicht bewegen, d.h. die Trajektorien wären streng horizontal. Ein Verstärkungsfaktor von 0 würde anderseits dazu führen, dass sich Auge und Kopf im Raum genau gleich bewegen und somit die Trajektorien eine Steigung von 1 aufweisen würden. Um den Verstärkungsfaktor des VOR zu bestimmen, berechnen wir die mittlere Steigung der Trajektorien im Positionsintervall des Kopfes zwischen 3 und 7 Grad. Als repräsentativen Wert nehmen wir für jede Seite den Medianwert von 5–10 Kopfimpulsen. Der Verstärkungsfaktor (= 1-Steigung) liegt normalerweise über 0,7.

Vergleich zwischen Kalorik und apparativem Kopfimpulstest

Die kalorische Untersuchung ist – wie der Kopfimpulstest – in der Lage, bei einseitigen peripher-vestibulären Unterfunktionen die Seite der Läsion zu identifizieren. Im Vergleich zum apparativen Kopfimpulstest ist die Kalorik aber eine unphysiologische Methode der vestibulären Reizung bzw. Hemmung. Ausserdem erfolgt die Stimulation in einem dynamischen Bereich, der weit unter dem üblichen Arbeitsbereich des VOR liegt.

Um die Sensitivität des apparativen Kopfimpulses mit derjenigen der Kalorik zu vergleichen, haben wir akute und chronische Patienten nach vestibulärer Neuritis mit beiden Methoden untersucht [12]. Abbildung 2 zeigt die

Resultate im Vergleich. Eine einseitige peripher-vestibuläre Unterfunktion liess sich mit beiden Methoden bei 100% der akuten Patienten feststellen. Dagegen zeigten 33% der chronischen Patienten in der Kalorik normale Resultate, während der apparative Kopfimpulstest auch bei diesen Patienten immer einseitig pathologische Werte zeigte. Der apparative Kopfimpulstest ist also im chronischen Zustand nach vestibulärer Neuritis sensitiver als die Kalorik.

Unvollständige Erholung im Kopfimpulstest nach vestibulärer Neuritis

Beobachtet man Patienten nach vestibulärer Neuritis im Zeitverlauf, stellt man bei der Mehrheit eine rasche klinische Erholung fest, obwohl nicht selten ein Belastungsschwindel zurückbleibt. Wir stellten uns die Frage, wie sich die Resultate des Kopfimpulstest nach vestibulärer Neuritis verändern [11]. Bereits bei den ersten Messungen nach der vestibulären Neuritis (1. Woche) weist der Kopfimpulstest auf die kontralaterale Seite nur leicht subnormale Werte auf. Dagegen sind die ersten Messungen auf der betroffenen Seite deutlich pathologisch. Abbildung 3 zeigt auf einer logarithmischen Zeitskala wie die Werte im Verlauf langsam ansteigen, jedoch nicht annähernd normale Werte erreichen.

Die praktisch normalen Werte auf der kontrateralen Seite können nur durch zentrale Kompensationsvorgänge erklärt werden. Aufgrund des heutigen Wissens über die Physiologie des VOR muss man davon ausgehen, dass nach einer einseitigen Läsion der Kopfimpulstest zur Gegenseite ohne zentrale Kompensationsvorgänge auch deutlich pathologisch wäre. Zentrale Verstärkung der nichtlinearen vestibulären Verbindungen auf der Gegenseite führen jedoch dazu, dass der Verstärkungsfaktor des VOR auf dieser Seite nur wenig reduziert ist [9]. Dieser Kompensationsmechanismus, welcher im Sinne einer zentralen „Upregulation" der Gegenseite erklärt werden kann, findet offensichtlich nach vestibulärer Neuritis bei den meisten Patienten in unterschiedlichem Ausmaß statt [11].

Facit

Der apparative Kopfimpulstest ist eine wertvolle Ergänzung oder sogar Alternative zur kalorischen Prüfung. Während der klinische Kopfimpulstest eine relativ niedrige Sensitivität aufweist, ist der apparative Kopfimpulstest bei Patienten nach vestibulärer Neuritis gleich sensitiv (akute Patienten) oder sogar sensitiver (chronische Patienten) als die Kalorik. Der apparative Kopfimpulstest hat gegenüber der Kalorik weitere Vorteile: die Bogengänge werden physiologisch gereizt, die Variabilität der Antwort ist geringer und die Untersuchungdauer ist kleiner. Ausserdem können die vertikalen Bogengangsebenen zusätzlich getestet werden. Möglicherweise werden zukünftige video-okulographische Methoden die technisch aufwendige Magnetokulographie beim quantitativen Kopfimpulstest ablösen; das Problem der Schüttelartefakte der kopffixierten Kameras muss aber vorher noch gelöst werden.

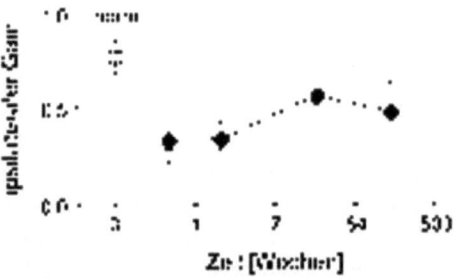

Abb. 3
Ipsilaterale Verstärkungswerte des vestibulo-okulären Reflexes (ipsilateraler Gain) nach vestibulärer Neuritis (logarithmische Zeitskala) im Vergleich zur Norm (Daten aus: Palla und Straumann 2005). Die einzelnen Mittelwerte (± SD) stammen von unterschiedlichen Patientenkohorten (von links nach rechts: N = 6, N = 6, N = 11, N = 24)

Danksagung

Die Autoren danken T. Schmückle, A. Züger und E. Schafflützel für die technische Unterstützung. Die zitierten Arbeiten der Autoren wurden durch den *Schweizerischen Nationalfonds* und die *Betty und David Koetser Stiftung für Hirnforschung* unterstützt.

Literatur

1. Aw ST, Halmagyi GM, Haslwanter T, Curthoys IS, Yavor RA, Todd MJ (1996a) Three-dimensional vector analysis of the human vestibuloocular reflex in response to high-acceleration head rotations. II. responses in subjects with unilateral vestibular loss and selective semicircular canal occlusion. J Neurophysiol 76: 4021–4030
2. Aw ST, Haslwanter T, Halmagyi GM, Curthoys IS, Yavor RA, Todd MJ (1996b) Three-dimensional vector analysis of the human vestibuloocular reflex in response to high-acceleration head rotations. I. Responses in normal subjects. J Neurophysiol 76: 4009–4020
3. Beynon GJ, Jani P, Baguley DM (1998) A clinical evaluation of head impulse testing. Clin Otolaryngol 23: 117–122
4. Cremer PD, Halmagyi GM, Aw ST, Curthoys IS, McGarvie LA, Todd MJ, Black RA, Hannigan IP (1998) Semicircular canal plane head impulses detect absent function of individual semicircular canals. Brain 121: 699–716
5. Ewald EJ (1892) Physiologische Untersuchungen über das Endorgan des Nervus Octavus. Wiesbaden: Bergmann
6. Halmagyi GM, Curthoys IS (1988) A clinical sign of canal paresis. Arch Neurol 45: 737–739
7. Halmagyi GM, Curthoys IS, Cremer PD, Henderson CJ, Staples M (1990) Head impulses after unilateral vestibular deafferentation validate Ewald's second law. J Vestib Res 1: 187–197
8. Harvey SA, Wood DJ, Feroah TR (1997) Relationship of the head impulse test and head-shake nystagmus in reference to caloric testing. Am J Otol 18: 207–213
9. Lasker DM, Hullar TE, Minor LB (2000) Horizontal vestibuloocular reflex evoked by high-acceleration rotations in the squirrel monkey. III. Responses after labyrinthectomy. J Neurophysiol 83: 2482–2496
10. Palla A, Straumann D (2005) Recovery of the high-acceleration vestibulo-ocular reflex after vestibular neuritis. J Assoc Res Otolaryngol DOI: 10.1007/s10162/004-4035-4
11. Palla A, Straumann D (2004) Recovery of the high-acceleration vestibulo-ocular reflex after vestibular neuritis. J Assoc Res Otolaryngol DOI: 10.1007/s10162/004-4035-4
12. Schmid-Priscoveanu A, Böhmer A, Obzina H, Straumann D (2001) Caloric and search-coil head-impulse testing in patients after vestibular neuritis. J Assoc Res Otolaryngol 2: 72–78
13. Schmid-Priscoveanu A, Straumann D, Böhmer A, Obzina H (1999) Vestibulo-ocular responses during static head roll and three-dimensional head impulses after vestibular neuritis. Acta Otolaryngol 119: 750–757

Beitrag der Vestibularisdiagnostik zur Differenzialtherapie des Oktavusneurinoms

H. IRO, C. FINKE und F. WALDFAHRER

Das Oktavusneurinom ist ein benigner, langsam wachsender Tumor des VIII. Hirnnerven, der bevorzugt vom N. vestibularis ausgeht, initial im inneren Gehörgang lokalisiert ist und sich in den Kleinhirnbrückenwinkel ausdehnen kann; die Einteilung erfolgt nach der Tumorgröße.

Oktavusneurinome werden meistens durch eine cochleovestibuläre Funktionsstörung mit Hörminderung, Tinnitus und Schwindelbeschwerden symptomatisch, wobei Hörstörungen oftmals Frühsymptome der Erkrankung sind, Schwindel und Gleichgewichtsstörungen aber nur selten als Erstsymptom auftreten, was sich durch die parallele vestibuläre Kompensation während des üblicherweise sehr langsamen Tumorwachstums erklärt. Generell sind die Symptome eines Patienten mit Oktavusneurinom von der Größe der Raumforderung abhängig; kleine Tumoren verursachen meistens nur Beschwerden von Seiten des N. vestibulocochlearis.

Audiometrie und Vestibularisdiagnostik können in der Abklärung cochleovestibulärer Funktionsstörungen Anlass geben, differenzialdiagnostisch ein Oktavusneurinom in Betracht zu ziehen; diagnostische Gewissheit schafft die craniale Magnetresonanztomographie. Die Differenzialtherapie des Oktavusneurinoms richtet sich vor allem nach dem audiologischen Befund, den Beschwerden und Symptomen des Patienten sowie dem entsprechenden Korrelat in der bildgebenden Diagnostik: „wait and see"/Radiotherapie/Chirurgie.

Die Vestibularisdiagnostik hat im Rahmen der Früherkennung und präoperativen Abklärung der Oktavusneurinome ihren größten Stellenwert; aufgrund der präoperativen vestibulären Situation können Aussagen hinsichtlich postoperativer Beschwerden und vestibulärer Kompensation getroffen werden. So ist bei einem vorbestehenden Labyrinthausfall eine schnellere und einfachere Kompensation zu erwarten, während ein kaum gestörtes vestibuläres System postoperativ eher Beschwerden im Sinne einer akuten peripheren Vestibulopathie erwarten lässt.

Weder neurootologische Funktionsdiagnostik noch bildgebende Verfahren sind derzeit in der Lage, den Ursprungsnerven des Tumors im inneren Gehörgang sicher zuzuordnen, so dass meistens erst intraoperativ die genaue Lokalisation diagnostiziert werden kann. Es existieren zwar dahingehend Hinweise in der Vestibularisprüfung auf eine Tumorlokalisation an N. vestibularis superior bzw. inferior, dass vornehmlich kalorische/rotatorische Prüfung oder Otolithenfunktionstests pathologisch ausfallen; in der Differenzialtherapie des Oktavusneurinoms ist dies allerdings zu unspezifisch, um z.B. die selektive Durchtrennung eines Vestibularnerven durchzuführen und so eine bessere vestibuläre Situation postoperativ zu schaffen.

1. Einleitung

Das Oktavusneurinom ist ein benigner, langsam wachsender Tumor der Schwann'schen Zellen des VIII. Hirnnerven mit einer Inzidenz von 0,5 bis 1,7%. In den meisten Fällen geht es vom vestibulären Anteil des Nervus vestibulocochlearis aus; der Nervus vestibularis inferior wird in der Literatur überwiegend in etwa 80%, der Nervus vestibularis superior in etwa 20% der Fälle als Ursprungsnerv angegeben. Der Nervus cochlearis ist nur in seltenen Ausnahmefällen (< 1%) der Entstehungsort des Tumors; die Diagnose eines derartigen „richtigen" Akustikusneurinoms wird meistens erst intraoperativ gestellt (Abb. 1).

Das Oktavusneurinom ist initial im Meatus acusticus internus lokalisiert, kann sich aber in den Kleinhirnbrückenwinkel (KHBW) ausdehnen; dementsprechend erfolgt die Einteilung nach der Tumorgröße (Wigand/Haid) (Abb. 2):

- Größe A (klein): intrameataler Tumor, bis zum Porus acusticus internus reichend;
- Größe B (mittelgroß): nicht mehr als 15 mm in den KHBW reichend;
- Größe C (groß): mehr als 15 mm in den KHBW reichend.

2. Symptomatik

Oktavusneurinome werden meistens durch eine cochleovestibuläre Funktionsstörung mit Hörminderung, Tinnitus und Schwindelbeschwerden symptomatisch.

Die Hörstörungen sind oftmals Frühsymptome der Erkrankung; häufig kommt es hierbei zu

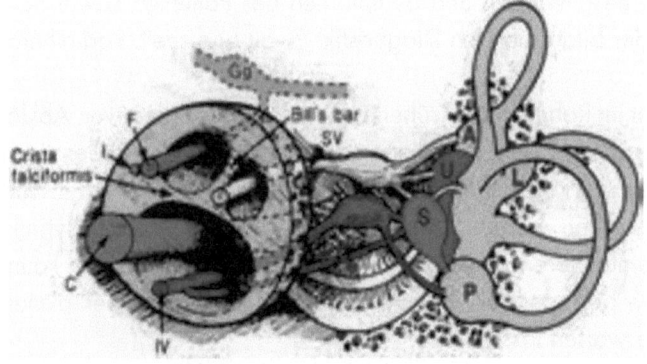

Abb. 1
Anatomie des inneren Gehörgangs

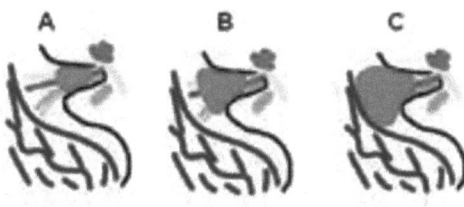

Abb. 2
Oktavusneurinom – Tumorgröße A/B/C

einer progredienten Schwerhörigkeit mit Ohrgeräuschen, aber auch akute Hörverluste vergleichbar mit der Symptomatik eines Hörsturzes können auftreten. Schwindel und/oder Gleichgewichtsstörungen werden nur selten als Erstsymptom angegeben, da parallel zu dem üblicherweise sehr langsamen Tumorwachstum die vestibuläre Kompensation stattfindet. Im Verlauf der Erkrankung manifestiert sich die vestibuläre Problematik vor allem als Unsicherheitsgefühl bei Dunkelheit oder bei schnellen Kopf- und Körperbewegungen.

Generell sind die Symptome eines Patienten mit Oktavusneurinom von der Größe der Raumforderung abhängig. Kleine Tumoren verursachen meistens nur Beschwerden von Seiten des Nervus vestibulocochlearis. Hinweise für größere Tumoren sind Symptome durch die Beteiligung anderer Hirnnerven (Sensibilitätsstörungen – N. trigeminus, Doppelbilder – N. abducens, Gesichtslähmung – N. facialis, Schluckstörungen/Heiserkeit – Nn. glossopharyngeus et vagus) und Beschwerden durch die lokoregionäre Kompression von Hirnstrukturen wie Medulla oblongata, Kleinhirn und Hirnstamm (Kopfschmerzen, cerebelläre und statische Gleichgewichtsstörungen).

3. Diagnostik

Im Folgenden sind die diagnostischen Methoden sowohl zur Früherkennung von Oktavusneurinomen, also in der Abklärung cochleovestibulärer Funktionsstörungen, als auch zu deren Verlaufskontrolle, insbesondere prä- und postoperativ aufgelistet.

(HNO-Klinik Erlangen; Leitlinie Nr. 017/013 „Akustikusneurinom/Kleinhirnbrückenwinkeltumor" der Deutschen Gesellschaft für Hals-Nasen-Ohren-Heilkunde, Kopf- und Halschirurgie 2003):

1. HNO – Spiegelbefund inklusive Ohrmikroskopie

2. Hörprüfung:
   - Tonschwellenaudiometrie
   - Sprachaudiometrie
   - Stapediusreflexmessung
   - Impedanzmessung
   - überschwellige Tests/Recruitment (im Einzelfall)
   - Hirnstammaudiometrie (BERA)

3. Vestibularisdiagnostik (im Vorfeld und unmittelbar präoperativ):
   - Spontan- und Provokationsnystagmus (Kopfschütteln, Lage-/Lagerungsprüfung) mit Frenzel-Brille und Videookulographie bzw. Computernystagmographie
   - Blickrichtungsnystagmus, Sakkadentest und langsame Pendelblickfolge, ggf. optokinetische Prüfung
   - Drehstuhlpendelung/rotatorische Prüfung
   - thermische Prüfung mit Wasser, ggf. mit Luft (Warm- und Kaltreizung)
   - vestibulospinale Reaktionen (Stehversuch nach Romberg, Unterberger-Tretversuch, Blindgang), statische/dynamische Posturographie
   - Hirnnervenfunktionsprüfung
   - cerebelläre Koordination
   - im Einzelfall Otolithenfunktionstests

4. Facialisdiagnostik:
   - klinisch
   - EMG/Magnetstimulation

5. MRT-Schädelbasis/Kleinhirnbrückenwinkel

Die craniale Magnetresonanztomographie mit Kontrastmittel bringt letztendliche Gewissheit in der Diagnosestellung eines Oktavusneurinoms. Darüber hinaus wird sie in der Verlaufskontrolle regelmäßig eingesetzt, sei es zur postoperativen Kontrolle oder im Rahmen der „wait and scan"-Strategie.

3.1 Nachbeobachtung

Die in unserer Klinik standardmäßig durchgeführte postoperative Nachsorge findet nach 4 Wochen, 3, 6 und 12 Monaten sowie anschließend jährlich für 5 Jahre statt; die Zeitabstände der Untersuchungen bzw. der Nachbeobachtungszeitraum werden gegebenenfalls nach dem individuellem Verlauf modifiziert.

Die dabei durchgeführte Diagnostik umfasst den HNO-Status, die Tonschwellenaudiometrie, eine orientierende Vestibularisprüfung (Spontan-, Provokations-, Lage-/Lagerungsnystagmus mit Frenzel-Brille; Blickrichtungsnystagmus; vestibulospinale Reaktionen inklusive statischer und eventuell dynamischer Posturographie; rotatorische und evtl. kalorische Prüfung [bei 1. Nachsorge nach OP]) zur Bestimmung der vestibulären Kompensation anhand des Vestibularis-Index (nach Haid) sowie ein Facialis-EMG.

Die bereits erwähnten Kontrollen der cranialen MRT sollten zumindest 6 Monate postoperativ erfolgen bzw. abhängig von dem jeweiligen Verlauf und den in der Nachsorge erhobenen Befunden.

4. Therapie

Therapeutisch gibt es drei grundlegende Strategien, die in Abhängigkeit von der individuellen Gesamtsituation des Patienten Anwendung finden:

4.1 „wait and see" bzw. „wait and scan"

Eine abwartende und kontrollierende Haltung kann häufig guten Gewissens eingenommen werden, da Oktavusneurinome meistens sehr langsam wachsen und daher gut im Rahmen von MRT-Verlaufskontrollen beurteilt werden können. Zudem sind einige Patienten einer invasiven Therapie eher abgeneigt, oder es besteht ein erhöhtes Risiko für Narkose und Operation bei multiplen Vorerkrankungen.

4.2 Radiotherapie

Das radiotherapeutische Vorgehen bei Oktavusneurinomen, sei es die sogenannte Radiochirurgie mit dem „Gamma-Knife" oder die stereotaktische Bestrahlung, hat in den letzten Jahren zunehmend an Bedeutung gewonnen, insbesondere unter dem Aspekt der Hörerhaltung, im speziellen aber keinesfalls nur bei nicht operationsfähigen Patienten.

4.3 Chirurgie

Die chirurgische Therapie des Oktavusneurinoms bzw. der entsprechende operative Zugangsweg wird unsererseits nach dem folgenden Stufenplan empfohlen:

- präoperativ erhaltenes Hörvermögen:
  - Tumor intrameatal und ≤ 5 mm im Kleinhirnbrückenwinkel:
    Zugang (erweitert) transtemporal, in Einzelfällen suboccipital,
  - Tumor überwiegend extrameatal, Hirnstamm erreichend, ohne Kompression:
    Zugang suboccipital, in Einzelfällen transtemporal,
  - Tumor Hirnstamm komprimierend:
    Zugang suboccipital.

- Taubheit bzw. nicht nutzbares Restgehör:
  - Zugang translabyrinthär, bei Kompression des Hirnstamms suboccipital.

5. Differenzialtherapie

Die Differenzialtherapie des Oktavusneurinoms richtet sich vor allem nach dem audiologischen Befund, den Beschwerden und Symptomen des Patienten sowie dem entsprechenden Korrelat in der bildgebenden Diagnostik. Der Vestibularisprüfung fällt zunächst in der neurotologischen Diagnostik im Rahmen der Abklärung von cochleovestibulären Funktionsstörungen zusammen mit der Tonschwellen- und Hirnstammaudiometrie eine große Bedeutung zu. Werden hierbei pathologische Befunde erhoben, so ist die Durchführung einer cranialen Magnetresonanztomographie der nächste diagnostische Schritt zum Ausschluss oder zur Bestätigung einer Raumforderung im Kleinhirnbrückenwinkel.

Das Ziel der neurootologischen Funktionsdiagnostik ist es, Oktavusneurinome in einem möglichst frühen Stadium zu erkennen, da sich für die operative Therapie mehrere Vorteile ergeben: geringeres OP-Risiko, geringere Schädigung anderer Hirnnerven (v.a. N. facialis), meistens Totalexstirpation des Tumors möglich und Möglichkeit des Gehörerhaltes.

Die objektivierbaren Befunde der Vestibularisprüfung stehen meistens im Gegensatz zu den subjektiv geschilderten Schwindelbeschwerden der Patienten. Bei kleinen Tumoren zeigen sich häufig typische Zeichen einer periphervestibulären Störung, während eine Tumorausdehnung in den Kleinhirnbrückenwinkel zusätzliche zentral-vestibuläre Zeichen verursacht. Die sensitivste Teiluntersuchung im Rahmen der Vestibularisprüfung ist sicherlich die Lage-/Lagerungsprüfung, gefolgt von den vestibulospinalen Reaktionen und der kalorischen Prüfung. Diese wichtige Teiluntersuchung erbringt häufig eine Unter- oder Unerregbarkeit der Tumorseite in Relation zur Tumorgröße; kleinere Tumoren zeigen allerdings hierbei oftmals eine seitengleiche und normale Erregbarkeit bei pathologischen Ergebnissen der Lage-/Lagerungsprüfung (siehe Tabelle 1). Diese Tatsache beruht wahrscheinlich auf der Sensitivität der jeweiligen Untersuchung, da die kalorische Prüfung nur den horizontalen Bogengang und somit den N. vestibularis superior reizt, die Lage-/Lagerungsprüfung allerdings das gesamte peripher-vestibuläre System mit allen drei Bogengängen und den Otolithen, somit N. vestibularis superior und inferior sowie zentrale Vestibularisbahnen aktiviert. Da die meisten Oktavusneurinome ihren Ursprung am N. vestibularis inferior haben, erklärt sich der oben geschilderte Sachverhalt.

Differenzialtherapeutisch liefert die Vestibularisdiagnostik insofern einen Beitrag, dass zunächst präoperativ die vestibuläre Störung dokumentiert und mit den Beschwerden der Patienten verglichen wird. Hier lässt sich dann eine prognostische Aussage über den postoperativen Verlauf im Hinblick auf die vestibuläre Kompensation machen. Beispielsweise werden Patienten mit einer Unter- oder Unerregbarkeit des betroffenen Labyrinths nach der Tumorexstirpation meistens weniger Beschwerden sowohl in der Akutphase als auch im Verlauf der Kompensation postoperativ haben. Bei Patienten mit asymptomatischen Tumoren und einer fast normalen vestibulären Funktion sind stärkere Beschwerden direkt

Tabelle 1. Vergleich der Ergebnisse der Vestibularisprüfung bei Patienten mit kleinen und großen Oktavusneurinomen (nach Haid)

Pathologisches Ergebnis in der Vestibularisprüfung	Kleiner Tumor	Großer Tumor
Lage-/Lagerungsprüfung	~90%	~90%
vestibulospinale Reaktionen	~80%	~90%
kalorische Prüfung	~75%	~85%
Spontannystagmus	~40%	~55%
Blickmotorik	0%	>50%
Hirnnervenfunktionen (außer N. VIII)	0%	30–50%

postoperativ und ein verlängerter Kompensationsverlauf zu erwarten.
Weiterhin hat die Vestibularisdiagnostik nicht nur in der primären Abklärung cochleovestibulärer Funktionsstörungen, sondern auch in der präoperativen Diagnostik bereits nachgewiesener Oktavusneurinome einen hohen Stellenwert, da unbedingt kontrolliert werden sollte, ob die vom Tumor betroffene Seite auch für die geschilderten Schwindelbeschwerden und/oder Gleichgewichtsstörungen des Patienten verantwortlich ist, bevor die Vestibularfunktion durch die Tumorentfernung ausgeschaltet wird.
So gibt es in der Oktavusneurinomchirurgie verschiedene Gründe für eine abwartende Haltung gegenüber einer Operation, z.B. eine peripher-vestibuläre Störung der nicht vom Oktavusneurinom betroffenen Seite, da nach einem in diesem Fall durchgeführten Eingriff massive Gleichgewichtsstörungen im Sinne eines Dandy-Phänomens sowie eine starke Behinderung der vestibulären Kompensation zu erwarten wären.
Aus einem großen Kollektiv von Oktavusneurinom-Patienten (n = 1300), die in Erlangen seit den 80er Jahren bis heute behandelt wurden, sollen hier exemplarisch zwei Fälle dargestellt werden. Beide Male war in der cranialen Magnetresonanztomographie im Rahmen der Abklärung einer cochleovestibulären Funktionsstörung ein Oktavusneurinom links nachgewiesen worden.
Der erste Patient, 58 Jahre, hatte über ein gelegentliches Unsicherheitsgefühl seit Bestehen einer progredienten Hörminderung mit Tinnitus links berichtet. In der Vestibularisprüfung zeigte sich eine subakute peripher-vestibuläre Störung rechts mit zufriedenstellender vestibulärer Kompensation (absolute kalorische Untererregbarkeit rechts, Spontan- und Provokationsnystagmus nach links, vestibulospinale Reaktionen rechtsseitig gestört).
Die zweite Patientin, 39 Jahre, kam wegen akuten Drehschwindels mit vegetativer Symptomatik bei vorbestehendem Tinnitus links und Normakusis in die Klinik. Es ließ sich eine akute peripher-vestibuläre Störung rechts mit stark reduzierter vestibulärer Kompensation nachweisen (Labyrinthausfall rechts, starker Spontannystagmus nach links, nach Kopfschütteln und in Lageprüfung verstärkt, vestibulospinale Reaktionen rechtsseitig massiv gestört).
Bei beiden Patienten wurde also im Rahmen der präoperativen Diagnostik in der Vestibularisprüfung eine peripher-vestibuläre Störung rechts, d.h. auf der Gegenseite des Tumors, nachgewiesen und die geplante Operation daher zunächst zurückgestellt. In den Kontrolluntersuchungen nach einigen Wochen waren die Störungen rechts unter vestibulärem Kompensationstraining deutlich rückläufig; nach zwei Monaten konnten bei regelrechtem Befund rechts nur noch die Anzeichen einer peripher-vestibulären Störung links durch das jeweilige Oktavusneurinom gefunden werden, so dass die Patienten schließlich problemlos der geplanten Operation zugeführt werden konnten. Die jeweiligen postoperativen Nachbeobachtungen waren unauffällig; die Patienten können ihrem normalen Privat- und Berufsleben ohne Einschränkungen nachgehen.

Fazit

Weder die neurootologische Funktionsdiagnostik noch die aktuellen Möglichkeiten der bildgebenden Verfahren sind derzeit in der Lage, präoperativ den Ursprungsnerven des Tumors im inneren Gehörgang zweifelsfrei zuzuordnen.
Wenngleich die craniale MRT heute auch den entscheidenden und sichersten Beitrag zur Diagnose des Oktavusneurinoms liefert, sollte keinesfalls auf eine ausführliche funktionelle Untersuchung des Vestibularsystems verzichtet werden, insbesondere um zusätzlich bestehende pathologische Befunde auf der Gegenseite des Tumors aufzudecken. Das Ergebnis der Gleichgewichtsprüfung liefert überdies wertvolle Hinweise bezüglich des postoperativ zu erwartenden Kompensationsverlaufs.

Literatur

1. Finke C, Waldfahrer F, Steinhart H, Iro H (2002) Stellenwert der präoperativen Vestibularisprüfung in der Oktavusneurinomchirurgie. Deutscher HNO-Kongress Baden-Baden, HNO Informationen 110
2. Frommeld T, Maurer J, Mann W (1998) Postoperative vestibuläre Kompensation und Fazialisfunktion nach Akustikusneurinomoperation – in Abhängigkeit vom Tumorursprung. HNO 46: 324–331
3. Haid CT (1981) Früherkennung des Akustikusneurinoms durch quantitative Neurotologie und radiologische Feindiagnostik. Habilitationsschrift. München: Verlag A. Frühmorgen
4. Haid CT (1985) Das Akustikusneurinom. In: Ganz H, Schätzle W (Hrsg) HNO-Praxis heute, Bd 5. Berlin, Heidelberg: Springer
5. Haid CT (1990) Vestibularisprüfung und vestibuläre Erkrankungen: ein Leitfaden für Praxis und Klinik zur Diagnostik und Therapie von Schwindel und Gleichgewichtsstörungen. Berlin, Heidelberg: Springer
6. Haid CT et al (1991) Vestibular diagnosis and neurootosurgical management of the skull base. Gräfelfing: Demeter
7. Maurer J (2002) Beurteilung der postoperativen Kompensation nach Akustikusneurinomentfernung unter Erhalt eines Astes des N. vestibularis. In: Stoll W (Hrsg) Das neurootologische Gutachten, 4. Hennig-Symposium. Münster: Thieme
8. Westhofen M (Hrsg) (2001) Vestibuläre Untersuchungsmethoden. PVV Science Publications
9. Wigand ME (1981) Early diagnosis and transtemporal removal of small nerve VII and VIII tumors. In: Samii M, Jannetta PJ (eds) The cranial nerves. Berlin, Heidelberg: Springer
10. Wigand ME, Haid CT, Berg M, Rettinger G (1982) The enlarged transtemporal approach to the cerebello-pontine angle. Technique and indications. Acta Otorhinol 2: 571

Otolithenfunktion – Vom klinischen Test zur experimentellen Studie

P. Düwel und M. Westhofen

Durch klinische Beobachtung und Studien zum Spontanverlauf des Morbus Menière kann zum pathogenetischen Ablauf der Labyrinthschädigung Stellung genommen werden. Wenn Patienten nach Kriterien für die Diagnose der AAO-HNS untersucht werden, kann eine frühe Schädigung der Maculaorgane von einer später folgenden Erkrankung der Cristaorgane differenziert werden. Unter Berücksichtigung der Topografie des Labyrinths unter den aktuell diskutierten Vorstellungen über die endolabyrinthäre Endolymphströmung ergeben sich Hinweise auf die kurzzeitige Hydropssituation des Endolymphraums als wesentlichen ätiologischen Faktor für das Krankheitsbild und seine progredienten Labyrinthfunktionsausfälle. Durch Untersuchung an Utriculus Typ II Haarzellen wurde daher ein Ca^{2+} abhängiger K^+ drucksensitiver Strom elektrophysiologisch durch patch clamp nachgewiesen. Deren therapeutische Beeinflussung durch systemisch oder lokal applizierte Pharmaka wie z.B. Cinnarizin ist experimentell belegt. Die hierzu notwendigen lokalen Konzentrationen an der Zellmembran sind durch orale oder lokale Verabreichung offenbar zu erreichen.

1. Brücke zwischen Klinik und Forschung

Gemeinsame Fragestellungen klinischer Studien und pathophysiologischer Studien, die durch grundlagenwissenschaftliche Untersuchungen geklärt werden können, finden sich insbesondere bei Erkrankungen des vestibulären Systems. Wegen der inzwischen zellbiologisch zugänglichen Haarzellfunktion und der Einbindung der Haarzellfunktion in den vestibulo-okulären Reflex ist die Beurteilung vestibulärer und labyrinthärer Funktionsstörungen an eine Vielzahl von Methoden und an fachübergreifendes Arbeiten zwischen Klinikern und Grundlagenwissenschaftlern gebunden. Dabei können klinische Beobachtungen Anlass und konzeptionelle Hilfe für Untersuchungen der Haarzellphysiologie und der Entwicklung von Krankheitsmodellen geben. Der Morbus Menière und seine Auswirkung auf die Labyrinth- und Vestibularfunktion bei akuten Druckänderungen des Endolymphraums sind daher Gegenstand zahlreicher Untersuchungen. Die im Zusammenhang damit auftretenden Funktionsstörungen der Maculaorgane werden daher an der Aachener Klinik sowohl in zellphysiologischen als auch in klinischen Arbeitsgruppen untersucht.

2. Klinische Fragestellung

2.1 Der zeitliche Verlauf der Labyrinthdysfunktion bei M. Menière

Der M. Menière ist eine Erkrankung, deren Pathophysiologie und Ätiologie bislang nicht abschließend geklärt ist [18]. Diverse pathophysiologische Modelle des M. Menière sind bislang publiziert worden. Die „Flow Theorie" beschreibt die Unterbrechung des longitudinalen Flusses der Endolymphe vom Helicotrema zum Saccus etwa durch eine Unterbrechung im Ductus endolymphaticus [21]. Eigentlicher Auslöser für die Schwindelattacke kann dann der Riss der häutigen Grenzstrukturen zwischen Endo- und Perilymphraum sein. Dieser den Schwindelanfall auslösende Vorgang der Vermischung von Peri- und Endolymphe ist auch bei der konkurrierenden „osmotischen Theorie" das auslösende Moment [5]. Pathophysiologische Ursache ist demnach der passive Flüssigkeitseinstrom aufgrund einer K^+ Verschiebung und konsekutiv der endolymphatische Hydrops [3, 17]. Beide Modelle beschäftigen sich nicht mit Vorgängen an der Haarzelle selbst, die als Sinneszelle für die eigentliche mechano-elektrische Transduktion verantwortlich ist.

Vor einer elektrophysiologischen Untersuchung der Haarzelle steht die klinische Frage, welches der anatomisch und funktionell definierten Kompartimente des Labyrinths betroffen ist und unter welchen Bedingungen dort Fehlfunktionen zu finden sind. In diesem Zusammenhang sind Untersuchungen des naturellen Verlaufs der Labyrinthfunktionen im zeitlichen Verlauf des Morbus Menière wertvoll.

2.2 Patienten und Methode

Wir haben daher eine retrospektive Studie an 126 Patienten, die anhand der klinischen Definition der AAO-HNS an M. Menière erkrankt waren, untersucht. Anhand der Ausschlusskriterien:

i. Untersuchung der Otolithenfunktion höchstens 48 Stunden nach dem akuten Anfall zur Minimierung der Einflüsse der zentralnervösen Kompensation

ii. Ausschluss von Ohroperationen in der Vorgeschichte und

iii. Ausschluss der Einnahme zentralnervös wirksamer Medikamenten

konnten von den 126 Patienten nur 10 in der Studiengruppe verbleiben.

Bei diesen Patienten wurden mit verschiedenen Methoden die peripher vestibulären Funktionen getestet. Neben der bithermischen, bilateralen Untersuchung der horizontalen Bogengänge wurden zusätzlich seitengetrennte Otolithenfunktionstests angewandt.

Die vestibulär evozierten myogenen Potenziale sind ein Verfahren, bei dem die Vibrationsempfindlichkeit des Sacculus genutzt wird [8]. Auf den akustischen Reiz eines Tone-pips von etwa 85 dB SPL wird eine Erregung des Sacculus über den N. vestibularis fortgeleitet. Diese wird dann über die zervikalen α-Motoneurone an den M. sternocleidomastoideus weitergeleitet. Die resultierende reflektorische Muskelbewegung ist bei einer Vorspannung des Muskels besser ableitbar. Mittels konventioneller Registriertechnik für akustisch evozierte Potenziale mittlerer Latenz werden dabei Muskelantworten seitengetrennt registriert, wenn die Stimulation nur Druckimpulse liefert. Zur Registrierung werden beidseits je zwei Elektroden über der Mitte des Muskelbauchs und dem sternalen Ansatz des Muskels angebracht. Eine weitere Elektrode an der Stirn wird als Referenz genutzt. Das Verfahren ist gleichermaßen für Forschung, Klinik und Praxis einsetzbar.

Die thermische Prüfung in Pronation und Supination wird analog der thermischen Untersuchung der horizontalen Bogengänge durchgeführt. Statt eines üblichen Kaltreizes mit 30°C temperiertem Wasser wird ein Starkreiz mit 20°C kaltem Wasser verwendet. Nach Errei-

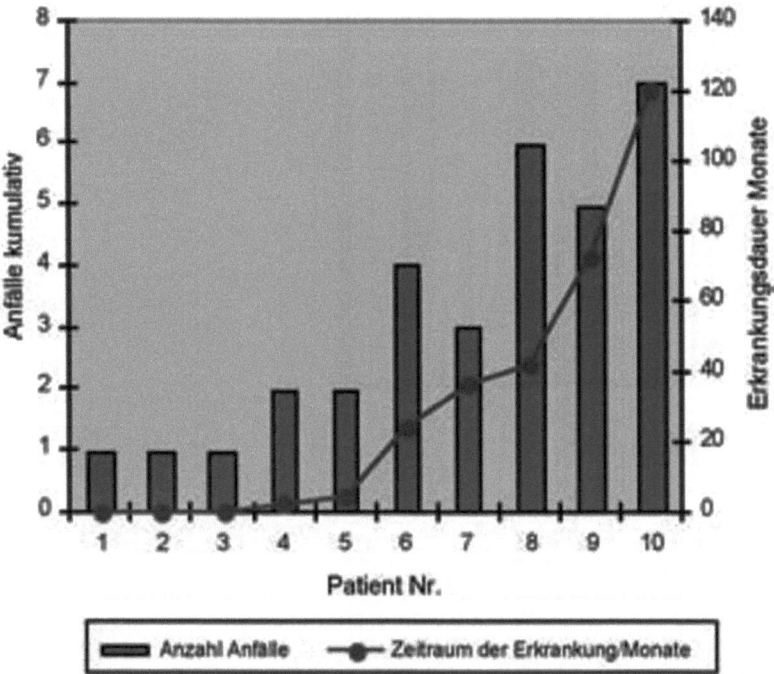

Abb. 1
Anzahl von Anfallereignissen bei Patienten mit M. Menière in Abhängigkeit von der Erkrankungsdauer. Dargestellt sind die 10 untersuchten Patienten gereiht nach der Länge ihrer Erkrankung in Monaten. In dem Diagramm ist die Länge der Erkrankung in Monaten als blaue Linie eingetragen (rechte Skala). Zusätzlich wurde als Balkendiagramm die Anzahl der Anfälle der Patienten eingetragen. Die Korrelation der beiden Parameter, Dauer und Anzahl, im Korrelationskoeffizienten nach Spearman ist hoch signifikant (p = 0,001)

chen der Kulminationsphase wird der Patient aus der Optimumposition in Rückenlage mit 30° anteflektiertem Kopf in die Supinationsposition (Bauchlage) unter Beibehaltung der 30° Kopfanteflexion gedreht. Daraus ergibt sich eine Rotation des Kopfs in Bezug auf die Erdhorizontale von 180°. Bei regelrechter Utriculusfunktion der untersuchten Seite dreht sich die Richtung des kalorischen Nystagmus um [7, 20]. Diese Umkehr ist weder bei zerstörtem Utriculus noch unter schwerelosen Bedingungen zu beobachten. Das Verfahren kann daher mit Einschränkungen als einseitiger Utriculusfunktionstest eingesetzt werden.

Ein weiterer Otolithenfunktionstest, der die Funktion beider Maculaorgane untersucht, ist die exzentrische Rotation [23]. Bei dieser Methode wird ein aufwendiger Drehstuhl benötigt, der aus der zentrischen Drehachse in eine exzentrische Position verschoben werden kann. Der adäquate Reiz auf die Maculaorgane ist die lineare Beschleunigung. Dabei wird die Fliehkraft als linearer Kraftvektor zur weitgehend unilateralen Stimulation der Maculaorgane genutzt. Dies wird durch die exzentrische Ausrückung des Untersuchten während konstanter Rotationsgeschwindigkeit erreicht. Bei einer Ausrückung des Patientensitzes um 3 cm, 3,5 cm und 4 cm nach lateral liegt jeweils eines der Otolithenorgane nahe der Drehachse, das andere in einer weiter exzentrischen Position. Dadurch wird wesentlich nur das außen liegende Organ gereizt. Die adäquate Reaktion des Otolithenorgans auf diese asymmetrische Reizung ist die tonische, torsionale Rotation des Bulbus, solange der Reiz einwirkt.

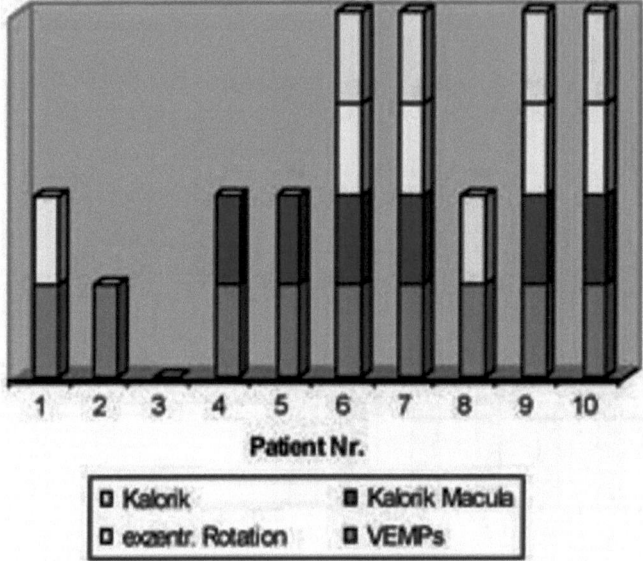

Abb. 2
Pathologische Funktionstests des Labyrinths bei M. Menière. Die Funktionsausfälle und die Testergebnisse sind für die jeweiligen Patienten dargestellt. Die Reihung der Patienten von 1 bis 10 entspricht auch hier wie in Abb. 1 der Länge ihrer Erkrankung. In verschieden farbigen Balken sind dargestellt: pathologische Funktionstests der Macula utriculi (thermische Prüfung in Supination und Pronation), der Macula sacculi (VEMP), beider Maculaorgane gemeinsam (exzentr. Rotation) und des lateralen Bogengangs (thermische Prüfung)

Die Torsion wird mittels 3D-VOG, welche auch Torsionsbewegungen des Bulbus erfassen kann, registriert.

3. Ergebnisse

Die 10 Patienten wurden entsprechend ihrer Erkrankungsdauer gereiht. Dabei ist in Abb. 1 Pat. 1 der Patient mit der kürzesten, Pat. 10 der Patient mit der längsten Erkrankungsdauer. Die ebenfalls in Abb. 1 aufgetragene Zahl der überstandenen Menière Anfälle korreliert für diese Gruppe mit der Erkrankungsdauer, korreliert aber nicht streng linear zu ihr. Stellt man der beschriebenen Reihung der Patienten nach der Länge der Erkrankung die jeweiligen Funktionsausfälle des Labyrinths repräsentiert durch pathologische Befunde in den oben beschriebenen Tests gegenüber (Abb. 2), so können zwei verschiedene Kernaussagen zusammengefasst werden: Der Ausfall der Otolithenorgane tritt früher als der Ausfall der Bogengangssensoren auf. Innerhalb der Otolithenorgane ist die Macula sacculi früher betroffen als die Macula utriculi. Betrachtet man die verschiedenen Untersuchungsverfahren, ist bei der thermischen Prüfung in Rückenlage als Funktionsuntersuchung des lateralen Bogengangs sowie bei der thermischen Prüfung in Pronation und Supination und den VEMP's als Otolithenfunktionstest die oben beschriebene zeitliche Abstufung eines Schädigungsmusters offensichtlich. Die exzentrische Rotation dagegen zeigt ein weit weniger klares Bild.
Übertragen auf ein Modell des zeitlichen Verlaufs der Schädigung des Labyrinths durch die pathophysiologischen Vorgänge im zeitlichen Verlauf des M. Menière bedeutet dies, dass bei allen Patienten die Maculaorgane vor den Cristaorganen geschädigt werden. Innerhalb der Maculaorgane wird offenbar die Macula sacculi nach diesen Ergebnissen vor der Macula utriculi geschädigt.

Als Ergebnis dieser klinischen Studie wird damit ein Schädigungsmechanismus wahrscheinlich, der sich ausgehend vom Ductus endolymphaticus über den Utriculus und den Sacculus bis in die Bogengangsampullen fortsetzt. Unter den möglichen Auslösern des akuten M. Menière-Anfalls wird u.a. der erhöhte lokale hydrostatische Druck im Endolymphsystem als ursächlich für die Schwindelbeschwerden vermutet (endolymphatischer Hydrops). Kenntnisse der Physiologie und der Pathophysiologie der vestibulären Haarzelle und deren zelluläre Reaktion auf extrazelluläre erhöhte Drucke sind daher zur weiteren Klärung vor gezielter Therapie wesentlich.

4. Zelluläre Pathophysiologie des M. Menière

4.1 Elektrographie vestibulärer Haarzellen

Die Elektrophysiologie der Haarzellen ist komplex, weil die Zelle an zwei unterschiedliche extrazelluläre Kompartimente angrenzt, nämlich die Endolymphe und das Interstitium, das mit der Perilymphe ein elektrisches Kontinuum bildet. Wenn durch Deflexion der Stereozilien an der apikalen, endolymphatischen Zellseite der Transduktionskanal geöffnet wird [14], kommt es zu einem Einstrom von K^+. Als entscheidende elektrophysiologische Konsequenz tritt eine Depolarisation der Zelle gegenüber der Perilymphe ein. Diese Depolarisation führt zur Öffnung von spannungsabhängigen Ca^{2+}-Kanälen. Diese sind nun die Effektoren der Transmitterausschüttung zu vestibulären Nervenfasern [13]. Für das Verständnis des Transduktions- und Transmissionsprozesses gilt, dass auch ein langanhaltender Reiz keine dauerhafte Depolarisation bewirkt. Es kommt vielmehr zu intermittierenden Repolarisationen. Für diese wiederum sind K^+-Kanäle auf der perilymphatischen Seite verantwortlich [4]. Trotz andauernder depolarisierenden Wirkung der Transduktionskanäle bewirken diese eine kurzfristige Rückkehr des Potenzials auf die Werte des Ruhemembranpotenzials. Solche K^+-Kanäle werden entweder spannungsabhängig (d.h. durch Depolarisation) oder Ca^{2+} abhängig geöffnet [12]. Sobald die K^+-Kanäle die Repolarisation bewirkt haben, schließen sie sofort wieder. Aus der intermittierenden Öffnung der repolarisierenden K^+-Kanäle sowie der phasenverschobenen Öffnung der Ca^{2+}-Kanäle resultiert ein oszillierendes Verhalten des Membranpotenzials und der Transmitterfreisetzung bei kontinuierlicher Deflexion der Stereozilien (Abb. 3A). Das Frequenzverhalten dient nicht nur dem Schutz der Zelle vor toxischen Ca^{2+}-Konzentrationen und vor dem Verlust von K^+, sondern stellt auch eine charakteristische Eigenschaft der Sinneszelle dar. Die Reizsignale werden auf diese Weise frequenzmoduliert enkodiert.

Zur Pathogenese des endolymphatischen Hydrops und der veränderten Spikefrequenz des N. vestibularis während des Menièreanfalls wurde vermutet, dass eine erhöhte extrazelluläre K^+-Konzentration auf die Haarzellen oder den Nervus vestibularis toxisch wirken könnte [10]. Es blieb bislang unklar, über welche zellulären Mechanismen es zu der postulierten Änderung des Transduktions- und Transmissionsverhaltens der vestibulären Haarzellen kommt.

4.2 Ergebnisse und Schlussfolgerungen

Neue Hinweise zur zellulären Pathophysiologie des endolymphatischen Hydrops ergeben sich aus eigenen zellphysiologischen Untersuchungen. Es konnte ein drucksensitiver Ionenstrom in Haarzellen identifiziert und charakterisiert werden [2, 11]. Dabei handelt es sich um einen Ca^{2+} abhängigen K^+-Strom (Abb. 3). Dieser wird verstärkt, wenn die Haarzellen einem erhöhten extrazellulären Druck ausgesetzt werden. Die benötigten Drucke liegen in dem Bereich, der auch bei experimentell induziertem endolymphatischen Hydrops von anderen Autoren gemessen worden ist. In den Experimenten wurden vestibuläre Typ II Haarzellen aus dem Utriculus des Meerschweinchens mit der patch-clamp Technik untersucht.

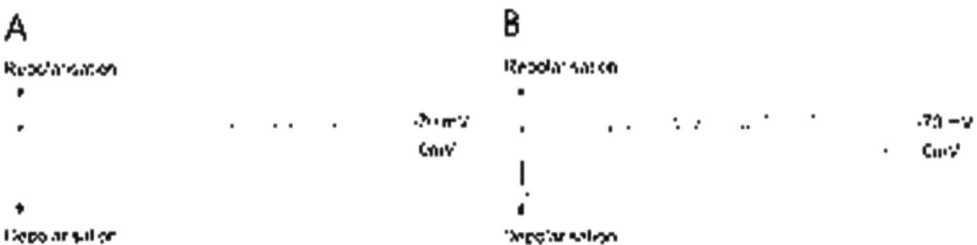

Abb. 3
Oszillation des Membranpotenzials der vestibulären Haarzelle bei einem konstanten mechanischen Transduktionsreiz. **A** Oszillierendes Membranpotenzial während des Transduktions- und Repolarisationsvorgangs bei physiologischen Druckverhältnissen. Die Öffnung des spannungsabhängigen Ca^{2+}-Einwärtsstroms ($Ca_V1.3$) erfolgt ab einem Membranpotential von –40 mV und hat ein Maximum bei 0 mV. In diesem, hier eingefärbten Potenzialbereich kommt es zu dem Ca^{2+}-Einstrom und damit zur Repolarisation. **B** Gleicher Prozess wie in A unter erhöhtem extrazellulärem Druck. Durch eine erhöhte Stromdichte des repolarisierenden K^+-Auswärtsstroms ($I_{K,P}$) kommt es zu einer schnelleren Repolarisation, einer steileren Flankencharakteristik des oszillierenden Potenzials und damit zu einer höheren Frequenz der Transmitterausschüttung. Die Spikefrequenz des Nerven erhöht sich damit ebenfalls

Der hydrostatische Druck wurde dadurch manipuliert, dass der Spiegel der Badflüssigkeit gehoben oder gesenkt wurde. Der Ca^{2+} abhängige K^+-Strom erwies sich in diesen Untersuchungen als einziger drucksensitiver Strom. Alle anderen gemessenen Ströme zeigen keine Amplitudenänderung bei Druckvariation. Die durchschnittliche Stromsteigerung betrug 20% und war vollständig reversibel, wenn der Ausgangsdruck wieder eingestellt wurde.
Auslösend für die mechanoelektrische Transduktion der vestibulären Haarzelle ist die mechanische Deflexion der Stereozilien an der endolymphwärts gerichteten, apikalen Zellseite [13]. Wie oben beschrieben, kommt es in der Folge zu einer oszillierenden Depolarisation und Transmitterausschüttung. Ein verstärkter K^+-Strom, so wie er von uns bei Erhöhung des Druckes identifiziert worden ist, beeinflusst das Frequenzverhalten der Zelle nachhaltig. K^+-Ströme bewirken nämlich die Repolarisation. Eine verstärkte Repolarisationsneigung kann dazu führen, dass weniger Transmitter ausgeschüttet wird, weil die spannungsabhängigen Ca^{2+}-Kanäle schneller geschlossen werden und eine neuerliche Repolarisation langsamer erfolgt. Dies ist insbesondere dann der Fall, wenn die mechanische Reizung auf einem niedrigeren Niveau erfolgt. Einen gegenteiligen Effekt können verstärkte K^+-Ströme auslösen, wenn die Reizung stark ist. In diesem Fall wird die Repolarisation schneller erfolgen, aber es wird (wegen der Aktivität der Transduktionskanäle) auch unmittelbar anschließend die nächste Depolarisation ausgelöst. Es kommt damit zu einer erhöhten Frequenz der Oszillationen, ohne dass die Ca^{2+}-Ströme während der Depolarisationsphasen nachlassen. Ein gesteigerter K^+-Strom, wie er durch hydrostatische Drucke verursacht wird, kann deswegen die Aktivität der Haarzellen sowohl hemmen als auch steigern. Eine mögliche Erhöhung der Spikefrequenz im Nerven bei konstantem mechanischem Transduktionsreiz ist die Folge (Abb. 3B). Der „menièriforme" Reiznystagmus als Folge einer druckbedingten Überstimulation des Labyrinths kann daher Zeichen dieser Vorgänge sein. Dabei ist vor allem die rasche zeitliche Abfolge der klinischen Zeichen bei akutem Anfall den o.g. Vorgängen zuzuordnen.
Die akuten Schwindelbeschwerden bei M. Menière sind häufig Minuten- oder gar Sekundenschwindel. Eine strukturelle Zerstörung der Reissnerschen Membran und eine Vermischung von Peri- und Endolymphe, wie in der

„osmotischen" Theorie beschrieben mit struktureller Reparation des Schadens innerhalb von Minuten ist daher weniger wahrscheinlich. Auch eine zentralnervöse Kompensation des peripher vestibulären Schadens in einer so kurzen Zeitspanne scheint nicht stichhaltig. Menière-Anfälle, die einen persistierenden Schwindel über einen längeren Zeitraum verursachen, können dementgegen Folge einer strukturellen Zerstörung der Innenohrkompartimente sein.

Im Rahmen der „flow" Theorie sind unterschiedliche klinische Verläufe denkbar. Ein Stau der Endolymphe in ihrer longitudinalen Bewegung vom Helicotrema zum Sacculus könnte die Spikefrequenz des N. vestibularis unmittelbar beeinflussen. Der Stau am Ductus vestibularis könnte über die flussbedingte Stereoziliendeflexion der vestibulären Haarzelle zu einer Verringerung der mechano-elektrischen Transduktion und damit zu einer geringeren Spikefrequenz des Nerven führen. Auch diese Situation führt zu einer Asymmetrie der labyrinthären Erregung und damit zum Schwindelanfall. Messungen der peripher vestibulären Reaktion etwa auf thermische Reizung oder der vestibulär evozierte myogene Reflex (VEMP) zeigen im akute Menièreanfall dementsprechend eine Verstärkung der Labyrinthreaktion [24]. Oft wird sogar der sog. Reiznystagmus beobachtet. Dies gilt insbesondere für Menière-Patienten im frühen Entwicklungsstadium, bei denen im anfallsfreien Intervall keine labyrinthären oder cochleären Defizite zu diagnostizieren sind. Der Motor für die temporäre Fluktuation der Symtome und Beschwerden ist bislang noch nicht vollständig erklärbar.

Die von uns demonstrierte druckbedingte Modifikation des transmembranösen Ionenstroms der vestibulären Haarzelle liefert Ansätze zu verstehen, wie gestörter Flow im Endolymphraum durch zeitweilige Druckerhöhung die Funktion der vestibulären Haarzelle stört. Eine stauungsbedingte Druckerhöhung im Endolymphraum würde damit nicht zu einer Verminderung der mechanoelektrischen Transduktion durch einen verringerten longitudinalen Flow führen, sondern druckbedingt eine Beschleunigung der Repolarisation und eine Verstärkung der ipsilateralen vestibulären Reaktion über den beschrieben drucksensitiven Ionenkanal bewirken.

5. Zur Pharmakotherapie des M. Menière

Die pharmakologische Intervention beim Menière Patienten am drucksensitiven Kalium-Strom ($I_{K,P}$) ist mit keinem bislang zugelassenen Pharmakon möglich. Ca^{2+}-Kanalblocker sind dagegen in großer Zahl zugelassen und werden, wie im Falle der Substanz Cinnarizin, auch für die Indikation Schwindel verabreicht [9]. Es stellt sich die Frage, ob der drucksensitive Ca^{2+} abhängige K^+-Auswärtsstrom ($I_{K,P}$) der vestibulären Haarzelle indirekt über den Ca^{2+}-Einwärtsstrom (I_{Ca}) beeinflusst werden kann. Daher untersuchten wir die Wirkung von Cinnarizin auf den spannungsabhängigen Ca^{2+}-Einwärtsstrom der vestibulären Typ II Haarzelle. Zellmodell für die Untersuchung waren vestibuläre Typ II Haarzellen des Meerschweinchenutriculus [11]. An einzelnen Haarzellen wurden die Ca^{2+}-Einwärtsströme im

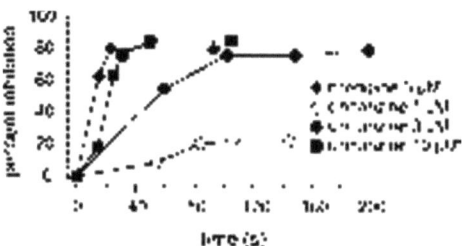

Abb. 4
Prozentualer Block des Ca^{2+}-Einwärtsstroms der vestibulären Haarzelle bei verschiedenen Pharmakonzentrationen. Die Inhibition wird gegen die Zeit dargestellt. Untersucht wurden je 10 Zellen. Dargestellt sind die Mittelwerte für die Blockade durch Cinnarizin in den Konzentrationen 10 µM, 3 µM und 1 µM sowie dem Referenzpharmakon Nifidepin in der Konzentration 3 µM

Whole Cell Modus der Patch Clamp Technik gemessen.
Die Zugabe von 10 µM Cinnarizin führt zu einem vollständigen Block der Ca^{2+}-Ströme. Vergleicht man die maximale Blockade der Ca^{2+}-Einwärtsströme bei verschiedenen Cinnarizinkonzentrationen, ist schon bei 1 µM ein 20% Block zu sehen. Das Maximum der Blockade des Einwärtsstroms nach Cinnarizinzugabe tritt später ein als nach dem Referenzpharmakon Nifidepin (Abb. 4). Dies gilt für die niedrigeren Cinnarizinkonzentrationen in stärkerem Maße als für höhere. Vergleicht man den maximalen Ca^{2+}-Auswärtsstrom der vestibulären Haarzelle mit der jeweiligen Konzentration des Cinnarizins in einer Dosis/Wirkungsbeziehung (Abb. 5), errechnet sich ein IC_{50} des Cinnarizin an der vestibulären Haarzelle von 1,5 µM.
Es konnte nachgewiesen werden, dass Cinnarizin neben der kardiovaskulären [22] und der fraglichen neuromodellierenden Wirkung [6] einen direkten Einfluss auf die vestibuläre Haarzelle hat. Die bekannten Wirkungen des Pharmakons auf den L-Typ Ca^{2+}-Kanal im kardiovaskulären Bereich wird bei Konzentrationen über 10 µM beschrieben [19]. In niedrigeren Konzentrationen wird eine Blockade des T-Typ Ca^{2+}-Kanals beschrieben.

5.1 Cinnarizin Wirkung auf vestibuläre Haarzellmembranen

In der jüngsten Zeit ist die Nomenklatur der Ca^{2+}-Kanäle entscheidend weiterentwickelt worden. Neben den „klassischen" L-Typ Ca^{2+}-Kanälen (jetzt als C-Klasse oder Ca_V 1.2 L-Typ Kanäle klassifiziert, hier ist eine porenbildende α_{1C} Untereinheit dominant [1]) sind im Neuroepithel und auch in vestibulären Haarzellen exprimierte Kanäle beschrieben, die als D-Klasse oder Ca_V 1.3 L-Typ Kanäle mit dominanter, porenbildenden α_{1D} Untereinheit klassifiziert sind [16]. Die D-Klasse Kanäle inaktivieren im Gegensatz zu den C-Klasse Kanälen weniger und sehr viel langsamer über die Zeit. Die Aktivierungs- und Inaktivierungskinetik der eigenen Ca^{2+}-Auswärtsströme entspricht der

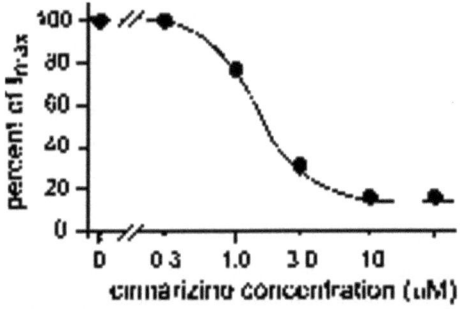

Abb. 5
Dosis/Wirkungskurve für Cinnarizin auf den Ca^{2+}-Einwärtsstrom der Utriculus Typ II Haarzelle. Dargestellt ist die maximale prozentuale Stromdichte in Relation zur Cinnarizinkonzentration in µM

von C Klasse L-Typ Ca^{2+}-Kanälen. T-Typ Ca^{2+}-Kanäle sind in Haarzellen bislang nicht identifiziert worden und haben eine deutlich abweichende Kinetik.
Bei C-Klasse L-Typ Ca^{2+}-Kanälen (Ca_V 1.2), die überwiegend in kardiovaskulären Bereich dominieren, sind Konzentrationen von 10 µM Cinnarizin für eine 50% Blockade notwendig. Vergleicht man dies mit der maximalen Plasmakonzentration des Cinnarizin von maximal 1,1 µM [15], ist eine Wirkung des Pharmakons nur mit einer Kumulation zu erklären. Dies gilt in besonderem Maße aufgrund der Tatsache, dass die Substanz zu weniger als 10% in freier Form im Plasma vorliegt [15], 90% sind an Protein gebunden. Eine Anreicherung könnte hier etwa in der Zellmembran stattfinden. Für die D-Klasse L-Typ Kanäle (Ca_V 1.3) der vestibulären Haarzelle ist eine Dosis/Wirkungsbeziehung bislang nicht publiziert. Für die vestibuläre Typ II Haarzelle des Meerschweinchens liegt der IC_{50} mit 1,5 µM deutlich niedriger als für die C-Klasse L-Typ Kanäle (Ca_V 1.2). Die freie Plasmakonzentration erreicht mit 0,1 µM aber auch in diesem Fall nicht IC_{50}-Konzentration. Die Überlegungen zu einer Membrankumulation der Substanz gelten für die Haarzellen aber in gleichem Maße wie für die kardiovaskulären Zellen. Zusätzlich ist der vermutete indirekte therapeutische Effekt auf den Ca^{2+}

abhängigen, drucksensitiven K+-Auswärtsstrom ($I_{K,P}$) nicht von einer vollständigen oder 50% Blockade abhängig. Der Druckeffekt auf den $I_{K,P}$ zeigt sich in einer 20% Zunahme des K+-Auswärtsstroms. Der aktivierende Ca^{2+}-Strom sollte zur Coupierung dieses Effekts maximal um diesen Anteil verringert werden.

Eine direkte Wirkung von Cinnarizin auf den spannungsabhängigen Ca^{2+}-Einwärtsstrom der vestibulären Typ II Haarzelle konnte nachgewiesen werden. Eine therapeutische Wirkung des Pharmakons im physiologisch erreichbaren Bereich ist wahrscheinlich.

6. Implikationen des zellulären pharmakologischen Modells

Anhand der pathophysiologischen Betrachtungen zur Ursache des M. Menière kann vermutet werden, dass insbesondere die Menière bedingten Schwindelanfälle, die mit einer kurzzeitigen Reizung des Vestibularorgans einhergehen und mit einer raschen Restitution der Organfunktion enden, auf den drucksensitiven Anteil des repolarisierenden K+-Auswärtsstroms der vestibulären Haarzelle zurückzuführen sind. Mittels gezielter Blockade des vorgeschalteten Ca^{2+}-Einwärtsstroms, ist der Ca^{2+} und drucksensitive K+-Auswärtsstrom beeinflussbar. Daraus ergibt sich die Behandlungsindikation dieser Untergruppe der Hydrops Patienten. Weitere Studien werden aktuell hierzu durchgeführt.

Die Ergebnisse werden dadurch eingeschränkt, dass die vestibulären Haarzellen isoliert untersucht werden. Dies ist eine eingeschränkte, modellhafte Sichtweise. Ein Faktor, der die Funktion der Haarzelle neben der Repolarisation wesentlich beeinflusst, ist die Transmitterausschüttung in den synaptischen Spalt. Der beschriebene CaV1.3 Ca^{2+}-Einwärtsstrom der Haarzelle ist auch für die Exozytose der Vesikel der Bändersynapse und die Ausschüttung der Transmitter zuständig. In einer weiteren elektrophysiologischen Untersuchung wird daher die Wirkung der Blockade des Ca^{2+} auf diese Prozesse untersucht.

Literatur

1. Altier C, Spaetgens RL, Nargeot J, Bourinet E, Zamponi GW (2001) Multiple structural elements contribute to voltage-dependent facilitation of neuronal alpha 1C (CaV1.2) L-type calcium channels. Neuropharmacology 40: 1050–1057
2. Arab SF, Duwel P, Jungling E, Westhofen M, Luckhoff A (2004) Inhibition of voltage-gated calcium currents in type II vestibular hair cells by cinnarizine. Naunyn Schmiedebergs Arch Pharmacol
3. Arnold W (1981) Physiopathology and clinical aspects of Meniere's disease. Laryngol Rhinol Otol (Stuttg) 60: 601–608
4. Boyer C, Lehouelleur J, Sans A (1998) Potassium depolarization of mammalian vestibular sensory cells increases [Ca2+]i through voltage-sensitive calcium channels. Eur J Neurosci 10: 971–975
5. Brown DH, McClure JA, Downar-Zapolski Z (1988) The membrane rupture theory of Meniere's disease – is it valid? Laryngoscope 98: 599–601
6. Casucci G, Di Costanzo A, Riva R, Albani F, Bonavita V, Tedeschi G (1994) Central action of cinnarizine and flunarizine: a saccadic eye movement study. Clin Neuropharmacol 17: 417–422
7. Clarke AH, Teiwes W, Scherer H (1991) A compact equipment package for vestibular experiments during spaceflight. Acta Astronaut 23: 307–309
8. Colebatch JG, Halmagyi GM (2000) Vestibular evoked myogenic potentials in humans. Acta Otolaryngol 120: 112
9. Deering RB, Prescott P, Simmons RL, Downey LJ (1986) A double-blind crossover study comparing betahistine and cinnarizine in the treatment of recurrent vertigo in patients in general practice. Curr Med Res Opin 10: 209–214
10. Dohlman GF (1980) Mechanism of the Meniere attack. ORL J Otorhinolaryngol Relat Spec 42: 10–19
11. Düwel P, Jungling E, Westhofen M, Luckhoff A (2003) Potassium currents in vestibular type II hair cells activated by hydrostatic pressure. Neuroscience 116: 963–972
12. Griguer C, Kros CJ, Sans A, Lehouelleur J (1993) Potassium currents in type II vestibular hair cells isolated from the guinea-pig's crista ampullaris. Pflugers Arch 425: 344–352

13. Hudspeth AJ, Choe Y, Mehta AD, Martin P (2000) Putting ion channels to work: mechanoelectrical transduction, adaptation, and amplification by hair cells. Proc Natl Acad Sci USA 97: 11765–11772
14. Hudspeth AJ, Jacobs R (1979) Stereocilia mediate transduction in vertebrate hair cells (auditory system/cilium/vestibular system). Proc Natl Acad Sci USA 76: 1506–1509
15. Hundt HK, Brown LW, Clark EC (1980) Determination of cinnarizine in plasma by high-performance liquid chromatography. J Chromatogr 183: 378–382
16. Koschak A, Reimer D, Huber I, Grabner M, Glossmann H, Engel J, Striessnig J (2001) alpha 1D (Cav1.3) subunits can form l-type Ca2+ channels activating at negative voltages. J Biol Chem 276: 22100–22106
17. Morgenstern C, Arnold W (1981) Analysis of fluctuating sensorineural hearing loss (author's transl). Laryngol Rhinol Otol (Stuttg) 60: 593–596
18. Paparella MM, Djalilian HR (2002) Etiology, pathophysiology of symptoms, and pathogenesis of Meniere's disease. Otolaryngol Clin North Am 35: 529–545
19. Petkov GV, Fusi F, Saponara S, Gagov HS, Sgaragli GP, Boev KK (2001) Characterization of voltage-gated calcium currents in freshly isolated smooth muscle cells from rat tail main artery. Acta Physiol Scand 173: 257–265
20. Scherer H, Brandt U, Clarke AH, Merbold U, Parker R (1986) European vestibular experiments on the Spacelab-1 mission: 3. Caloric nystagmus in microgravity. Exp Brain Res 64: 255–263
21. Schuknecht HF, Ruther A (1991) Blockage of longitudinal flow in endolymphatic hydrops. Eur Arch Otorhinolaryngol 248: 209–217
22. Van Nueten JM, Janssen PA (1973) Comparative study of the effects of flunarizine and cinnarizine on smooth muscles and cardiac tissues. Arch Int Pharmacodyn Ther 204: 37–55
23. Wetzig J, Hofstetter-Degen K, von Baumgarten RJ, Watanabe S (1994) Ground based eccentric chair experiments. Acta Astronaut 33: 27–36
24. Young YH, Wu CC, Wu CH (2002) Augmentation of vestibular evoked myogenic potentials: an indication for distended saccular hydrops. Laryngoscope 112: 509–512

Evidenz-basierte Vestibularisfunktionstests am Beispiel der thermischen Prüfung

L. E. WALTHER

Die thermische Prüfung zählt zu den wichtigsten Funktionsprüfungen in der Diagnostik von Schwindelbeschwerden und Gleichgewichtsstörungen. Der herausragende diagnostische Gewinn ist eine seitengetrennte Aussage über den Funktionszustand, vornehmlich der lateralen Bogengänge.
Seit der Beschreibung der thermischen Prüfung der Gleichgewichtsorgane durch Bárány sind unterschiedliche Modifikationen in der Durchführung beschrieben worden.
Wie wählt man thermische Funktionsprüfungen unter Abwägung der zur Verfügung stehenden Zeit, ihrer Zumutbarkeit, den Kosten und der Unbedenklichkeit aus und wie interpretiert man sie, um eine Diagnose zu bestätigen bzw. auszuschließen?
Ziel dieser Darstellungen ist es, der besten Evidenz in der Diagnostik von Schwindel und Gleichgewichtsstörungen anhand der thermischen Prüfung näher zu kommen.

Einführung und Zielstellung

Neben der Therapie können auch diagnostische Verfahren, wie die thermische Prüfung Gegenstand einer evidenzbasierten Analyse sein. In der Cochrane library finden sich unter dem Stichwort „caloric irrigation" nur sieben Studien. Die Durchsicht der einzelnen Studien zeigt, dass Methodik und Fragestellungen unterschiedlich sind. Sie beschränken sich auf die Reizmedien Wasser und Luft. Eine komplexe, evidenzbasierte Analyse für die thermische Prüfung steht demnach noch aus.
Die klassische, durch Bárány 1906 publizierte thermische Reizung der Gleichgewichtsorgane wird mit Wasser durchgeführt. Kalt- und Warmreiz führen durch Temperaturgradienten an den Cristae schließlich zu einer Nystagmusreaktion. Die thermische Prüfung ist die wichtigste Funktionsprüfung in der Gleichgewichtsdiagnostik. Sie gestattet anhand des vestibulookulären Reflexes in Form der jeweiligen induzierten Nystagmusreaktion eine Aussage über den Funktionszustand beider lateraler Bogengänge [1, 9, 10]. Die Umlagerung des Patienten in der Kulminationphase erlaubt bei Verwendung eines Starkreizes (20 Grad Celsius) wahrscheinlich zusätzlich eine Aussage über die Otolithenfunktion (Utriculus). Eine thermische Prüfung der Gleichgewichtsorgane ist im Rahmen der Differenzialdiagnostik vestibulärer Schwindelempfindungen und auch vor jedem operativen Eingriff am Mittelohr indiziert.

Dank der Bemühungen von Scherer und Mulch gibt es für die thermische Prüfung der Gleichgewichtsorgane seit 1980 Standardisierungsempfehlungen der Arbeitsgemeinschaft Deutscher Audiologen und Neurootologen (ADANO) (Reizung mit 50 bis 100 ml Wasser mit Temperaturen von 44 Grad, 30 Grad und eventuell 20 Grad Celsius als Starkreiz, 30 s Spüldauer, Reizfolge: 44 Grad rechts, 44 Grad links, 30 Grad links, 30 Grad rechts, Kopf-Körperpositionen nach Hallpike oder Veits, Pause zwischen den Spülungen: 5 bis 7 Minuten) [9].

Die thermische Prüfung mit Wasser erweist sich als ein wichtiges aber zeitaufwändiges Untersuchungsverfahren (ca. 30 Minuten). Die Anwendung des Reizmediums Wasser ist z. B. bei Perforationen des Trommelfells, so genannten Radikalhöhlen (offenen Mastoidhöhlen) des Ohres, bei Entzündungen, nach Parazentese und Paukendrainage und operativen Eingriffen am Mittelohr kontraindiziert. Als Ersatz kann ein wasserdurchströmter Ballon (Thermostimulator) [3, 7] verwendet werden oder die Abdeckung von kleineren Trommelfelldefekten mit Folie [17] vor der Wasserspülung durchgeführt werden. Die Reizung mit trockener Luft wird bei normalen Gehörgangsverhältnissen nicht empfohlen [7].

Liegt ein Defekt des Trommelfells oder eine Radikalhöhe des Ohres vor, darf die Luftreizung angewendet werden. Dieses Reizmedium lässt sich jedoch schlecht dosieren und der Reiz kann nicht quantifiziert werden. Die Reizantwort ist häufig zu schwach. Viele Patienten beklagen Geräuschbelästigungen. Messungen im Gehörgang während einer Luftreizung ergaben Schallpegel bis zu 125 dB(A) [4]. Ebenfalls nachteilig sind paradoxe Effekte bei der Reizung mit trockener, auf 44 Grad Celsius erwärmter Luft. Eine Alternative bei normalen Gehörgangsverhältnissen ist die Nutzung nahezu wasserdampfgesättigter, feuchter Luft, deren Wärmekapazität höher ist [9, 13].

Beim Vorliegen einer Radikalhöhle des Ohres flutet der thermische Reiz in Abhängigkeit von der Dicke der Knochenschale über dem lateralen Bogengang sehr schnell an. Der durch Verdunstungskälte induzierte Kaltreiz bei trockener Warmluftreizung kann Temperaturwerte um 25 bis 30 Grad Celsius, im Einzelfall sogar weniger erreichen und somit die Qualität eines kalten Starkreizes annehmen. Die Folge sind heftige, belästigende Schwindelempfindungen. Die thermische Prüfung mit Luft und Wasser wird von den Patienten häufig als unangenehm empfunden. Starke vegetative Reaktionen und vagale Reizungen kommen vor. Mit beiden Methoden sind gezielte Applikationen nicht möglich. Die thermische Prüfung mit Wasser kann zeitsparender gestaltet werden, wenn der Warmreiz eine seitengleiche Nystagmusreaktion induziert und kein Spontan-, Lage- und Lagerungsnystagmus besteht. Nur in diesem Fall kann mit Einschränkung auf die Kaltreizung verzichtet werden [7]. Die Verwendung des alleinigen Warmreizes scheint daher in diesen Fällen möglich und daher besonders wertvoll. Er wird überdies zur Frage der Umkehrbarkeit eines richtungsbestimmten Spontannystagmus eingesetzt.

Ziel unserer Untersuchungen war es, ein thermisches Reizverfahren zu entwickeln, bei dem mit einfachen Mitteln schnell, berührungs- und geräuschlos, steril sowie mit guter Patientenakzeptanz eine Reizung des Gleichgewichtsorgans ermöglicht werden kann. Die Methode sollte unempfindlich gegenüber Veränderungen im Gehörgang sein und der Reiz musste gut zu steuern und zu dosieren sein. Es bot sich an, als Reizmedium für diese Untersuchungen optische Strahlung in Form von Nahinfrarot (NIR) zu verwenden. Die Idee, das Gleichgewichtsorgan isoliert mit einer Strahlungsquelle zu reizen, wurde bereits von Stark [12] aufgegriffen.

Physikalische Grundlagen

Die Weiterentwicklung der technischen Möglichkeiten (Glasfaser- und Lasertechnik) gestattet heute eine vergleichsweise einfache und effektive Applikation von Wärme mit Nahinfra-

rotstrahlung. Der Spektralbereich des für unser Auge unsichtbaren Nahinfrarots liegt *nahe* dem langwelligen, sichtbaren roten Anteil der optischen Strahlung. Er erstreckt sich von ca. 780 nm bis 1400 nm [11].
Die Ausbreitung erfolgt mit Lichtgeschwindigkeit. Ein Energieeintrag führt in Abhängigkeit von der Wellenlänge zur Erwärmung der Haut. Optische Strahlung verhält sich in Wechselwirkung mit der menschlichen Haut so, dass z.B. schädigender ultravioletter Strahlung eine starke natürliche Barriere entgegensteht. Die Endringtiefe beträgt nur wenige Mikrometer. Das Maximum der Eindringtiefe optischer Strahlung in Gewebe wird mit Nahinfrarotstrahlung erzielt. Genau im nahinfraroten Spektralbereich (bei ca. 900 bis 1000 nm) kann die Eindringtiefe von Nahinfrarotstrahlung in menschliches Gewebe, z.B. die Gehörgangshaut in Abhängigkeit von der optischen Ausgangsleistung einige Millimeter erreichen. Hier ist die Tiefenwirkung am größten. Ab ca. 1000 nm nimmt die Eindringtiefe wieder ab. Ursache für dieses Phänomen ist die geringe Absorption von Gewebewasser und Hämoglobin in diesem Spektralbereich. Daher ist nahinfrarote Strahlung wie kein anderes Medium geeignet, große Wärmemengen schonend in den Körper einzutragen. Diesen Umstand haben wir bei den folgenden Untersuchungen ausgenutzt. Nahinfrarotstrahlungsquellen, die im Bereich von 900 bis 1000 nm emittieren, wie z.B. modifizierte Halogenstrahler mit einem *breitbandigen* Wellenlängenmaximum aber auch *schmalbandige, monochromatische* optische Strahlung in Form von Laserstrahlung (z.B. Diodenlaser) bieten sich für eine schnelle, berührungs- und geräuschlose sowie sterile thermische Warmreizung des Gleichgewichtsorgans nahezu an.

Patienten und Methoden

Es erfolgte die *Entwicklung einer modifizierten breitbandigen Nahinfrarotlichtquelle*. Zur Erzeugung breitbandiger Nahinfrarotstrahlung wurde eine Halogenlampe verwendet. Durch den Einsatz eines Aluminium-Reflektorspiegels in einer modifizierten Lichtquelle KLQ 150 (Fa. LOPTEK Glasfasertechnik Berlin) wurde eine leistungsstarke 150 W-Warmlichtquelle aufgebaut, die Licht mit einer Wellenlänge zwischen 350 und 2000 nm emittiert. Über ein flexibles Glasfaserbündel konnte die Strahlung mit einer integralen optischen Leistung von 2,5 W appliziert werden. Der kostengünstige Halogenstrahler lieferte im Nahinfraroten ein breit-

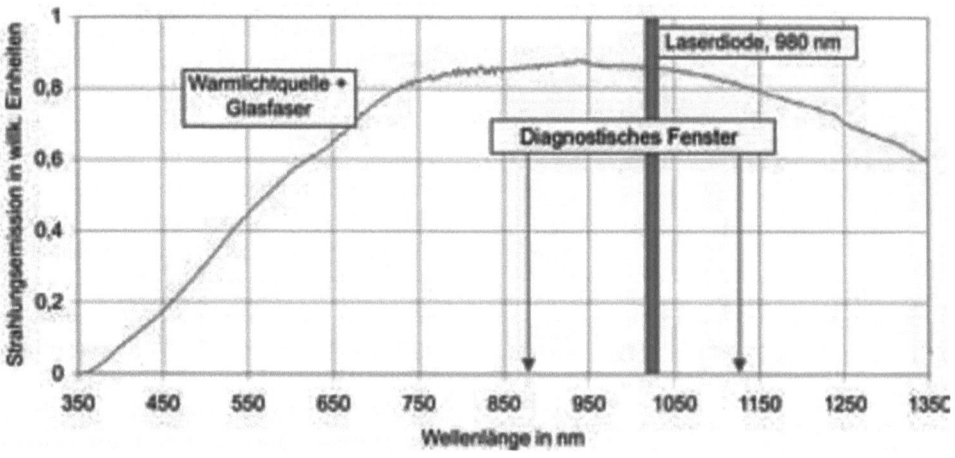

Abb. 1
Spektralcharakteristik der monochromatischen sowie der breitbandigen Nahinfrarotstrahlungsquelle

bandiges Spektrum mit einem Strahlungsmaximum bei ca. 950 nm (Abb. 1).
Für die Erzeugung schmalbandiger, monochromatischer NIR-Strahlung wurde ein NIR-Diodenlaser mit einer Wellenlänge von ca. 960 nm (EVOLVE™, Biolitec AG Jena, Deutschland) benutzt. Die Laserstrahlung wurde über eine dünne Quarzfaser mit einem Querschnitt von ca. 220 μm bereitgestellt. Bei einer Ausgangsleistung von 0,5 W konnte am distalen Ende des Lichtleiters eine optische Leistungsdichte von $1,6*10^3$ W/cm^2 erzeugt werden. Die realen Leistungsdichten auf der Hauteintrittseite waren durch die Apertur des Glasfaserbündels bzw. des Lichtleiters niedriger.
Untersuchungen am Präparat sollten Aufschluss über die Transmission und Absorption von Nahinfrarotstrahlung geben. Sensorische Messungen dienten der Ermittlung von Parametern (Abstand, Leistung) zur Applikation bei Probanden und Patienten (Abb. 2). Für die Temperaturregistrierung sind Pt-Temperatursensoren (Pt100-Messwiderstände nach DIN EN 60751; Genauigkeit 0,1 K; Hersteller Platin Correge, Frankreich) verwendet worden, deren Signale parallel über einen 16-Kanal-Datenlogger der Firma Delphin Systeme GmbH Kürten, Deutschland abgefragt und abgespeichert werden konnten. Eine Auswertesoftware gestattete ein online-Monitoring der induzierten Temperaturverläufe. Die Temperatursensoren mit einer aktiven Fläche von ca. 1 mm^2 wurden mit einer dünnen Schicht Knochenwachs direkt auf dem Knochen befestigt.
Breitbandiges Nahinfrarot wurde über einen Ohrtrichter appliziert, in den das Ende der Glasfasersonde eingesenkt werden konnte. *Monochromatisches Licht* wurde bei den gesunden Probanden unter Sicht über einen speziell angefertigten Ohrtrichter appliziert, in den die Laserfaser eingebracht war. Die zuvor definierten Abstände zu den anatomischen Strukturen wurden eingehalten. Hilfreich bei der Orientierung während der Applikation von monochromatischem NIR war der Pilotstrahl des Lasers. Die Laserschutzverordnungen wurden eingehalten.

Im Rahmen einer *Pilotstudie* wurden 5 Probanden mit breitbandigem und monochromatischem Nahinfrarot untersucht (Reizung ca. 30 s).

Ein *Vergleich von breitbandigem und monochromatischem NIR mit Warmluft und Warmwasserreizung (44 Grad Celsius)* erfolgte mit unterschiedlicher Reizzeit (15 s, 30 s, 45 s) bei n = 10 Probanden.

Die *subjektive Empfindung* wurde bei 17 Probanden anhand eines Scores ermittelt.

Patienten mit vestibulären Affektionen wurden von der Studie ausgeschlossen.

Bei den *Patienten mit einer Radikalhöhle* des Ohres (n = 13) und *Trommelfelldefekten* (n = 16) mit zum Teil feuchten Radikalhöhlen und Trommelfelldefekten erfolgte eine breitbandige Nahinfrarotreizung und anschließend eine Reizung mit warmer trockener Luft (44 Grad). Die Applikationsdauer mit breitbandigem Nahinfrarot bei allen Patienten mit Trommelfelldefekten und Radikalhöhlen war kurz (ca. 5–20 s). Wenn Schwindel und Nystagmus auftraten, wurde die Reizung sofort abgebrochen.

Bei *Patienten mit Spontannystagmus* wurde auf der vermuteten Läsionsseite mit breitbandigem NIR geprüft, ob eine Beeinflussung des Spontannystagmus möglich ist.

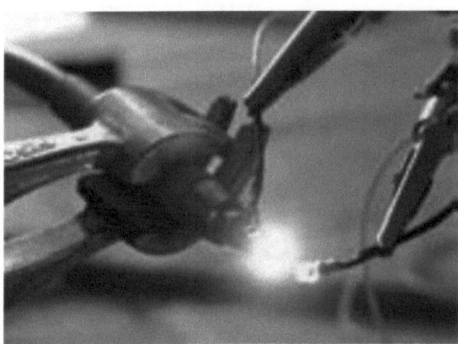

Abb. 2
Ermittlung der optimalen Abstands- und Leistungswerte für die breitbandige NIR-Reizung durch Bestrahlung des Sensors mit unterschiedlichen Abständen sowie optischen Leistungen

Die Möglichkeit der *gezielten Applikation* mit NIR-Laserstrahlung erfolgte bei gesunden Probanden (n = 3), Patienten mit einseitigen Trommelfelldefekten (n = 8) sowie einer Radikalhöhle des Ohres (n = 6).

Mit monochromatischem NIR wurden die Regionen des Gehörgangs (vordere, hintere Gehörgangswand, Dach und Boden des Gehörgangs und die Region des Umbo) gezielt bestrahlt. Bei Patienten mit einem einseitigen Trommelfelldefekt erfolgte die gezielte einseitige Bestrahlung des Promontoriums und von anatomisch korrespondierenden Arealen (hintere Gehörgangswand) beider Seiten zur Überprüfung der thermischen Erregbarkeit auf Warmreiz. Bei Patienten mit einer Radikalhöhle des Ohres wurden die Areale der drei Bogengänge gezielt erwärmt.

Die Registrierung und Auswertung der Augenbewegungen erfolgte zwei- und dreidimensional videonystagmografisch (2-D-Videookulografiesystem SensoMotoric Instruments, Teltow, Deutschland; 3-D Videonystagmografie, Difra, Belgien). Für die Untersuchungen lag eine Zustimmung der Ethikkommission vor.

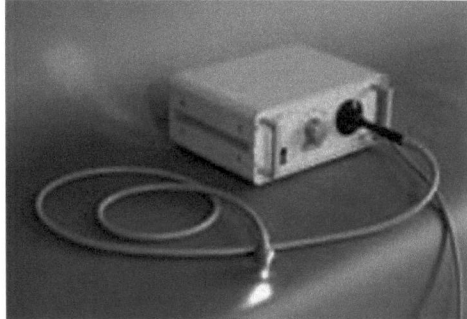

Abb. 3
Breitbandiger Nahinfrarotstrahler. Ein Ohrtrichter am Ende der Glasfaser dient der Applikation der NIR-Strahlung in den Gehörgang

Ergebnisse

Modifikation der breitbandigen Lichtquelle
Es wurde eine breitbandige *Nahinfrarotlichtquelle* hergestellt, die aus einer Warmlichthalogenlampe, einem aluminiumbedampften Reflektor ohne Wärmeschutzfilter und einem Glasfaserlichtleiter besteht (Abb. 3).

Untersuchungen an Präparaten
Strahlungsexperimente an feuchten und trockenen Knochenpräparaten zeigten, dass Wärmestrahlung in Form von Nahinfrarot in der Lage ist, den Knochen schnell zu erwärmen und tief in Knochengewebe einzudringen oder sogar zu durchdringen. Ein direkter Strahlungseinfluss konnte experimentell durch sensorische Messungen gesichert werden.

Abstands-, Leistungsparameter und Applikationsdauer
Die lokale Erwärmung der Gehörgangshaut nach einer Reizdauer von 30 s betrug für beide Lichtquellen bei einer optischen Ausgangsleistung von 0,75 W reproduzierbar durchschnittlich 7 Grad bei einem exponentiellen Verlauf der Temperaturkurve mit asymptotischem Verlauf zur x-Achse nach 30 s. Nach weiteren 30 s stieg die Temperatur auf nicht mehr als 10 Grad an (Abb. 4).

Pilotstudie
Bei 5 gesunden Probanden ließ sich bei einer Reizzeit von 15 s bis 30 s ein deutlicher Nystagmus in das gereizte Ohr generieren. Die subjektive Toleranz während der Reizapplikation war gut (Abb. 5).

NIR Reizung im Vergleich mit Warmluft und Wasserreizung (44 Grad Celsius)
Nach einer Reizzeit von 15 s ergab sich, dass die mittleren GLP in etwa vergleichbar mit den Ergebnissen bei Warmluftreizung waren. Die Anzahl der erkannten GLP war bei der NIR-Reizung jedoch deutlich höher als bei der Warmluftreizung. Bei der NIR-Reizung trat die Kulmination eher als bei Warmluftreizung ein, im Vergleich zur Warmwasserreizung in etwa

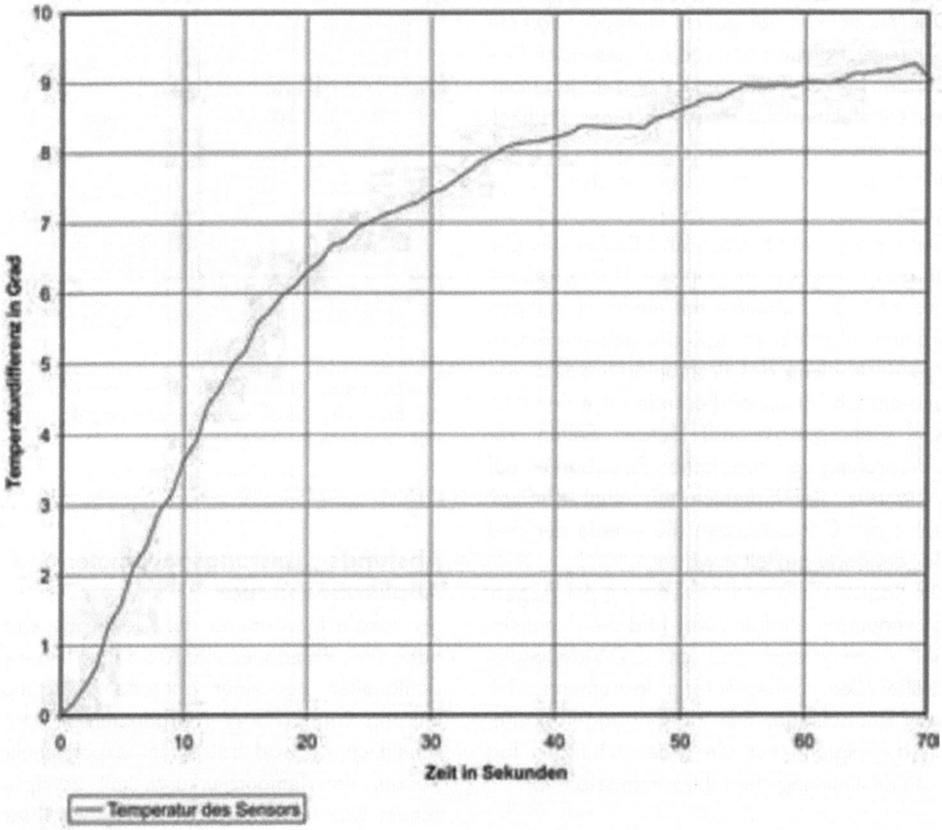

Abb. 4
Temperaturverlauf bei breitbandiger Nahinfrarotreizung. Abstand des Sensors der Strahlungsquelle 15 mm; Reizzeit 60 s

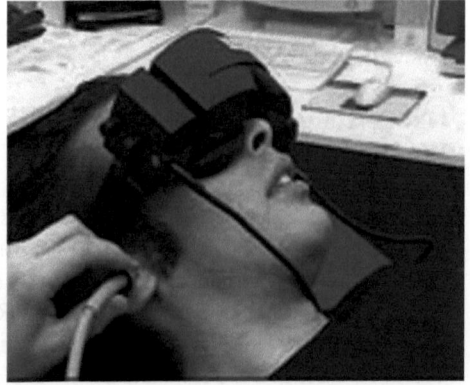

Abb. 5
Thermische Reizung mit breitbandiger NIR-Lichtquelle

zum gleichen Zeitpunkt. Nach einer Reizzeit von 30 und 45 s war eine kräftige Nystagmusreaktion generierbar, die jedoch schwächer war, als die Warmwasserreizung. In allen Fällen war die mit NIR generierte Nystagmusantwort ausreichend, um eine diagnostische Aussage zu machen. Abbildung 6 zeigt ein typisches Ergebnis für einen Probanden.

Subjektive Toleranz der NIR-Reizung im Vergleich zur Warmwasserreizung
Breitbandiger und monchromatischer Reiz wurden angenehmer empfunden als die Warmwasserreizung (Tabelle 1).

Tabelle 1. Subjektive lokale Empfindung während der Reizapplikation mit breitbandiger, monochromatischer Nahinfrarotstrahlung und Wasser (44 Grad Celsius) bei n = 17 Patienten. Score: N: nicht gespürt, A: angenehm, U: unangenehm

Score	Breitbandiges Nahinfrarot	Monochromatisches Nahinfrarot	Wasser (44 Grad Celsius)
N	29,4%	35,3%	0%
A	64,7%	64,7%	41,2%
U	5,9%	0%	58,8%

NIR-Reizung bei Sekretansammlung im Ohr

Bei allen Patienten mit feuchten Gehörgangsverhältnissen zeigte sich, dass sowohl bei der breitbandigen als auch bei der monochromatischen NIR-Reizung keine paradoxe Nystagmusreaktion auftrat (Abb. 7).

Untersuchungen bei Spontannystagmus

Bei Patienten mit Spontannystagmus konnten 5 Varianten der Beeinflussung des vestibulookulären Reflexes beobachtet werden: keine Beeinflussung, Abschwächung, Stopp, Umkehr, Richtungsänderung (qualitative Änderung der Nystagmusrichtung) (Abb. 8).

Gezielte monochromatische NIR-Reizung

Bei der gezielten Reizung unterschiedlicher anatomischer Areale in gesunden Gehörgängen fand sich eine quantitativ abgestufte Nystagmusreaktion (Abb. 9). Die Reizung der otolithennahen Promontoriumsregion ergab eine rein horizontal schlagende Nystagmusreaktion in das gereizte Ohr (Abb. 10). Die gezielte beiderseitige Reizung anatomisch korrespondierender Areale (hintere Gehörgangswand) bei Patienten mit einseitigen Trommelfelldefekten ergab in allen Fällen eine normale thermische Erregbarkeit auf Warmreiz im Seitenvergleich (Abb. 11). Die gezielte Reizung der anatomischen Areale des hinteren, vorde-

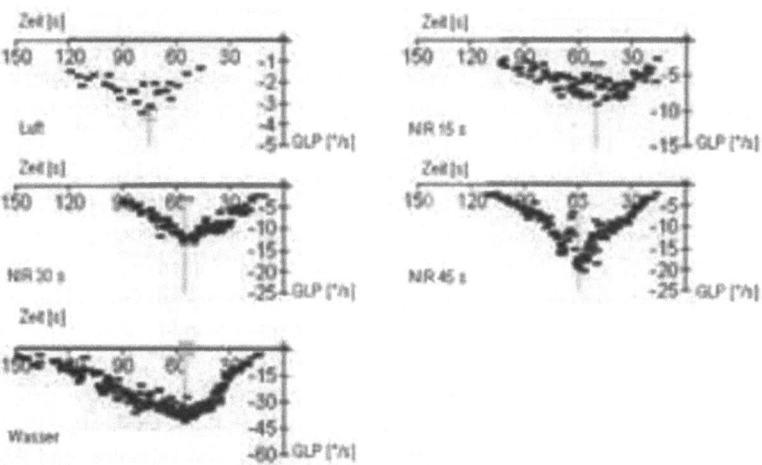

Abb. 6
Ergebnisse (GLP) nach Luftreizung (40 s), breitbandiger NIR-Reizung (15 s, 30 s und 45 s) sowie Warmwasserreizung (44 Grad) rechts. Gelbe Linie: Kulmination

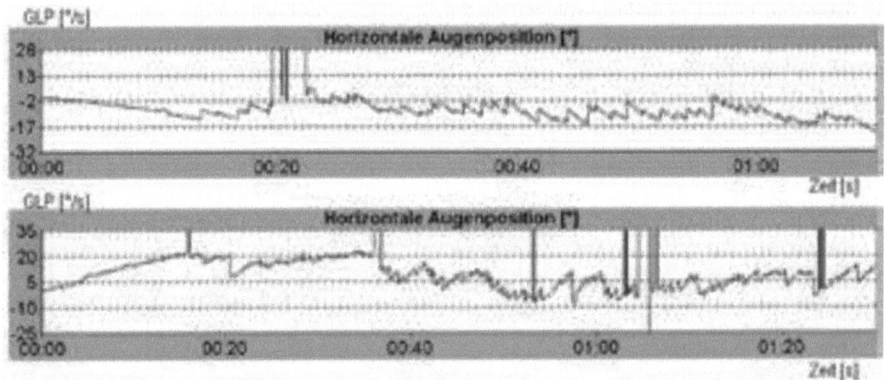

Abb. 7
Thermische Reizung bei großem Trommelfelldefekt. Breitbandige NIR-Reizung (Bild oben) und Warmluftreizung (44 Grad, Bild unten). Reizdauer jeweils 20 s. Pat. Regelrechter Nystagmus bei NIR- und paradoxer Nystagmus bei Warmluftreizung. Der Warmreiz wird aufgrund der entstehenden Verdunstungskälte zum Kaltreiz

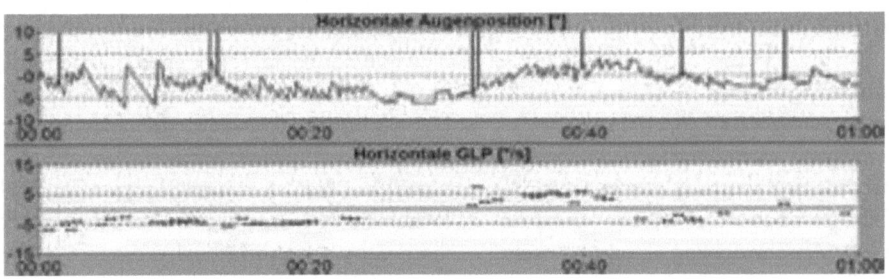

Abb. 8
Kurzzeitige Umkehr eines horizontalschlagenden Spontannystagmus nach rechts durch breitbandige NIR-Reizung. Reizzeit 30 s

ren und lateralen Bogengangs zeigte videookulografisch eine qualitativ unterschiedliche Nystagmusreaktion. Bei der Reizung des horizontalen Bogengangs wurden nahezu ausschließlich horizontale, bei der Bestrahlung des hinteren Bogengangs vorwiegend torsionale und bei der Stimulation des vorderen Bogengangs dominierende vertikale Augenbewegungen generiert.

Diskussion

Spektrale Untersuchungen haben gezeigt, dass es möglich ist, durch spezifische Veränderungen einzelner Bauteile (Reflektor, Lichtleiter, Wärmeschutzfilter) einer konventionellen Lichtquelle und mit relativ einfachem technischem Aufwand eine modifizierte Lichtquelle herzustellen, die ein breitbandiges Spektrum optischer Strahlung mit Anteilen sichtbaren Lichts und nahinfraroter Strahlung (λ = 360–1350 nm) mit einem Wellenlängenmaximum bei ca. 950 nm aufweist. Auf Grund des wesentlich höheren spektralen Anteils an nahinfraroter Strahlung eigneten sich Warmlicht-Halogenreflektoren besser, als die für Beleuchtungszwecke vorgesehenen Kaltlichtreflektoren.

Durch die Beachtung von Leistungs- und Abstandsparametern war eine gefahrlose Anwendung bei den Untersuchungen von Probanden und Patienten möglich. Wärmestrahlung

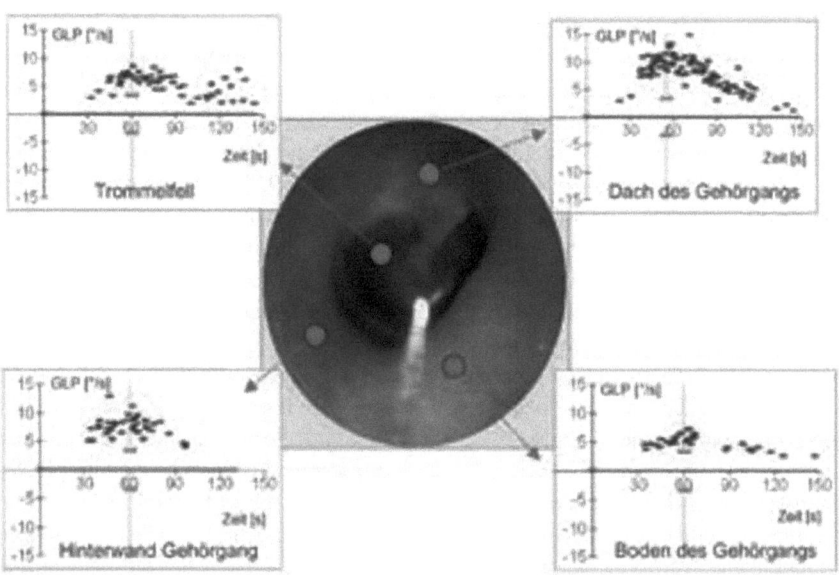

Abb. 9
Gezielte monochromatische NIR-Reizung definierter anatomischer Strukturen im Gehörgangsbereich links und dazugehörige Analyse des Nystagmus. Roter Punkt: Reizort

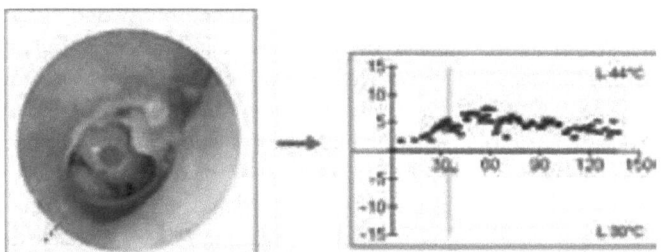

Abb. 10
Nystagmuskonstellation bei gezielter monochromatischer Reizung des Promontoriums

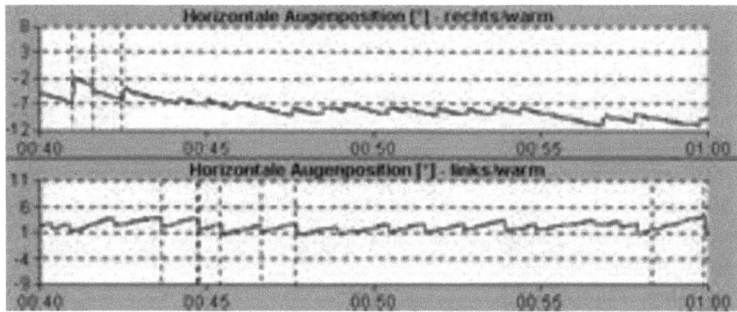

Abb. 11
Nystagmusreaktion in der Kulminationsphase bei bilateraler monochromatischer NIR-Reizung der hinteren Gehörgangswand bei einseitigem Trommelfelldefekt

(NIR) ist in der Lage, über den Gehörgang appliziert, tief in das Knochengewebe des Felsenbeins einzudringen, dieses schnell und effektiv zu erwärmen und Temperaturänderungen am Gleichgewichtsorgan hervorzurufen. Das Maximum dieses Effektes wird bei einer Wellenlänge von ca. 900 nm bis 1000 nm erreicht („Diagnostisches Fenster") [16].

Breitbandiges und monochromatisches NIR sind in der Lage, eine Nystagmusreaktion hervorzurufen. Dieser Nystagmus entspricht in der Richtung dem eines Warmreizes. Er ist unter der Frenzel-Brille sichtbar und mittels Elektronystagmografie sowie videookulografisch auswertbar.

Die NIR-Wärmestrahlungsreizung hat den Vorteil, dass berührungslos und dosiert ein lokaler Wärmereiz subepithelial verabreicht werden kann. Der Wärmereiz entsteht im Gewebe des Gehörganges und nicht fortgeleitet von der Gehörgangsoberfläche, wie bei der konventionellen Wärmereizung mit Wasser oder Luft. Bei feuchten Gehörgängen oder Radikalhöhlen des Ohres entsteht bei der Warmluftreizung Verdunstungskälte, bei der die Temperatur der Gehörgangshaut um ca. 7 bis 9 Grad Celsius absinkt [14]. Bei der NIR-Applikation in einem nicht ventilierten, feuchten Gehörgang wird die Wärme tief im Gewebe erzeugt. Eine Verdunstung findet, wenn überhaupt, nur erschwert statt. Diese hat keinen Einfluss auf den generierten, regelrechten Nystagmus. Ein paradoxer Nystagmus konnte bei der NIR-Reizung nicht beobachtet werden. Die Methode der breitbandigen NIR-Reizung ist deshalb bei Patienten mit feuchten Trommelfelldefekten und feuchten Radikalhöhlen, mit Superinfektionen und Paukendrainagen mit Infektionen im Gehörgangsbereich, bei postoperativen Zuständen und nach Frakturen der Otobasis besonders geeignet.

Bei Patienten mit akuter peripher vestibulärer Affektion mit horizontalschlagendem Spontannystagmus kann anhand einer Klassifikation von 5 Varianten zwischen vollständigem peripher vestibulären Funktionsverlust und Teilschaden unterschieden werden.

Bei Patienten mit intakten Gehörgangsverhältnissen zeigt die gezielte monochromatische NIR-Reizung unterschiedlicher Areale, dass die Reizantwort vom Applikationsort abhängig ist (quantitative Änderung der Nystagmusantwort). Eine qualitative Änderung der erfassten Augenbewegungen konnte jedoch dabei nicht nachgewiesen werden.

Die monochromatische NIR-Reizung des Promontoriums lässt gegenwärtig keine Aussage über die Otolithenfunktion zu. Die thermische Reaktion der nahe gelegenen Otolithen bleibt aufgrund des niedrigen Verstärkungswertes (gain) der Maculaorgane in der generierten, rein horizontalen Nystagmusreaktion bei Promontoriumsreizung verborgen. Dieser horizontale vestibulo-oculäre Reflex geht wahrscheinlich hauptsächlich auf die Reizung des nahe gelegenen horizontalen Bogengangs zurück.

Wenn auf beiden Seiten vergleichbare anatomische Strukturen gezielt gereizt werden (Promontorium, hintere Gehörgangswand), ist vor allem bei Patienten mit großen einseitigen Trommelfelldefekten ein Seitenvergleich auf Warmreiz möglich. Mittels monochromatischer Nahinfrarotstrahlung können aber auch Strukturen in einer Radikalhöhle des Ohres gezielt erwärmt werden. Die gezielte Reizung mit monochromatischem NIR im Bereich der operativ exponierten Bogengangsregionen bei Patienten nach Radikaloperation eines Ohres führt zu qualitativen Änderungen des generierten Nystagmus. Anhand von NIR-induzierten bogengangspezifischen (bei Reizung des lateralen Bogengangs horizontaler Nystagmus) und bogengangähnlichen Nystagmusreaktionen (bei Reizung der Regionen des vorderen und hinteren Bogengangs vorwiegend vertikale und torsionale Nystagmen) ist eine Aussage über die Funktionsfähigkeit der einzelnen Bogengänge möglich [15].

Zusammenfassung und Schlussfolgerungen

In dieser experimentellen Studie ist eine Methodik zur thermischen Reizung des Gleichgewichtsorgans mittels breitbandiger (360 nm bis 1350 nm) und monochromatischer Wärmestrahlung (960 nm) entwickelt worden. Die Untersuchungen am Felsenbein zeigen, dass NIR in der Lage ist, Knochengewebe zu erwärmen und nahezu verzögerungslos (mit Lichtgeschwindigkeit) und tief in Knochengewebe einzudringen. Dem Faktor der „Wärmestrahlung" kommt bei der Wärmeausbreitung im Felsenbein eine wesentliche Bedeutung zu, wenn mit NIR gereizt wird.

Mit dem Reizmedium „Wärmestrahlung" (NIR) kann eine Gleichgewichtsprüfung des Labyrinths (thermische Warmreizung) durchgeführt werden. Anstelle von Wasser oder Luft eignen sich breitbandiges und monochromatisches Nahinfrarot in der Diagnostik des periphervestibulären Systems als Warmreiz.

Die Methode eignet sich in der klinischen Vestibularisdiagnostik als „Screening". Für eine komplette Einschätzung der periphervestibulären Funktion ist eine thermische Gleichgewichtsprüfung mit Warm- und Kaltreiz erforderlich.

Der NIR-Reiz ist vorteilhafter als die Warmreizung mit Wasser und Luft (Tabelle 2). Mit einer NIR-Lichtquelle ist eine schnelle, berührungslose, sterile sowie geräuschlose Warmreizung des Gleichgewichtsorgans möglich. Die NIR-Reizung wird von den Patienten als nicht belästigend empfunden. In vielen Fällen wird der Warmreiz nicht wahrgenommen. Weckreaktionen treten bei der NIR-Reizung daher nicht auf.

Bei der NIR-Reizung findet keine störende Verdunstung statt. Selbst im Falle des Vorkommens von Sekreten sind regelrechte, kräftige Nystagmusreaktionen zu beobachten.

Die NIR-Reizung ist der Warmreizung mit Wasser und Luft überlegen.

Das Verfahren der breitbandigen NIR-Reizung ist technisch relativ einfach zu realisieren. Zudem ist es kostengünstig. Die Zuführung von breitbandigem NIR mit Hilfe eines Ohrtrichters ermöglicht eine praktikable Warmreizung des Gleichgewichtsorgans. Wegen der fehlenden visuellen Kontrolle während der Applikation der breitbandigen Nahinfrarotstrahlung ist es derzeit noch problematisch, exakte Abstandsverhältnisse von der bestrahlten Hautoberfläche des Gehörganges zu gewährleisten. Deshalb kann die Methode gegenwärtig nur zur qualitativen Bewertung der thermischen Erregbarkeit auf Warmreiz beitragen.

Ein entscheidender Vorteil der monochromatischen NIR-Reizung gegenüber anderen Reizmethoden und Reizmedien stellt die Möglichkeit der gezielten Applikation der nahinfraroten Laserstrahlung dar. Das hier verwendete breitbandige NIR dagegen strahlt relativ diffus.

Mittels monochromatischem NIR ist eine Reizung von anatomischen Strukturen des äußeren Ohrs und von freiliegenden Bereichen des knöchernen Labyrinths (Promontorium bei großen Trommelfelldefekten, Bogengänge in einer Radikalhöhle des Ohres) möglich.

Die monochromatische NIR-Reizung ist apparatetechnisch vergleichsweise aufwändiger.

Tabelle 2. Vorteile der Reizung des Gleichgewichtsorgans mit Nahinfrarot

Vorteile Nahinfrarot
• sehr effektiver Reiz
• Wärmestrahlung dringt tief in Gewebe ein
• angenehm
• keine Weckreaktion
• schonende Reizapplikation
• keine paradoxen Effekte
• berührungslose Reizapplikation
• steril
• kein Lärm
• bettseitig durchführbar
• geeignet für die Notfalldiagnostik
• gut steuerbar
• gezielte Applikation möglich
• kein Wärmeverlust im Gehörgang

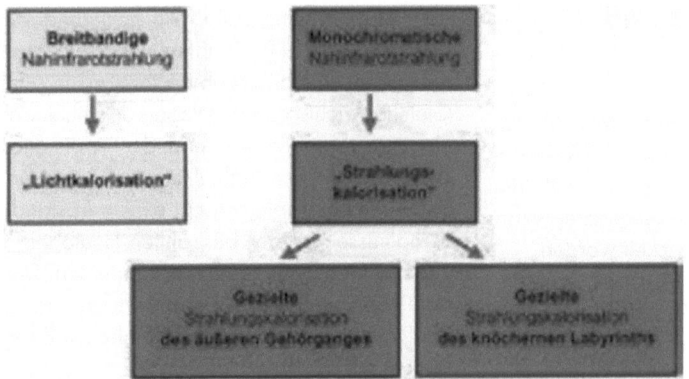

Abb. 12
Möglichkeiten der Anwendung von Nahinfrarotstrahlung zur thermischen Reizung des Gleichgewichtsorgans

Aufgrund der Applikation der nahinfraroten Strahlung mit einer dünnen Laserfaser kann die Reizung unter visueller Beobachtung und mit Abstandskontrolle erfolgen. Daher eignet sich die Methode sowohl für qualitative als auch quantitative Aussagen über die Nystagmusreaktion.
Mit beiden Methoden ist eine dosierte Reizapplikation möglich. Reizstärke als auch Reizzeit lassen sich sehr gut steuern. Die Applikation kann bei starkem Schwindel, vor allem bei Patienten mit Radikalhöhlen, sofort abgebrochen werden.
Im Gegensatz zur breitbandigen NIR-Applikation (mit sichtbarem Lichtanteil = „Lichtkalorisation"), steht mit der monochromatischen NIR-Reizung (ohne sichtbaren Lichtanteil = „Strahlungskalorisation") eine Methode zur Verfügung, mit der eine gezielte, punktuelle Erwärmung anatomischer Areale im Ohr erfolgen kann („gezielte Strahlungskalorisation") (Abb. 12).
Die Methodik der NIR-Reizung eröffnet neue Möglichkeiten in der Diagnostik des periphervestibulären Systems.

Ausblick

Die Ergebnisse der experimentellen Untersuchungen der Reizung des Gleichgewichtsorgans mit Nahinfrarotstrahlung sind Grundlage für eine gerätetechnische Entwicklung [6]. Vorstellbar ist ein batteriebetriebenes handliches Screening-Gerät in Form eines Otoskops, welches Nahinfrarotstrahlung emittiert [8]. Voraussetzung sind eine berührungslose Abstandsmessung im Gehörgang und die Evaluierung der Wertigkeit des Warmreizes als alleinige Reizmethode.

Literatur

1. Aust G (2004) Die kalorische Prüfung. In: Haid CT (Hrsg) Schwindel aus interdisziplinärer Sicht. Stuttgart: Thieme, S 67–73
2. Bárány R (1906) Untersuchungen über den vom Vestibularapparat des Ohres reflektorisch ausgelösten rhythmischen Nystagmus und seine Begleiterscheinungen. Mschr Ohrenheilk 40: 193–212
3. Baumgartl D (1984) Die trockene kalorische Vestibularisprüfung mittels eines wasserdurchströmten Gummiballons. Leipzig: HNO-Praxis 9: 203–205
4. Keck W, Thoma J (1988) Die Bedeutung des Reizmediums – Wasser oder Luft – bei der thermischen Vestibularisprüfung. Laryng Rhinol Otol: 181–184
5. Mulch G, Scherer H (1980) Methoden zur Untersuchung des vestibulären Systems (Teil II). Thermische Prüfung. HNO-Informationen: 7–16
6. Römhild D, Schmidt WD, Walther LE, Faßler D (2003) Verfahren und Anordnung zur Vestibularisprüfung des Innenohres. Offenlegungsschrift Patent DE 102 01 904 A1

7. Scherer H (1997) Das Gleichgewicht. Berlin: Springer
8. Schmidt WD, Walther LE, Scheibe A, Faßler D (2003) Anordnung für einen abstands- und temperaturkontrollierten Strahlungskaloristaten zur Vestibularisprüfung. Offenlegungsschrift Patent E 10339206A1
9. Scherer H, Helling K (2001) Thermische Prüfung. In: Westhofen M (Hrsg) Vestibuläre Untersuchungsmethoden. Ratingen: PVV Science Publications, S 63–69
10. Scherer H (2004) Die thermische Prüfung der Gleichgewichtsorgane. In: Haid CT (Hrsg) Schwindel aus interdisziplinärer Sicht. Stuttgart: Thieme, S 74–77
11. Stahl K, Miosga G (1986) Infrarottechnik. Heidelberg: Hüthig
12. Stark H (1978) Vestibulometrie mit Infrarotstrahlung. Laryng Rhinol 57: 541–543
13. Walther LE (2003a) Thermische Untersuchungen am periphervestibulären System. Jena: Habilitationsschrift, Universität Jena
14. Walther LE, Schmidt WD, Gudziol H, Scheibe A, Scheiding B, Rößler B, Faßler D, Beleites E (2003b) Nahinfrarotreizung des Gleichgewichtsorgans – erste klinische Erfahrungen. Laryngo Rhino Otol 82: 687–692
15. Walther LE, Gudziol H, Beleites E (2004a) Gezielte Strahlungskalorisation des Gleichgewichtsorgans mit Nahinfrarot. Laryngo Rhino Otol 83: 88–95
16. Walther LE, Scheibe A, Schmidt WD, Römhild D, Faßler D, Beleites E (2004b) Untersuchungen zur thermischen Reizung des Gleichgewichtsorgans mittels Wärmestrahlung (NIR). HNO 52: 525–532
17. Westhofen M (1987) Ballonmethode und Wasserspülung zur thermischen Vestibularisprüfung. Laryng Rhinol Otol 66: 424–427

Konservativ versus chirurgisch – was, wann, wie? – Ein Update moderner vestibulärer Therapiemethoden

Lokale Pharmakotherapie des Innenohrs

T. LENARZ

Die erfolgreiche Pharmakotherapie cochleo-vestibulärer Erkrankungen setzt die kontrollierte Anflutung und Verteilung der Wirkstoffe in Cochlea und Labyrinth voraus. Zur Vermeidung systemischer Nebenwirkungen und zur Steuerung der lokalen Wirkstoffspiegel werden daher aktuell lokale Applikationstechniken erprobt. Mikrokatheter und Local Drug Delivery-Systeme stehen dabei im Vordergrund. Über µCath Systeme können Volumina von 1–250 µl/h, mit einem in Hannover entwickelten Local Drug Delivery-System mittels Mikropumpe 100–500 nl/h appliziert werden. Dabei können über eigens mittels Lasertechnik gefertigte intracochleäre Applikatoren z.B. im Rahmen einer Cochlea-Implantation Pharmaka in die Cochlea eingebracht werden. Neben der therapeutischen Ausschaltung von sensorischen Funktionen sind die Steuerung der Endolymphproduktion, die Beeinflussung immunologischer Reaktionen, die Modulation zellmembrangebundener Prozesse, die Steuerung neurotropher Reaktionen oder das Einbringen programmierter Stammzellen in Zukunft denkbar, um cochleäre und vestibuläre Funktionsstörungen anzugehen.

1. Einleitung

Viele Erkrankungen des Innenohrs sind einer systemischen medikamentösen Behandlung nicht zugänglich. Gründe hierfür sind die Blut-Innenohr-Schranke sowie die schlechte Bioverfügbarkeit vieler Substanzen bei oraler Applikation. Dies trifft u.a. für viele Proteine, z.B. Neurotrophine oder Lokalanästhetika zu.
Einen Ausweg bietet die Lokaltherapie des Innenohrs mit Direktapplikation entweder an das runde Fenster als permeabler Durchtrittsstelle zum Innenohr oder direkt in die Flüssigkeitsräume des Innenohrs. Bevorzugt dürfte dabei der Perilymphraum sein, der sowohl über das runde als auch das ovale Fenster zugänglich ist. Der Zugang zum endolymphatischen Raum ist klinisch am ehesten über den Saccus endolymphaticus denkbar.
Den grundsätzlichen Vorteilen der Lokaltherapie wie einem gezielten Wirkungsangriff des Medikamentes an den Zielstrukturen im Innenohr unter Vermeidung von systemischen Nebenwirkungen stehen jedoch zahlreiche Probleme gegenüber, deren Lösung erst am Anfang steht. Bisher wurde klinisch im Wesentlichen der Zugang über das runde Fenster verwendet. Aufgrund der Filtereigenschaften des runden Fensters eignet sich dieser Zugang jedoch nur für bestimmte Substanzen geringe-

ren Molekulargewichtes, die die Rundfenstermembran zu durchdringen vermögen [32]. Außerdem ist der Wirkstoffübertritt aufgrund der variablen anatomischen Situation schlecht kontrollierbar [2]. Direkte Zugänge zum Innenohr bergen das Risiko einer Haarzellschädigung, einer Perilymphfistel und einer Labyrinthitis. Weitere Probleme betreffen die unbekannte Turnover-Rate der Peri- und Endolymphe, deren Flussrichtung innerhalb der Cochlea sowie die Mechanismen der Druck- und Volumenhomöostase der menschlichen Cochlea. Dementsprechend sind adäquate Applikationssysteme z.Z. für den klinischen Einsatz nicht verfügbar. Für zahlreiche potenziell wirksame Medikamente sind Pharmakokinetik und Pharmakodynamik bei Lokaltherapie des Innenohrs nicht bekannt.

Im Folgenden sollen die Applikationsmethoden, die bisher verwendeten Pharmaka sowie die zukünftigen Möglichkeiten der Protektion und Regeneration des Innenohrs durch lokale Pharmakotherapie dargestellt werden.

2. Applikationsmethoden

Für das Innenohr sind zahlreiche Applikationsmethoden angegeben worden:

- Transtympanale Injektion,
- Applikation über eine Paukendrainage [14–17, 27],
- Medikamentenkristalle auf dem runden Fenster,
- Mikrokatheter im runden Fenster [19],
- Local Drug Delivery-Systeme für das Innenohr mit Hilfe einer speziellen Cochlear Implant Elektrode oder einem Punktionskatheter für das runde Fenster und angekoppelter Mikropumpe.

Im Folgenden sollen der Mikrokatheter sowie die Local Drug Delivery-Systeme näher beschrieben werden.

2.1 Mikrokatheter µCath nach Arenberg (2003)

Dieses lokale Applikationssystem besteht aus einem speziellen doppelläufigen Mikrokatheter mit Perforation an dem golfschlägerähnlichen Ende, das in die Rundfensternische eingeklemmt wird (Abb. 1). Aufgrund des Rücklaufsystems kann ein kontinuierlicher Medikamentenstrom erreicht werden. Grundlage ist der Übertritt des Medikaments durch die Rundfenstermembran in den Perilymphraum. Erforderlich ist eine chirurgische Exploration der Rundfensternische mit Darstellung der Membran. Hierzu müssen gegebenenfalls vorhandene Pseudomembran- und Schleimhautüberschüsse entfernt werden. Andernfalls sind die Diffusionsverhältnisse nicht definiert. Der Mikrokatheter kann über eine Probetympanotomie plaziert und über den äußeren Gehörgang nach außen geleitet werden. Angeschlossen wird eine Mikropumpe, die Volumina zwischen 1 und 250 µl/h liefert. Der Katheter kann dabei mehrere Wochen in situ verbleiben, so dass auch mittelfristige Behandlungen unter Verwendung auch verschiedener Substanzen möglich sind.

Der Katheter wurde in verschiedenen Studien eingesetzt und hat im Hinblick auf die Behandlung des Morbus Menière sowie bei Tinnitus z.T. viel versprechende Ergebnisse gezeigt. Nachteilig wirken sich die begrenzte Einsatzdauer sowie die nicht definierten Übertrittsverhältnisse der Rundfenstermembran aus [3, 4, 7, 8, 28–30, 35].

2.2 Local Drug Delivery Systeme

Direkte Zugangswege zum Innenohr eröffnen sich bei der Stapes-Operation und der Cochlear Implant Operation [13]. Im Rahmen der Cochlear Implantation ist die zusätzliche Applikation von Pharmaka in das Innenohr aus mehreren Indikationen sinnvoll (siehe Kap. 3). Dabei kann eine Elektrode mit Drug Delivery Channel (Medikamentenapplikationskanal) Verwendung finden. Im Rahmen eines Forschungsprojektes wurden hierzu an der Medizinischen Hochschule Hannover verschiedene

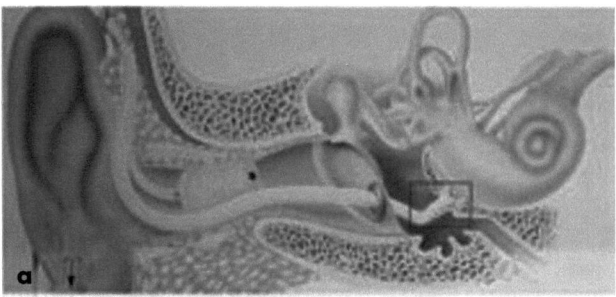
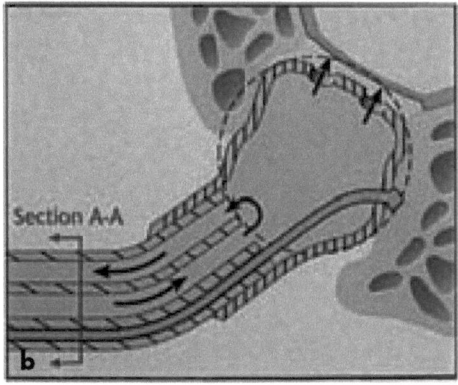

Abb. 1
Microcath-System zur Medikamentenapplikation am runden Fenster. **a** Übersicht; **b** Detailansicht [20, 21]

Bohrlöcher mit Lasersystemen in den Elektrodenträger eingebracht und anschließend die Flusscharakteristik bei angeschlossener Mikropumpe mit Verteilung von Farbstoffen in der Cochlea bestimmt (Abb. 2). Hierbei zeigen sich die grundsätzlichen Vorteile dieser Systeme. Aufgrund der definierten Applikationsmenge und des bekannten Verteilungsvolumens lässt sich die Pharmakokinetik sehr viel besser kontrollieren als bei extrakochleären Applikationssystemen [24].

Nach demselben Prinzip sind auch Applikationssysteme bei noch vorhandenem Restgehör denkbar, die nur über kurze Strecken in die Cochlea eingeführt werden. Bevorzugt ist der Zugangsweg durch das runde Fenster, denkbar ist auch die Applikation in den Saccus endolymphaticus. Die angeschlossene Mikropumpe liefert dabei Stundenvolumen von ca. 100–500 nl. Sie muss aufgrund der Lage des Katheters im Innenohr vollständig implantiert werden, um eine Infektion mit Labyrinthitis zu vermeiden. Die Steuerung und Kontrolle erfolgt über einen Mikroprozessor, der extern programmierbar ist [36].

3. Klinische Applikation

Bei den Innenohrerkrankungen sind verschiedene Ansatzpunkte für eine lokale Medikamententherapie denkbar. Je nach Krankheitsbild sind aber verschiedene Ziele zu realisieren.
Bei Morbus Menière steht die Beseitigung des Schwindels im Vordergrund. Denkbar ist auch eine Regulation des Innenohr-Drucks durch gezielte Steuerung der Endolymphproduktion und -resorption. Bei der progredienten Innenohrschwerhörigkeit steht die Protektion des Restgehörs im Vordergrund. Die Tinnitusbehandlung zielt auf die Unterdrückung der abnormen Spontanaktivität. Bei vorliegender Taubheit steht die Regeneration des Hörnerven und der Haarzellen im Vordergrund.

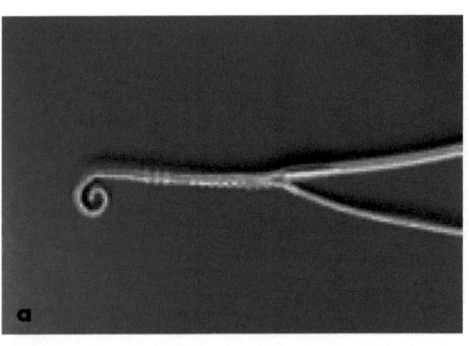
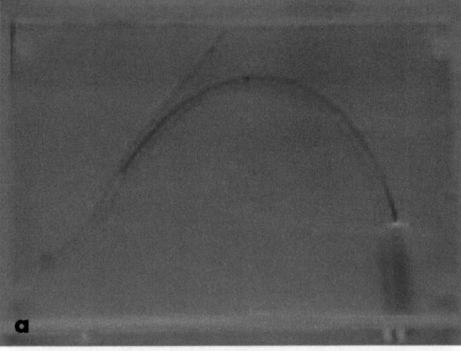
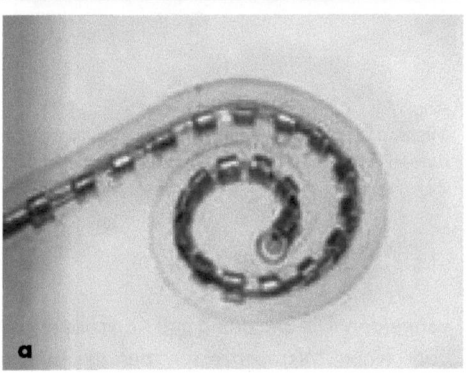
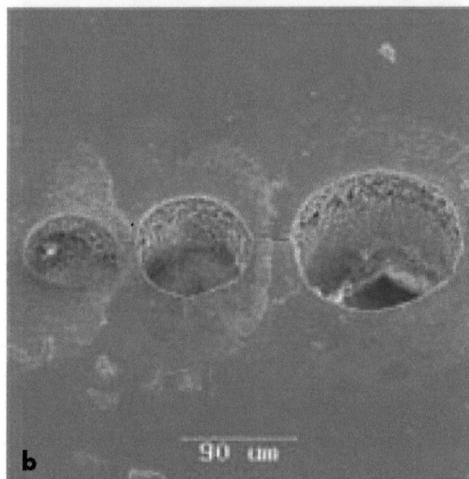

Abb. 2
Modifizierte Cochlear Implant-Elektrode für die intrakochleäre Medikamentenapplikation. **a** *Übersicht;* **b** *Detailansicht der angebrachten Bohrlöcher*

3.1 Morbus Menière

Die Applikation von ototoxischen Medikamenten zur gezielten Ausschaltung oder Funktionsminderung vestibulärer Haarzellen kann mit Hilfe des Mikrokatheters sehr erfolgreich durchgeführt werden. Allerdings kommt es aufgrund der schlecht kontrollierbaren Medikamentenmenge, die in das Innenohr übertritt, nicht selten zu einer weiteren Hörverschlechterung bis zur Ertaubung [7, 8, 19, 28, 31, 35]. Die Steuerung der Endolymphproduktion kann durch gezielte Hemmung der Carboanhydrase (Azetazolamid) erfolgen. Weiterhin ist die Senkung des onkotischen Druckes durch Beeinflussung der Eiweißzusammensetzung denkbar. Positive Ergebnisse werden auch bei der Applikation von Dexamethason und Lidocain berichtet [3, 6, 18, 25, 27, 33].

3.2 Tinnitus

Den meisten Formen von Tinnitus liegt eine kochleäre Schädigung zugrunde. Aufgrund der Haarzellschädigung kommt es zu einer geänderten spontanen Aktivität mit Autosynchronisation und abnorm rhythmisierten Entladungsmustern. Durch Unterdrückung oder Durchbrechung dieser Mechanismen lässt sich Tinnitus reduzieren oder beseitigen. Dazu ist die Applikation verschiedener Medikamente wie membranwirksamer Pharmaka (Lidocain), Transmitter-Agonisten und -Antagonisten (Glutamat, Glutaminsäure-Diethylester) sowie Corticosteroiden durchgeführt worden [18, 26]. In einer klinischen Studie konnte dabei die Wirksamkeit der einzelnen Substanzen gegenüber Placebo überprüft und nachgewiesen werden [29]. Zur Anwendung kam hierbei ebenfalls der Mikrokatheter.

3.3 Progrediente Innenohrschwerhörigkeit

Bei der progredienten Innenohrschwerhörigkeit kommt es zu einer Degeneration der Haarzellen wahrscheinlich auf der Basis einer genetischen Disposition. Die Degeneration der Hörsinneszellen führt zu einer Reduktion der Autoproduktion neurotropher Faktoren (sogenannter Wachstumsfaktoren oder Nervenwachstumsfaktoren), die auf Dendriten des Hörnerven sowie die Haarzellen selbst einen protektiven Effekt ausüben [22].

In tierexperimentellen Untersuchungen konnte der protektive Effekt extern zugeführter Wachstumsfaktoren (BDNF und GDNF) nachgewiesen werden. Durch gezielte Zufuhr dieser nicht mehr ausreichend selbst produzierten Wachstumsfaktoren besteht die berechtigte Aussicht, damit die Progredienz der Hörminderung abzufangen. Da es sich um Proteine handelt, ist nur die Lokaltherapie denkbar und sinnvoll. Zu deren Applikation ist ein Mikrodosiersystem erforderlich, das über geeignete Koppelelemente (Katheter) die Substanz direkt in den Perilymphraum appliziert [19].

In gleicher Weise kann eine Regeneration von peripheren Dendriten des Hörnerven erreicht werden [5]. Dies ist insbesondere bei Cochlear Implant-Patienten von Bedeutung, um durch das Wiederauswachsen der Dendriten den Abstand zu den Kontakten der Reizelektroden zu minimieren. Dadurch kann die Wirksamkeit der Implantate deutlich gesteigert werden (Abb. 3).

3.4 Gen-Therapie

Grundsätzlich kann ein genetischer Defekt, der der Degeneration der Hörsinneszellen oder anderer Anteile des Innenohrs zugrunde liegt, durch somatische Gentherapie korrigiert werden. Dazu werden gesunde Gene mit Hilfe von Viren, die als therapeutische Vehikel die Zelle transfizieren, in das Zellinnere verbracht und dort in das Genom eingebaut. Es kommt in der Folge zur Produktion der gesunden Proteine (Abb. 4). Denkbar sind zukünftig auch Nanopartikel, die die DNA verpacken und in das Zellinnere ohne Virus-Hilfe eindringen können. Dadurch lassen sich ggf. Risiken der Infektion durch Viren vermindern.

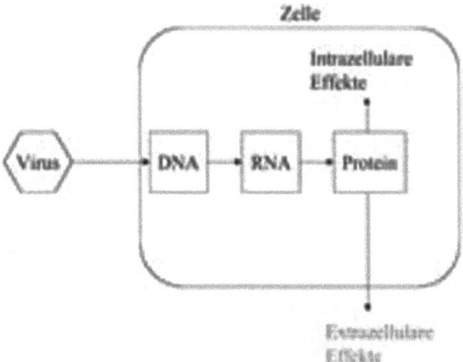

Abb. 4
Somatische Gentherapie-Prinzip

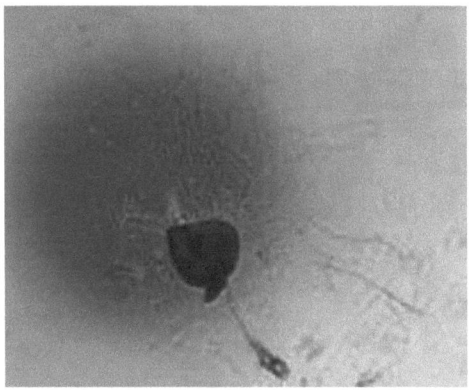

Abb. 3
Regeneration von Dendriten bei Einwirkung von Nervenwachstumsfaktoren

In ähnlicher Weise ist auch der Einsatz genetisch programmierter Stammzellen oder Vorläuferzellen denkbar, die in das Innere der Cochlea verbracht werden.

Die so transfizierten Zellen können zum einen die Autoproduktion der Nervenwachstumsfaktoren wieder starten und somit die permanente externe Zufuhr vermeiden. Zum andern ist aber auch die Regeneration der Haarzellen möglich [9, 11]. Wenngleich es sich bisher um experimentelle Ergebnisse handelt, zeigen sie doch die grundsätzlichen Möglichkeiten einer erweiterten Lokaltherapie des Innenohres.

4. Perspektiven

Die Lokaltherapie des Innenohrs wird aufgrund der Fortschritte in der Mikro- und Nanopharmakologie, der sicheren Zugangswege zum Innenohr mit Hilfe von Spezialkathetern und Spezialelektroden und der Entwicklung implantierbarer Mikro- und Nano-Systeme erstmals in den Bereich der klinischen Routineanwendung kommen. Die Behandlungsperspektiven bei Innenohrerkrankungen auch des vestibulären Apparates werden dadurch wesentlich erweitert, so dass damit erstmals eine spezifische pathophysiologisch orientierte Therapie möglich wird.

Entsprechende Untersuchungen zur biologischen Sicherheit, der Biokompatibilität und der Langzeiteffekte sind erforderlich. Bereits jetzt bieten sich mit qualifizierten Cochlear Implant-Systemen erstmals Perspektiven für eine klinische Anwendung für spezifische Fragen wie z.B. der Reduktion des Bindegewebswachstums um die Elektrode oder die Applikation von Nervenwachstumsfaktoren an. Zukünftig wird diesem Gebiet eine große Bedeutung auch zur Behandlung vestibulärer Innenohrkrankheiten zugemessen.

Literatur

1. Arenberg K (2003) http://www.intraear.com
2. Chelikh L, Teixeira M, Martin C, Sterkers O, Ferrary E, Couloigner V (2003) High variability of perilymphatic entry of neutral molecules through the round window. Acta Otolaryngol 123(2): 199–202
3. DeCicco M, Hoffer M, Kopke R, Wester D, Allen K, Gottshall K, O'Leary M (1998) Round-window microcatheter-administered microdose gentamicin: Results from treatment of tinnitus associated with Menière's disease. Int Tinnitus J 4: 141–143
4. Charabi S, Thomsen J, Tos M (2000) Round window gentamicin mu-catheter – a new therapeutic tool in Menière's disease. Acta Otolaryngol [Suppl] 543: 108–110
5. Gillespie LN, Clark GM, Bartlett PF et al (2001) LIF is more potent than BDNF in promoting neurite outgrowth of mammalian auditory neurons in vitro. NeuroReport 12: 275–279
6. Hicks G (1998) Intratympanic and round-window drug therapy: effect on cochlear tinnitus. Int Tinnitus J 4: 144–147
7. Hoffer M, Kopke R, Weisskopf P, Gottshall K, Allen K, Wester D (2001) Microdose gentamicin administration via the round window microcatheter: results in patients with Menière's disease. Ann NY Acad Sci 942: 46–51
8. Hoffer M, Kopke R, Weisskopf P, Gottshall K, Allen K, Wester D, Balaban C (2001) Use of the round window microcatheter in the treatment of Menière's disease. Laryngoscope 111(11 Pt 1): 2046–2049
9. Kanzaki S, Kawamoto K, Oh SH, Stöver T, Suzuki M, Ishimoto S, Yagi M, Miller JM, Lomax MI, Raphael Y (2002) From gene identification to gene therapy. Audiol Neurootol 7(3): 161–164
10. Kanzaki S, Stöver T, Kawamoto K, Prieskorn DM, Altschuler RA, Miller JM, Raphael Y (2002) Glial cell line-derived neurotrophic factor and chronic electrical stimulation prevent VIII cranial nerve degeneration following denervation. J Comp Neurol 454(3): 350–360
11. Kawamoto K, Kanzaki S, Yagi M, Stöver T, Prieskorn DM, Dolan DF, Miller JM, Raphael Y (2001) Gene-based therapy for inner ear disease. Noise Health 3(11): 37–47
12. Kawamoto K, Yagi M, Stöver T, Kanzaki S, Raphael Y (2003) Hearing and hair cells are protected by adenoviral gene therapy with TGF-beta1 and GDNF. Mol Ther 7(4): 484–492
13. Kingma G, Miller J, Myers M (1992) Chronic drug infusion into the scala tympani of the guinea pig cochlea. J Neurosci Methods 45: 27–34
14. Lange G (1972) Ergebnisse der Streptomycin-Ozothin-Therapie bei Morbus Menière. Arch Klin Exp Ohren Nasen Kehlkopfheilkd 203: 16–22

15. Lange G (1989) Gentamicin and other ototoxic antibiotics for the transtympanic treatment of Menière's disease. Arch Otorhinolaryngol 246: 269–270
16. Lange G (1995) 27 Jahre Erfahrung mit der transtympanalen Aminoglykosid-Behandlung des Morbus Menière. Laryngorhinootologie 74: 720–723
17. Lange G (1995) Transtympanic gentamycin in the treatment of Menière's disease. Rev Laryngol Otol Rhinol (Bord) 116: 151–152
18. Lenarz T, Schreiner C, Snyder R, Ernst A (1993) Neural mechanisms of tinnitus. Eur Arch Otorhinolaryngol 249: 441–446
19. Lenarz T, Heermann R, Schwab B (1999) Lokaltherapie von Innenohrerkrankungen – Technik und Ergebnisse. Z Audiol [Suppl]: 28–30
20. Marks S, Arenberg I, Hoffer M (2000) Round window microcatheter administered microdose of gentamycin: an alternative in the treatment of tinnitus in patients with Menière's disease. Laryngorhinootologie 79: 327–331
21. Marks S, Arenberg I, Hoffer M (2000) Roundwindow-Mikrokatheter-assistierte Mikrodosierung von Gentamycin: Alternative in der Behandlung des Tinnitus bei Patienten mit Morbus Menière. Laryngorhinootologie 79: 327–331
22. Miller JM, Miller AL, Yamagata T, Bredberg G, Altschuler RA (2002) Protection and regrowth of the auditory nerve after deafness: neurotrophins, antioxidants and depolarization are effective in vivo. Audiol Neurootol 7(3): 175–179
23. Ohinata Y, Miller JM, Schacht J (2003) Protection from noise-induced lipid peroxidation and hair cell loss in the cochlea. Brain Res 966(2): 265–273
24. Paasche G, Gibson P, Averbeck T, Becker H, Lenarz T, Stöver T (2003) Technical report: Modification of a cochlear implant electrode for drug delivery to the inner ear. Otol Neurotol 24(2): 222–227
25. Podoshin L, Fradis M, David Y (1992) Treatment of tinnitus by intratympanic instillation of lignocaine (lidocaine) 2 per cent through ventilation tubes. J Laryngol Otol 106: 603–606
26. Sakata E, Nakazawa H, Iwashita N (1984) Therapie des Ohrensausens. Paukenhöhleninfusion von Lidocain- und Steroidlösung. Auris Nasus Larynx 11: 11–18
27. Sakata E, Kitago Y, Murata Y, Teramoto K (1986) Behandlung der Menièreschen Krankheit. Paukenhöhleninfusion von Lidocain- und Steroidlösung. Auris Nasus Larynx 13: 79–89
28. Schoendorf J, Neugebauer P, Michel O (2001) Continuous intratympanic infusion of gentamicin via a microcatheter in Menière's disease. Otolaryngol Head Neck Surg 124: 203–207
29. Schwab B, Lenarz T, Heerman R (2004) Use of the round window microcath for inner ear therapy – results of a placebo-controlled, prospective study on chronic tinnitus. Laryngorhinootologie 83(3): 164–172
30. Seidman M (2002) Continuous gentamicin therapy using an IntraEAR microcatheter for Menière's disease: a retrospective study. Otolaryngol Head Neck Surg 126: 244–256
31. Silverstein (1984) Streptomycin treatment for Menière's disease. Ann Otol Rhinol Laryngol [Suppl] 112: 44–48
32. Silverstein H, Rowan P, Olds M, Rosenberg S (1997) Inner ear perfusion and the role of round window patency. Am J Otol 18: 586–589
33. Silverstein H, Isaacson J, Olds M, Rowan P, Rosenberg S (1998) Dexamethasone inner ear perfusion for the treatment of Menière's disease: a prospective, randomized, double-blind, crossover trial. Am J Otol 19: 196–201
34. Stöver T, Yagi M, Raphael Y (1999) Cochlear gene transfer: round window versus cochleostomy inoculation. Hear Res 136 (1–2): 124–130
35. Thomsen J, Charabi S, Tos M (2000) Preliminary results of a new delivery system for gentamicin to the inner ear in patients with Menière's disease. Eur Arch Otorhinolaryngol 257: 362–365
36. Lenarz T, Heermann R: US Patient No. US 6,377,849 B1 "Catheter for Applying Medication into the Endolymphatic Sacs of the Cochlea", 23.04.2002

Destruierende und funktionserhaltende Operationsverfahren in der Therapie peripher vestibulärer Erkrankungen

M. WESTHOFEN

Die operative Therapie ein- und beidseitiger Funktionsstörungen des Labyrinths ist seit langem Gegenstand lebhafter Diskussionen zwischen Otologen, Otochirurgen, Otoneurochirurgen und Neurologen. Für die Diskussion der Indikationen und der postoperativen Erfolge sind die Betroffenheit der Patienten durch Schwindelbeschwerden, wie z.B. durch Inventare (psychometrische Fragebogen) erfassbar, zu berücksichtigen. Nur so können auch international akzeptierte Qualitätsmaßstäbe wie diejenigen der American Academy of Otolaryngology and Head & Neck Surgery genutzt werden. Ein weiteres Hindernis der Qualitätssicherung bei Labyrinthchirurgie ist der unvorhersagbare Spontanverlauf der therapierten Erkrankungen. Wesentliche Voraussetzung für die Indikationsstellung zu chirurgischer Therapie labyrinthärer Funktionsstörungen ist daher ein Grading und eine Prognose des individuellen Krankheitsbilds durch Funktionsdiagnostik. Entsprechende Gradingverfahren sind vor kurzem beschrieben worden. Für die Auswahl des Operationsverfahrens ist das Ergebnis zahlreicher Funktionstests maßgeblich. Ziel ist es, Ursachen im Bereich des Mittelohrs, Auswirkungen des intracraniellen Drucks auf Labyrinthstrukturen, periodische Erhöhung des endo- oder perilymphatischen Drucks, Ischämien, Neuritis und toxische Labyrintherkrankungen zu differenzieren. Das Spektrum operativer Therapieverfahren umfasst funktionserhaltende und funktionsausschaltende Verfahren. Voraussetzung für die operative Indikation ist in jedem Falle das Fehlschlagen konservativer Therapie. Funktionserhaltenden Verfahren ist der Vorzug vor Funktionsausschaltung zu geben. Dies ist insbesondere bei bilateraler Manifestation von Labyrinthfunktionsstörungen zu berücksichtigen. Für Patienten mit präoperativ erkennbarer Einschränkung der vestibulären Kompensation sind ausschaltende Operationen nicht geeignet. Bei multitopen Funktionsstörungen des vestibulären Systems sind ebenfalls Labyrinthausschaltungen mit größter Zurückhaltung zu indizieren. Beurteilungen der Erfolge nach Labyrinthchirurgie sind daher nur unter Berücksichtigung der Selektion der Patienten anhand ihrer Beschwerden, ihrer Funktionsbefunde und der Prognose ihrer Erkrankung zulässig. Prospektive Studien zu dieser Frage liegen nur vereinzelt vor. Selbst die Analyse und Reevaluation prospektiver

Studien mit Placebogruppen für operative Therapieverfahren jeweils mittels biometrischer Auswertungen hat zu divergierenden Beurteilungen geführt. Während zur funktionserhaltenden operativen Therapie eine Vielzahl operativer Techniken gezielt durch Differenzialdiagnose zu indizieren sind und Erfolgsquoten von 60–75% aufweisen, ist zur Ausschaltung der Labyrinthfunktion bei erhaltenem Gehör die Neurektomie des N. vestibularis Goldstandard. Bei nicht nutzbarem Hörvermögen ist die Cochleosacculotomie auch in Lokalanästhesie durchführbar ähnlich erfolgreich. Die lokale Gentamicintherapie wird vor allem wegen ihrer schwer kontrollierbaren Langzeiteffekte mit spät einsetzender toxischer Hörminderung kontrovers beurteilt. Die Planung und Indikation operativer Eingriffe am Labyrinth erfordert sensitive Erfassung der Patientenbedürfnisse, umfangreiche und differenzierte Vestibularis-Funktions- und Bildgebungsdiagnostik sowie ein hohes Maß an otoneurochirurgischer Erfahrung. Qualitätssicherung durch postoperative Verlaufskontrolle ist ein unerlässliches Instrument für operative Zentren und bietet den gewünschten Standard für Patienten.

Einführung

Operative Therapie wird unter definierten Voraussetzungen bei einer Reihe ein- oder beidseitiger Labyrinthfunktionsstörungen empfohlen, die mit Beeinträchtigung des Körpergleichgewichts und/oder der Blickkoordination einhergehen. Neben den akut und chronisch entzündlichen Erkrankungen des Felsenbeins und der Otobasis sind intermittierend oder dauernd bestehende Funktionsstörungen des Labyrinths unterschiedlicher Ätiologie ursächlich. Während die Labyrinthbeteiligung bei entzündlichen Erkrankungen uneingeschränkt zu operativer Behandlung Anlass gibt, stehen für die Behandlung nicht entzündlicher Labyrintherkrankungen abhängig von der zugrunde liegenden Ursache alternativ konservative Behandlungsverfahren zur Verfügung. Die akut und chronisch entzündlichen Ursachen für Labyrinthfunktionsausfälle werden durch die bekannte mikrootochirurgische Behandlung der Grunderkrankung und zusätzliche Verabreichung von Corticosteroiden therapiert. Auf die Behandlung entzündlicher Erkrankungen des Felsenbeins in Zusammenhang mit vestibulären Funktionsstörungen kann im Einzelnen in diesem Beitrag nicht eingegangen werden. Die konservative Therapie akuter und chronischer Innenohrfunktionsstörungen ist in etwa 30% der Fälle nicht erfolgreich [1–3]. Die Therapieresistenz gegenüber konservativen Verfahren im Falle nicht entzündlicher Erkrankungen des Labyrinths und Felsenbeins ist daher bei der überwiegenden Anzahl von Erkrankungen obligate Voraussetzung für die operative Indikation (vergl. weiter unten).
Eine Reihe operativer Behandlungsverfahren sind aktuell weiterhin Gegenstand wissenschaftlicher Diskussion. Vor diesem Hintergrund sind einheitliche Beurteilungskriterien für die Entscheidung der jeweiligen Diagnosen und die Beurteilung des postoperativen Therapieerfolgs unverzichtbar. In den vergangenen Jahrzehnten wurden hierzu von der American Academy of Ophthalmology and Otolaryngology Head and Neck Surgery (AAO-HNS) mehrfach Leitlinien im Konsens verabschiedet und mehrfach den praktisch-klinischen Erfahrungen folgend angepasst. Sie gelten inzwischen als derzeit bestmögliches Instrument, zu vergleichenden Bewertungen hinsichtlich der

Behandlungserfolge zu kommen [4, 5]. Die cochleo-vestibulären Funktionsstörungen stehen dabei im Vordergrund der Leitlinienevaluation der Patienten. Vielfach werden cochleo-vestibuläre Funktionsstörungen unabhängig von ihrer Ätiologie als Morbus Menière bezeichnet, wenn die typische Anamnesetrias vorliegt. Erweiterte Kenntnisse der Physiologie und Pathophysiologie des Labyrinths haben im letzten Jahrzehnt zu einer Differenzierung des Morbus Menière und der Vestibularisneuropathie geführt, die inzwischen unterschiedlichen Ätiologien zugeordnet werden können. Dadurch ist inzwischen die Menière-Trias nicht allein verlässlicher oder gar hinreichender Indikator der Diagnose und Therapieentscheidung.

Indikationsstellung und Kontraindikationen

Zur Indikation für die operative Therapie bei Schwindelbeschwerden tragen Entscheidungen des Patienten, des Arztes und mittelbar auch der Kostenträger bei. Da anamnestische Daten Schwindelbeschwerden nicht zwangsläufig ausreichend beschreiben, um Indikationen unter Berücksichtigung der Betroffenheit des Patienten und seiner gesamten Lebenssituation angepasst zu entscheiden, stehen als Hilfe Inventare zur Verfügung. Das Dizziness Handicap Inventory [6] ist bislang im Deutschen nicht verbreitet. Inventare liefern in einer überschaubar kleinen Anzahl von Interview-Fragen Informationen über die Symptomatik und Intensität der körperlichen Beschwerden, die funktionelle Beeinträchtigung sowie die emotionale Betroffenheit des Patienten aus eigener Sicht und im sozialen Umfeld. Den Fragen liegt eine psychometrische und statistische Analyse zugrunde, die es erlaubt, Score-Werte zu ermitteln. Dadurch ist die quantitative Auswertung und Einordnung durch den Arzt für jeden Patienten möglich. Die Beurteilung von Schwindelbeschwerden wird oft dadurch erschwert, dass die Beeinträchtigung des Patienten davon abhängt, wie stark der Patient durch phobisches Verhalten Situationen vermeidet, die Schwindelgefühl auslösen können. Daher wurden diesbezüglich Ergänzungen des Dizziness Handicap Inventory vorgeschlagen, die für die tägliche HNO-ärztliche Praxis wesentlich sind [7].

Die differenzierte Zuordnung der Diagnose ergibt sich unter der oben dargestellten Berücksichtigung der Anamnese aus den Befunden der audiologischen und vestibulären Funktionstests, die ggf. im Zeitverlauf erhoben und miteinander verglichen werden müssen, sowie der bildgebenden Diagnostik. Bei der Befundauswertung ist insbesondere auf ein- und beidseitige Manifestationen, auf synchron oder metachron auftretende Erkrankungen unterschiedlicher Ätiologie und auf Ursachen für gestört ablaufende vestibuläre Kompensation der ein- oder beidseitigen Labyrinthfunktionsstörung zu achten. Voraussetzungen für die Indikation zur Labyrinthchirurgie sind die peripher vestibuläre (= labyrinthäre) Lokalisation der Erkrankung sowie für labyrinthablative Verfahren die Fähigkeit des Patienten zur vestibulären Kompensation. Daher sind die thermische Prüfung zur Funktionsprüfung der Crista des horizontalen Bogengangs und die vestibulär evozierten myogenen Potenziale zur Funktionsprüfung der Macula sacculi wesentliche Funktionsprüfungen [8]. Die thermische Prüfung in Pronation und Supination liefert Befundaussagen zur koordinierten Macula- und Cristafunktion. Die Macula utriculi ist durch die exzentrische Rotation zu beurteilen [9–11]. Transiente Funktionsstörungen mit partieller oder vollständiger Funktionsrestitution in den Anfallsintervallen können die Diagnose erschweren oder erheblich verzögern. Die Folgen transienter sensorischer Funktionsstörungen für die Funktion des vestibulären Systems sind durch rotatorische Testverfahren an der reduzierten Verstärkung des vestibulookulären Reflexes zu erkennen, wenn der zeitliche Abstand zum letzten Anfall nicht länger als wenige Tage beträgt [12, 13]. Während der reduzierte vestibulo-okuläre Reflex infolge frequent rezidivierender Labyrinthfunktionsstörungen keine Kontraindikation für die operative Therapie darstellt, kann der kontinuierlich reduzierte vestibulo-okuläre Reflex Zeichen der gestörten vestibulären Kompensation sein. Entsprechende Befunde sind durch neurologische, ophthalmologische und ggf. toxikologische Untersuchungen zu klären. Operative Verfahren mit Ausschalten der Labyrinthfunktion sind bei gestörter vestibulärer Kompensation kontraindiziert, da postoperativ Dauerschwindel resultieren kann.

Oft ist die progrediente Hörstörung als Folge der rezidivierenden Erkrankung wesentlich für den Zeitpunkt der Indikationsstellung. Dabei ist die Ätiologie der sensorischen Hörstörung zu klären. Zu diesem Zweck sind neben Tonschwellenaudiometrie und Impedanzhörprüfung die OAE-Diagnostik und die intensitätsgestufte BERA notwendig. Der Abgleich mit Befunden der Sprachhörprüfung trägt ggf. zur Klärung zentralnervöser Ursachen bei. Zum Umfang gehört auch die impedanzaudiometrische Prüfung der Tubenfunktion durch Valsalva- und Toynbee-Manöver. Erkrankungen mit pathologischer perilymphatischer Drucksituation, die via Fußplatte von tympanal und/oder über die Aquädukte von Seiten der mittleren oder hinteren Schädelgrube während erhöhten intracraniellen Drucks einwirken können, wurden in der Vergangenheit unterschätzt [14–19]. Inzwischen ist die Dehiszenz des superioren Bogengangs als Modell dieser Erkrankungen gut untersucht [20–22]. Damit übersteigt die Diagnostik zur Indikation labyrinthchirurgischer Eingriffe den Umfang der Ausschlussdiagnostik für Vestibularis-Schwannome (Akustikusneurinome) bei weitem. Vielmehr muss die Differenzierung der Krankheitsbilder durch Funktions- und Bilddiagnostik präoperativ erfolgen.

Bislang liegen die o.g. Leitlinien-Kriterien zu Diagnose und Indikation allein für den klassischen M. Menière vor [23–25]. Dabei werden gemeinhin Attacken vestibulo-cochleärer Funktionsstörung mit der Trias aus Drehschwindelbeschwerden, Tinnitus und sensorischer Hörminderung als Morbus Menière bezeichnet, wenn keine zentralnervösen Funktionsausfälle simultan auftreten und die Anfallsdauer maximal wenige Tage beträgt. Die anfallsfreien Intervalle können ohne Zeichen cochleärer

Tabelle 1. Übersicht und Auswahl der Mitteilungen über Erfolge mit funktionserhaltenden operativen Verfahren für Labyrinth-Funktionsstörungen vom Typ der perilymphatischen Hypertension

Autor	Jahr	Eingriff(e)	Gebessert	Geheilt
Hall	1977	Koinzidenz von M. Menière und Tubenventilationsstörung in 31% d. Pat.	Kein Ther.-Effekt durch PR	
Tumarkin	1966	PR	kasuistische Nachweise	
Paparella	1987	Erstbeschreibung des Krankheitsbilds		
Montandon	1988	PR		82% (n = 28) (2,4 Jahre)
Muchnik	1989	13 von 40 Menière Pat. mit def. perilymph Hypertension (i.S. SCD-Syndrome)		
Thomsen	1998	Saccotomie PR	15 14	
Carey	2000	Inzidenz der Dehiszenz d. sup. BG 1,4% aller Felsenbeine		
Ballester	2002	PR		73,3% (n = 15)

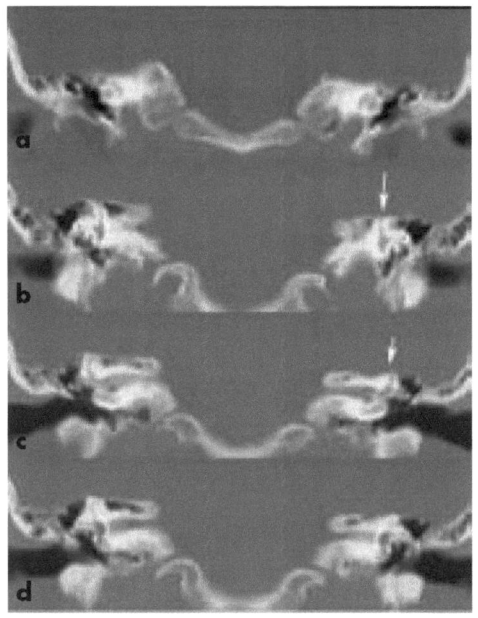
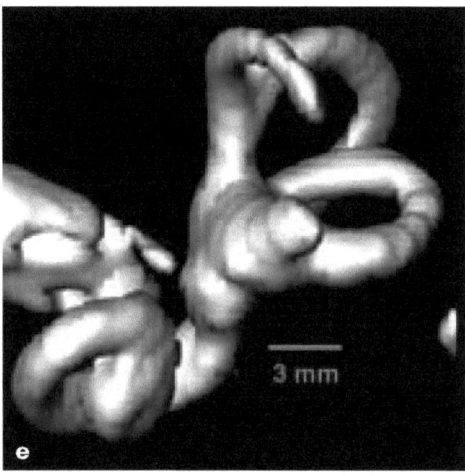

Abb. 1
a–d Coronares Computertomogramm der Otobasis. Linksseitig Dehiszenz des superioren Bogengangs (Pfeil). Klinisch Schallleitungsschwerhörigkeit bei intaktem Mittelohr und unsystematischer Schwindel. Schwellenreduzierung der VEMP. **e** Kernspintomografie des Labyrinths (MIP). Zustand nach stumpfem Schädeltrauma mit zweizeitig aufgetretener einseitiger Labyrinthfunktionsstörung. Striktur des posterioren Bogengangs*

oder vestibulärer Funktionsminderung bestehen. Wegen der vor allem zu Beginn der Erkrankung fluktuierenden und oft inkompletten Symptomatik wird ein Grading von „absolut sicher" bis „auch möglich" empfohlen. Als absolut sicherer Nachweis des M. Menière gilt in diesem Zusammenhang der histopathologische Nachweis zusätzlich zu typischem klinischem Erscheinungsbild. Seit den Untersuchungen von Nomura [3, 26, 27] ist allerdings bekannt, dass nicht allein der von Schuknecht seinerzeit als ätiologisch angenommene endolymphatische Hydrops, sondern auch die Druckerhöhung im Perilymphraum bestimmend sein kann. Inwieweit Über- und Unterdruckphänomene in beiden Kompartimenten einzeln oder in Kombination auftreten, ist nicht abschließend geklärt. Offenbar sind Druckdifferenzen erheblichen Ausmaßes zwischen Endo- und Perilymphraum entscheidend für die Pathogenese. Von Paparella wurde der Begriff der perilymphatischen Hypertension erstmals geprägt [28]. Während zunächst von der überwiegenden Zahl der Autoren der endolymphatische Hydrops, soweit er histologisch beobachtet wurde, eher als Folge denn als Ursache der Menière'schen Erkrankung angesehen wurde, wurden zwischenzeitlich Befunde beschrieben, die eine primäre Störung des hydrostatischen Drucks im Endo- und/oder im Perilymphraum als eine der Ursachen wahrscheinlich erscheinen lassen. Belege für diese Ätiologie wurden an vestibulären Haarzellen ermittelt. Eigene Untersuchungen an vestibulären Typ II Haarzellen weisen den Einfluss von Überdruck auf die Kalium-Kanäle und die Repolarisation der vestibulären Haarzelle nach [29].

---

* Bilder mit freundlicher Genehmigung Fr. PD Dr. G. Krombach, Klinik für Radiologische Diagnostik, Universitätsklinikum Aachen, RWTH-Aachen.

Tabelle 2. Übersicht und Auswahl der Mitteilungen über Erfolge mit funktionserhaltenden operativen Verfahren für Labyrinth-Funktionsstörungen vom Typ des endolymphatischen Hydrops (Morbus Menière)

Autor	Jahr	Therapie	Gebessert	Geheilt
Portmann	1965	Saccotomie (Erstbeschreibung)		
Thomsen	1981	Saccotomie/Placebo-OP Reevaluation Daten Thomsen v. 1981	Analog zu Placebo (9 Jahre)	
Welling	2000		signifikante Besserung	
Welling	1996	Saccusresektion	25 (n=43) (2 Jahre)	18 (n=43) (2 Jahre)
Gianoli	1998	Saccotomie	92% (n=35)	
Quaranta	1998	Saccotomie	85% (n=38) 4 Jahre, ohne Besserung (6 Jahre)	
Pensak	1998	Saccotomie	68–92% (n=96) (5 Jahre)	
Thomsen	1998	Saccotomie/PR	15 v. 15 14 v. 14 (12 Mon.)	
Kitahara	2001	Saccotomie + lokal Corticoid		12 von 12 (14 Mon.)
Ostrowski	2002	Saccusdekompression	47% (n=68) (55 Mon.)	34% (n=68)

Die Pathogenese der temporär auftretenden Über- und/oder Unterdruckphänomene im Peri- und Endolymphraum sind Gegenstand experimenteller Untersuchungen und Modellbetrachtungen zu radiären und longitudinalen Flussphänomenen im Labyrinth [30]. Neben trophischen und Elektrolyt-homöostatischen Ursachen werden Anomalien der Felsenbeinanatomie sehr umfangreich seit langem diskutiert. Dabei sind der erweiterte Aquaeductus vestibuli und die Dehiszenz des superioren Bogengangs von klinischem Interesse [17, 19, 31–43]. Entsprechende Befunde sind nämlich computertomografisch darstellbar (Abb. 1a–d). In diesen Fällen kann der endocranielle Druck jeweils unmittelbar über den Subarachnoidalraum auf den Perilymphraum einwirken. Während die Dehiszenz des superioren Bogengangs in erster Linie zu perilymphatischer Druckeinwirkung führt, wirkt bei erweitertem Aquaeductus vestibuli der Druck vor allem auf den Endolymphraum. Als weitere Ursachen werden bei MR-tomografischen Untersuchungen des Felsenbeins bisweilen narbige Strikturen des Labyrinths im Bereich einzelner Bogengänge offenbar (Abb. 1e). Unter ungünstigen Bedingungen kann der Perilymphraum auch im Bereich des Vestibulum der Druckeinwirkung durch die Trommelfell-Gehörknöchelchenkette ausgesetzt werden [18, 44]. Infolge statischer Belastung der Stapesfußplatte kann Druckeinwirkung auf den Perilymphraum angenommen werden, wenn die Gelenkfunktion der Gehörknöchelchenkette und die Mittelohrmuskulatur samt Bandapparat eine Kompensation der Gehörknöchelkettenposition nicht zulassen [45]. Die rezidivierend auftretende Funktionsminderung des Labyrinths ist bisweilen mit Impedanzänderungen des Trommelfells korreliert. Vielfach kann eine Tubenfunktionsstörung nachgewiesen werden. Daraus ergibt sich die Indikation für das von Montadon vorgeschlagene Paukenröhrchen. Bei Vergleich dieser und anderer operativer Therapieverfahren werden von Thomsen erneut unspezifische Effekte wie bereits früher von ihm für die Saccotomie zur Erklärung ähnlicher Erfolgsraten verantwortlich gemacht [46].

Die Vielzahl der ätiologischen und pathogenetischen Daten führt dazu, die einheitliche Betrachtung aller resultierenden Krankheitsbilder als Menière'sche Erkrankung aufzugeben. Von Austin wurde daher bereits 1991 als Ursache für die z.T. geringe Spezifität der Therapieerfolge diskutiert: "are we using the same procedure on different populations or different procedures on the same population [47]?"

Der benigne paroxysmale Lagerungsschwindel ist nur selten Indikation für die otomikrochirurgische Therapie. Während einzelne Autoren über Serien von Plugging des posterioren Bogengangs in therapieresistenten Fällen berichten [48, 49], werden Erfolge bei atypischen Formen mit neuartigen Repositionsmanövern mitgeteilt. Bei wenigen Patienten ändert sich das Nystagmusbild nach Repositionsmanövern des posterioren Bogengangs, ohne dass die Beschwerden verschwinden. Von Epley werden daher neben der Canalolithiasis die Cupulolithiasis und der Otolith Jam als pathogenetische Konzepte angegeben [50, 51]. Darüber hinaus ist für Therapieversager gegenüber den Repositionsmanövern zu berücksichtigen, dass neben dem posterioren auch die horizontalen und superioren Bogengänge betroffen sein können. Vor der Indikation zur Obliteration des posterioren Bogengangs ist in jedem Falle zu prüfen, ob andere Formen von Lagerungsschwindel ausgeschlossen sind, die zentralnervöse Funktionsstörungen zur Ursache haben. Dies wird durch Wiederholen der Hallpike-Lagerung in unmittelbarer Abfolge gewährleistet. Dabei ist im Falle des BPLS der torsionale Nystagmus jeweils bei unmittelbarer Wiederholung deutlich geringer auszulösen.

Otomikrochirurgische Techniken

Funktionserhaltende Verfahren
Paukenröhrcheneinlage

Das Belüftungsröhrchen ist indiziert, wenn auf dem betroffenen Ohr die Labyrinthfunktionsstörung der Macula oder/und der Crista nachgewiesen ist, Tubenfunktionsstörungen dokumentiert sind und andere Ursachen hinreichend sicher ausgeschlossen sind. Ein Tullio-Phänomen ist in aller Regel nicht erkennbar. Hinweisend kann die Mitteilung des Patienten sein, dass Beschwerden bevorzugt bei Fahrten mit Überwinden von Höhenunterschieden oder beim raschen Durchfahren von Tunneln auftreten. Indikation ist die permanente oder transiente Tubenfunktionsstörung mit transienter oder permanenter Labyrinthfunktionsstörung ipsilateral. Nachweis der Tubenfunktionsstörung ist durch Impedanzaudiometrie und Toynbee Manöver oder durch neuere tubensonografische Verfahren möglich [52]. Nur in seltenen Fällen liegt eine Schallleitungsschwerhörigkeit messbar vor. Zur Untersuchung der Vestibulär Evozierten Myogenen Potenziale (VEMP) muss in diesen Fällen der Reizpegel ggf. um den Betrag der Schallleitungsschwerhörigkeit erhöht werden. Nach der Paukenröhrchenplatzierung muss der Pegel für Kontrolluntersuchungen erneut angepasst werden.

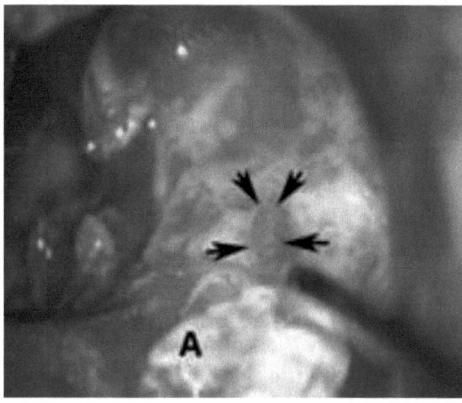

Abb. 2
Intraoperatives Bild (Op-Video) einer Perilymphfistel (Pfeile) des lateralen Bogengangs mit erhaltenem Perilymphschlauch vor der Abdeckung mit Faszie (**A**). Präoperativ positives Fistelsymptom

Tabelle 3. Übersicht und Auswahl der Mitteilungen über Erfolge der Okklusion des posterioren Bogengangs bei therapieresistentem benignem paroxysmalem Lagerungsschwindel

Autor	Jahr	Anzahl Patienten	Erfolg
Kartusch	1995	n = 4 (CO_2 Laser)	+
Suzuki	2001	N = 1	+
Agrawal	2001	N = 44	n = 38 gebessert
Brantberg	2002	N = 1	+

Bei Retraktionstaschen des Trommelfells sind das Cholesteatom und die Perilymphfistel des Bogengangs (Abb. 2) auszuschließen. Meist liegen Funktionsstörungen des Sacculus und/oder Utriculus vor, die durch VEMP oder exzentrische Rotation nachgewiesen werden. Erfolge wurden erstmals anhand klinischer Beobachtungen von Tumarkin und später an einer größeren Gruppe von Patienten durch Montadon mitgeteilt [53]. Erfolge zwischen 73,3 und 82% der Fälle werden angegeben. Die Selektion der Fälle anhand der Befunde bestimmt die Erfolgsrate (Tabelle 1).

Patching der Nischen
Das Verfahren wurde ursprünglich eingesetzt, um eine bindegewebige Versiegelung von Perilymphfisteln via Tympanotomie zu erreichen. Dabei wurde das Vorliegen einer spontanen Fistelbildung angenommen. Verlässliche Belege für spontan persistierende Fisteln zwischen Fensternischen und Vestibulum existieren nicht. Berichte über Druckeinwirkung auf den Perilymphraum von Seiten des Mittelohrs oder des Subarachnoidalraums sowie durch Thrombose der Venen im Aquaeductus cochleae liegen vor [18, 54–57]. Die Tatsache, dass der Therapieeffekt selbst nach langer Vorgeschichte zu erreichen ist, lässt Spontanheilungen unwahrscheinlich erscheinen. Die postoperativ vernarbten und bindegewebig abgedeckten Fenster bieten möglicherweise für intralabyrinthäre Druckänderungen einen geänderten Widerstand gegenüber impulsartiger Volumenverschiebung. Modellmessungen aus Tierversuchen liegen hierzu vor [58]. Das Patching der Nischen wird daher an der Aachener Klinik in Fällen mit akutem Ausfall der Labyrinth- und/oder Cochleafunktion durchgeführt, wenn die o.g. Befunde der perilymphatischen Hypertension vorliegen. Die dauerhafte Position der Bindegewebs-Patches wird durch Anfrischen der Mittelohrschleimhaut in unmittelbarer Nachbarschaft gewährleistet. In Fällen gestörter Tubenventilation wird die Paukenbelüftung zusätzlich durch Einlage eines Röhrchens sichergestellt. Bis zur Entfernung der Gehörgangstamponade nach 5–7 Tagen darf der Patient nicht pressen und schläft mit Kopfhochlagerung.

Endolymphatische Shuntoperation
Das operative Verfahren und seine zahlreichen Modifikationen werden zur Therapie des klassischen Morbus Menière empfohlen. Neben dem von Portmann empfohlenen mastoidalen Shunt werden auch subarachnoidale Shuntoperationen durchgeführt [59–61]. Die Indikation erfordert den Ausschluss der perilymphatischen Hypertension als Ursache. Voraussetzung für den Erfolg der Maßnahme ist die offene Verbindung des Saccus endolymphaticus mit dem Vestibulum über den Ductus endolymphaticus und das operative Erreichen des Sacculumen (Abb. 3). In diesem Zusammenhang sind entzündliche Ursachen für die Entstehung des rekurrierenden endolymphatischen Hydrops wie von Arnold mitgeteilt zu berücksichtigen [62], die zu Strikturen des Endolymphschlauchs und zu Saccusfibrosen führen können. Die Pars rugosa und der mediale Anteil des Saccus sind mit immunkompetenten Zellen ausgerüstet, so dass bei deren Hyperplasie eine Behinderung des longitudinalen Endolymphstroms angenommen werden muss [63, 64]. Vernarbungen des Endolymphraums mit Behinderung der Endolymphströmung sind als protrahierter endolymphatischer Hydrops morphologisch beschrieben

(Abb. 1) [65]. Der protrahierte endolymphatische Hydrops selbst mit Nachweis intralabyrinthärer Strikturen führt nicht zu der absoluten Kontraindikation. Inwieweit venöse Stauung oder venöse Drainage des Saccus für dessen Funktion maßgeblich sind, ist nicht abschließend geklärt. Unter Berücksichtigung dessen wurde von Palva [66] die Saccusdekompression mit Aufdecken der Knochenlamelle über der Kleinhirndura bis zum Sinus sigmoideus beschrieben. Wesentliches Argument für Kontroversen über die endolymphatische Shuntoperation ist die Beobachtung, dass beim Tier der Hydrops nicht Ursache sondern Folge im Ablauf der pathophysiologischen Kette zu sein scheint [67]. Zu Beginn der Erkrankung liegt eine Funktionsstörung der Macula, später auch der Crista vor. Die sensorische Hörminderung und der Tinnitus sind Voraussetzungen, bei Progredienz sogar ausschlaggebender Grund für die Indikation. Entscheidend ist der präoperative Ausschluss eines ektatischen vestibulären Aquaeducts, da dieser Befund das Risiko der intraoperativen Ertaubung erheblich erhöht. Selten ist der Eingriff nach Aufdecken des Saccus nicht als Saccotomie ausführbar, wenn eine Fibrose des Saccus vorliegt. In diesen Fällen wird der Eingriff als Saccusdekompression beendet. Die Therapieerfolge der endolymphatischen Shuntoperation sind Gegenstand von Kontroversen im Schrifttum. Die Tatsache, dass weit überwiegend Erfolgsraten von ca. $^2/_3$ berichtet wurden, hat zu der durch Thomsen und Bretlau publizierten Studie geführt. Ihre Beobachtungen im Rahmen einer kontrollierten doppelt verblindeten Studie führten zur Einschätzung eines Placeboeffekts für die Erfolge der Saccotomie [68]. Inzwischen wurden die publizierten Daten von einer zweiten Gruppe reevaluiert [69]. Dabei musste die Aussage der Studie revidiert werden. Jüngere Arbeiten geben Besserung der Beschwerden nach den Empfehlungen der AAO-HNS von 68–92% der Fälle an. Inwieweit die o.e. Modifikation

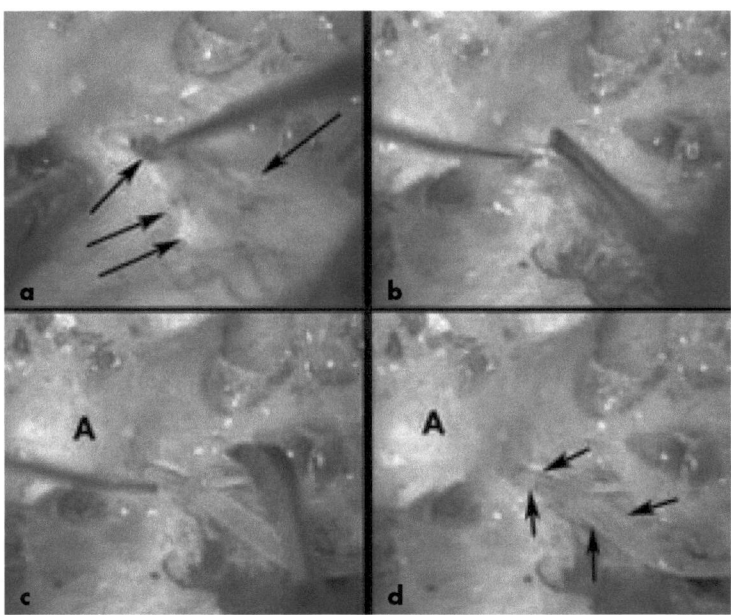

Abb. 3
a, b Vorgehen bei der mastoidalen endolymphatischen Shuntoperation (Saccotomie). Exposition (*a*), Inzision des Saccus nach Exposition des Endothels (*b*) und eingeführter Silikonfolie (Pfeile) (*c, d*); A = posteriorer Bogengang

Tabelle 4. Übersicht und Auswahl der Mitteilungen über Erfolge der lokalen Gentamicin-Therapie

Autor	Anzahl Pat.	Schwindel gebessert	Hörvermögen
Lange 1970–2004	90	95%	unverändert (single shot)
Laitakari 1990	20	90%	5% gebessert, 45% verschlechtert
Hirsch und Kamerer 1997	28	91%	27% verbessert, 31% verschlechtert
Driscoll et al. 1997	23	84%	unverändert
Harner et al. 1998	43	84%	unverändert (mittl. Änderung Tonschwelle −2.8 dB)
Silverstein et al. 1999	32	75%	90% erhalten, 10% verschlechtert
Atlas et Parnes 1999	68	90%	26% verbessert, 17% verschlechtert
Hoffer et al. 2001	27	93%	96% erhalten, 4% verschlechtert

der Indikationsstellung zu einer höheren Effektivität der Saccotomie führen wird, bleibt wegen der notwendig langen Nachbeobachtungszeiten vorerst noch ungeklärt (Tabelle 2).

Tenotomie der Tensor tympani Sehne
Durch Ehrenberger wurde ein lange vorbeschriebenes operatives Verfahren erneut aufgegriffen. Er schlägt zur Therapie des M. Menière die Tenotomie des M. tensor tympani vor. Das Verfahren ist empirisch begründet, nicht aber experimentell evaluiert. Die Indikationsstellung entspricht der früher von vielen Autoren mitgeteilten Operationsindikation bei konservativ intraktablem Beschwerdebild. Kontraindikationen bestehen nicht. Erfahrungen an n = 45 Patienten werden mitgeteilt [45]. Die Verbesserung der Symptomatik übertrifft die Einlage von Paukenröhrchen. Die Nachbeobachtungszeit der Patienten beträgt 24 Monate.

Destruierende Verfahren

Cochleo-Sacculotomie
Die Cochleo-Sacculotomie wurde durch Schuknecht und Pulec zur operativen Therapie des M. Menière mit dem Ziel des Hörerhalts empfohlen. Dabei wird über eine Tympanotomie die Promontoriallippe zurückgesetzt. Durch Einführen eines 3 mm 90° Häkchens wird eine Perforation in der Lamina spiralis ossea angelegt. Dadurch kommt es intraoperativ zur dauerhaften endo-perilymphatischen Fistel im Vestibulum. Die von den Autoren mitgeteilten hohen Raten an Hörerhalt werden von vielen Otochirurgen nicht in gleicher Weise reproduziert (Häusler 2004 pers. Mitteilung). Ob es gelingt, mit dem vorgeschlagenen Verfahren allein den Sacculus und nicht beim Rotieren des Häkchens unter der Fußplatte auch den Utriculus zu schädigen, ist bislang nicht endgültig zu klären. Die Erfahrungen anderer als der erstbeschreibenden Autoren belegen den Effekt der Labyrinthdestruktion durch den Eingriff [70, 71]. An der Aachener Klinik wird die Cochleo-Sacculotomie in Fällen mit nicht nutzbarem Hörvermögen und bei Versagen funktionserhaltender operativer Verfahren eingesetzt (Abb. 4).

Vestibularisneurektomie
Die Neurektomie des N. vestibularis kann auf diversen Zugangswegen unternommen werden. Die transtemporale und retrolabyrinthäre Neurektomie wurde in den vorigen Dekaden nebeneinander vorgenommen. Retrosigmoidale und retrolabyrinthäre Zugänge haben sich wegen der besseren Übersicht weiter durchgesetzt [76–78] (Abb. 5). Der operative Aufwand ist größer als bei den o.g. Verfahren, die Risiken sind sehr gering. Wesentlich ist die Resektion eines Segments des Nerven in der Pars superior und der Pars inferior. Die Erfolgsrate der Vestibularisneurektomie ist allen anderen Operationsverfahren deutlich überlegen.

Die Langzeitergebnisse sind stabil, falls der Patient ungestörte vestibuläre Kompensation aufweist. Bei bilateraler Ausprägung der Erkrankung sollte wegen der dadurch verursachten Einschränkung der vestibulären Kompensation die Neurektomie der zweiten Seite nur mit größter Zurückhaltung indiziert werden. Der Seitenwahl für den primären Eingriff kommt daher für den Erfolg der Maßnahme höchste Bedeutung zu.

Im Zusammenhang mit der Vestibularisneurektomie wird das neurovaskuläre Kompressionssyndrom aufgeführt [75]. Aktuell kann die bildgebende Diagnostik Gefäßschlingen nicht zuverlässig als pathogenetischen Faktor identifizieren. Die Dekompressionsoperation ohne Neurektomie ist daher überwiegend eine Indikation, die anhand des intraoperativen Situs gestellt wird.

Sonstige Verfahren

Lokale Gentamicin Therapie
Die lokale Applikation von Gentamicinsulfat im Bereich der runden Nische wurde erstmals von Lange vorgeschlagen [76]. Die Applikation kann mehrzeitig über ein Paukenröhrchen, einzeitig oder in kontinuierlicher Perfusion via Katheter erfolgen. Die anfänglich als Labyrinthausschaltung vorgeschlagene Therapie zielt darauf ab, die schwarzen Zellen, denen eine Rolle für die Pathogenese des endolymphatischen Hydrops zugeschrieben wird, auszuschalten. Eine Ausschaltung der sensorischen Funktion ist nicht gewünscht. Die therapeutische Breite der Dosis zum Erreichen des Behandlungsziels weist eine hohe interindividuelle Varianz auf. Wegen der nicht vollständig durch Pufferung zu neutralisierenden Azidität des Gentamicinsulfats treten oft im Verlauf mehrzeitiger Applikationen Granulationen auf, die die weitere Einwirkung des Gentamicins auf das Labyrinth behindern können. Wesentlich sind die häufig zu beobachtende Wiederkehr der Funktion nach initialem Funktionsausfall sowie die von Magnussen beschriebene Nebenwirkung der Hörminderung, die mit erheblicher zeitlicher Latenz von mehreren Monaten zu beobachten ist [77, 78]. Die Mitteilung hat zu einer Reihe von Studien geführt, die die Toxizität der Gentamicingaben vermindern oder die Dosisplanung verbessern sollen. Daher wurden unterschiedliche Applikationsregime angegeben, die die Gentamicindosis pro Zeiteinheit unkritisch halten sollen [79]. Die Erfolge der Gentamicintherapie werden mit 65–85% entsprechend den Beurteilungskriterien der AAO-HNS angegeben. Die Langzeitergebnisse werden in Einzelfällen dadurch geschmälert, dass mehrere Jahre nach Therapie erneut Anfälle auftreten können, die vorwiegend durch eine Rückkehr der Funktion im Bereich der Otolithenorgane verursacht sind, selbst in Fällen, in denen unmittelbar nach Abschluss der Behandlung weder Crista- noch Maculafunktion vorhanden waren. Insbesondere aus diesem Grund wird die Gentamicintherapie an der Aachener Klinik nicht mehr durchgeführt. Zur sicheren Beurteilung der Therapieerfolge und der Überlegenheit gegenüber anderen Behandlungsverfahren liegen bislang keine kontrollierten Studien vor. Die Gentamicintherapie wird daher weiterhin kontrovers beurteilt. Die Befürworter führen deren

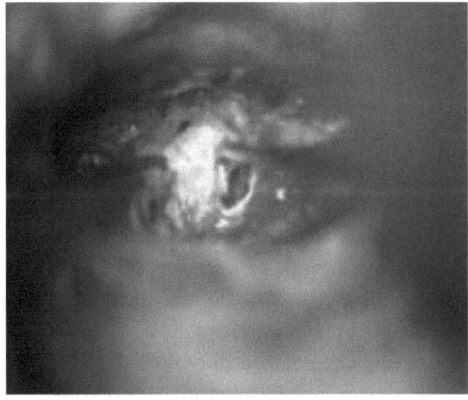

Abb. 4
Intraoperativer Situs der Cochleo-Sacculotomie. Zustand nach Tympanotomie, Reduzieren der Promontoriallippe und Exposition des runden Fensters. 90°-Häkchen kurz vor dem Einführen in die Fensterebene und nachfolgender Perforation der Lamina spiralis ossea

Tabelle 5. Auswahl von 52 aus n = 560 Patienten der Aachener Klinik (9/1998–1/2004) mit verlässlichen Kriterien für die Diagnose Morbus Menière lt. Kriterien der AAO-HNS 1995, die auf konservative Therapie nicht ansprachen und daher einer operativen Therapie zustimmten. 15 Patienten waren mit unterschiedlichen operativen Prozeduren vorbehandelt. Seit 2000 wurden unter intraoperativer Verabreichung von Corticosteroiden keine postoperativen cochleären oder labyrinthären Funktionsausfälle mehr beobachtet. Nicht eingeschlossen in die Tabelle sind Behandlungen durch Paukenröhrchen nach Montadon unter der Diagnose perilymphatische Hypertension, die Gegenstand einer aktuellen Nachuntersuchung sind

	Ergebnisse Otochirurgie bei endolymphatischem Hydrops			
	n =	gebessert	unverändert	verschlechtert
endolymph. Shunt	41	24	15	2
kontralateral endolymph. Shunt	3	2	1	–
Re-Saccotomie	3	1	2	
Cochleosacculotomie	4	4	–	–
Vestibularisneurektomie	4	3	1	–

geringe Komplikationsrate und die hohe Erfolgsrate an, die Kritiker sehen die Erfolge als nicht hinreichend evident und die hohe Rate posttherapeutischer Hörminderung als wenig überzeugend an. Eine Auswahl der Studienergebnisse gibt Tabelle 4 wieder.

Deckung des superioren Bogengangs
Die operative Therapie der Dehiszenz des superioren Bogengangs ist geeignet, die innenohrbedingte Schallleitungsschwerhörigkeit und die Schwindelbeschwerden gemeinsam zu therapieren [80, 81]. Über Fälle mit isolierter Schallleitungsschwerhörigkeit ohne vestibuläre Symptomatik wird berichtet [82]. Das im Rahmen der Symptomatik bestehende Tullio-Phänomen wird durch die Therapie ebenfalls beseitigt. Hierfür ist der transtemporale Zugangsweg geeignet. Die druckdichte Abdichtung des superioren Bogengangs gegenüber der mittleren Schädelgrube kann bei großflächigen Fisteln schwierig sein. Die im Schrifttum berichteten Ausfälle der Labyrinthfunktion unmittelbar postoperativ oder mit mehrwöchiger Latenz sind daher am ehesten einer serösen Labyrinthitis zuzuschreiben [82, 83]. Zur Deckung der Bogengangsfistel können unterschiedliche Materialien eingesetzt werden. Die Verwendung eines split grafts aus dem temporalen Knochendeckel trägt das Risiko der Knochenresorption in sich. Alternativ können computerassistiert gefertigte Implantate wie z.B. das Bioverit® eingesetzt werden. Alternativ wird das Plugging des superioren Bogengangs empfohlen.

Verschluss des posterioren Bogengangs (Plugging)
Wiederholt wurde das Plugging des posterioren Bogengangs zur Therapie des therapieresistenten benignen paroxysmalen Lagerungsschwindels empfohlen [84–86]. Das zugrunde liegende Krankheitsbild des therapieresistenten benignen Lagerungsnystagmus ist offensichtlich extrem selten, so dass nur einzelne Zentren über Fälle berichten. Eigene Fälle mit benignem paroxysmalem Lagerungsschwindel des posterioren, des lateralen oder des superioren Bogengangs, die sich pathogenetisch der Cupulolithiasis, der Canalolithiasis oder dem Otolith Jam zuordnen lassen [87], nicht aber durch Repositionsmanöver erfolgreich zu therapieren sind, wurden bislang an der Aachener Klinik nicht beobachtet. Die Indikation ist jedoch nach umfangreicher Beratung und Untersuchung der Patienten zu stellen, wenn trotz des regelhaft durchgeführten Repositionsmanövers durch den Patienten selbst

oder den behandelnden Arzt häufig erneute oder kontinuierlich kurzzeitig rezidivierende Beschwerden auftreten, die den Ablauf der täglichen Verrichtungen des Patienten nachhaltig einschränken.

Eigene Ergebnisse

Die operativen Behandlungsergebnisse der Aachener Klinik zwischen 1998 und 2004 sind in Tabelle 5 aufgeführt. Überwiegend wurden Patienten mit langjähriger Anamnese und zuletzt frustraner konservativer Therapie oder mit schubweise progredienter Schwerhörigkeit behandelt, die nach den Anfällen nicht oder nicht in vollem Maß rückläufig war. Bei keinem der Patienten wurde die Indikation gestellt, bevor die mehrwöchige Therapie mit Betahistin in Maximaldosierung erfolgt war. Die Patientenselektion ist daher mit vielen Studien der Tabelle 1 nicht vergleichbar. In nur einem Fall kam es unmittelbar postoperativ zu einem Abfall der Cochleafunktion. Seit Bestimmung der Weite des Aquaeductus vestibuli und dadurch weitgehendem Ausschluss eines ektatischen vestibulären Aquaeducts und der intraoperativen Verabreichung von Corticosteroiden ist eine postoperativ verschlechterte Innenohrfunktion nicht mehr zu beobachten gewesen. Die detaillierte Analyse der Befunde und Ergebnisse nach Behandlung der perilymphatischen Hypertension mit Ausgleich der Tubenfunktionsstörungen der Patienten ist Gegenstand einer aktuellen Studie.

Diskussion und Ausblick

Zur Beurteilung der operativen Verfahren für ein- und beidseitige Labyrinthfunktionsstörungen sind die Kenntnis der jeweiligen Indikationsstellung, der Wertung und Erfassung von prä- und postoperativen Patientenbeschwerden sowie des Vorgehens bei der Funktionsprüfung des Labyrinths und vestibulären Systems von Bedeutung. Unter Berücksichtigung dessen ist ein Vergleich der Therapieergebnisse diverser konservativer und operativer Verfahren nicht zweifelsfrei. Wesentlich ist die Abklärung von Ursachen im Bereich des Mittelohrs, bevor Labyrinthchirurgie oder Neurektomie zum Einsatz kommen. Funktionserhalt steht vor Labyrinthausschaltung. Unzweifelhaft ist die Überlegenheit der Vestibularisneurektomie bei sicherer Indikation hinsichtlich ihrer Effektivität,

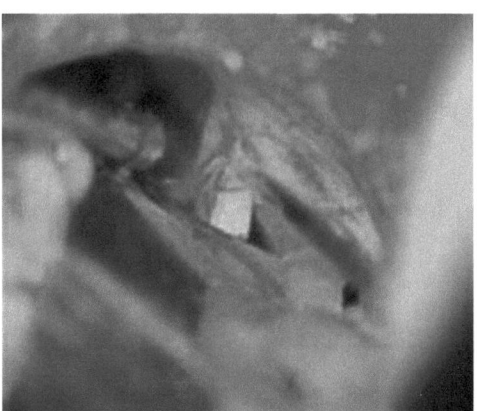 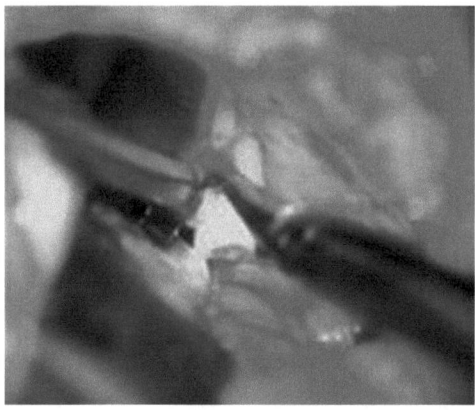

Abb. 5
a, b Intraoperativer Situs der Vestibularisneurektomie über retrosigmoidalen Zugang. Kleinhirnbrückenwinkel exponiert (**a**). Exposition eines Gefäßes zwischen N. vestibularis und N. cochlearis. Neurektomie des N. vestibularis (**b**)

ihrer Risiken und der Langzeitstabilität der Ergebnisse. Wegen der Größenordnung der Eingriffe bevorzugen die Patienten überwiegend die Vestibularfunktion erhaltenden Verfahren in den Fällen, in denen nach probatorischer konservativer Therapie eine Beschwerdebesserung nicht einsetzt.

Für die Verlaufsbeobachtung vor und nach Operationen am Labyrinth oder Vestibularnerven sind die Klassifikationen der AAO-HNS in überarbeiteter Version von hohem Wert [4]. Dabei stehen die Beeinträchtigung des Patienten im täglichen Leben und seine Hörminderung im Vordergrund. Beide Kriterien sind durch den Patienten selbst nämlich gut zu beobachten und daher leicht zu gewinnen. Für die spezifische Diagnose der zugrundeliegenden Funktionsstörungen, deren Einschätzung, inwieweit die Funktionsausfälle kompensiert werden können und die quantitative Erfassung vestibulo-okulärer und vestibulo-spinaler Leistungseinbußen im zeitlichen Längsschnitt sind die Leitlinien nicht gedacht. Für die Planung invasiver mikrochirurgischer Therapieverfahren sind vielmehr differenzierte Funktionstests der peripheren Sensorleistung und der zentralnervös organisierten vestibulären Reflexe notwendig. In jedem Einzelfall sollte sorgfältig die Zuziehung weiterer Nachbarschafts-Disziplinen mit fachübergreifender Fallbesprechung erwogen werden. Die hals-nasen-ohrenärztliche Therapie otogener Schwindelbeschwerden kann im Einzelfall durch ergänzende Verfahren von radiologischer, neurologischer, ophthalmologischer, internistischer und ggf. psychosomatischer Seite verbessert und abgerundet werden.

Literatur

1. Proctor CA, Proctor TB, Proctor B (1992) Etiology and treatment of fluid retention (hydrops) in Meniere's syndrome. Ear Nose Throat J 71(12): 631–635
2. Shea JJ Jr (1993) The classification and treatment of Meniere's disease. Acta Otorhinolaryngol Belg 47(3): 303–310
3. Nomura Y, Okuno T, Hara M, Young YH (1992) "Floating" labyrinth. Pathophysiology and treatment of perilymph fistula. Acta Otolaryngol 112(2): 186–191
4. Committee on Hearing and Equilibrium guidelines for the diagnosis and evaluation of therapy in Meniere's disease (1995) American Academy of Otolaryngology-Head and Neck Foundation, Inc. Otolaryngol Head Neck Surg 113(3): 181–185
5. Monsell EM (1995) New and revised reporting guidelines from the Committee on Hearing and Equilibrium. American Academy of Otolaryngology-Head and Neck Surgery Foundation, Inc. Otolaryngol Head Neck Surg 113(3): 176–178
6. Jacobson GP, Calder JH (1998) A screening version of the Dizziness Handicap Inventory (DHI-S). Am J Otol 19(6): 804–808
7. Young AJ, Walters JL (2002) Relationship between DHI production values and Myers-Briggs type indicator as a measure of management ability. J Dairy Sci 85(8): 2046–2052
8. de Waele C (2001) VEMP induced by high level clicks. A new test of saccular otolith function. Adv Otorhinolaryngol 58: 98–109
9. Wetzig J, Hofstetter-Degen K, von Baumgarten RJ, Watanabe S (1994) Ground based eccentric chair experiments. Acta Astronaut 33: 27–36
10. Matsunaga T (1973) Clinical and experimental studies of centric and eccentric pendular rotation test. Int J Equilib Res 3(1): 62–65
11. Tomiyama Y (1969) Clinical and experimental studies on centric and eccentric pendular rotation tests. Nippon Jibiinkoka Gakkai Kaiho 72(7): 1153–1169
12. Brookes GB, Gresty MA, Nakamura T, Metcalfe T (1993) Sensing and controlling rotational orientation in normal subjects and patients with loss of labyrinthine function. Am J Otol 14(4): 349–351
13. Furman JM, Schor RH, Kamerer DB (1993) Off-vertical axis rotational responses in patients with unilateral peripheral vestibular lesions. Ann Otol Rhinol Laryngol 102(2): 137–143
14. Mangabeira-Albernaz PL, Hidal LB, Iorio MC (1992) The perilymphatic hypertension syndrome. Acta Otolaryngol 112(2): 306–310
15. Paparella MM, Schachern PA, Goycoolea MV (1988) Perilymphatic hypertension. Otolaryngol Head Neck Surg 99(4): 408–413
16. Shea JJ Jr, Ge X, Warner RM, Orchik DJ (2000) External aperture of the vestibular aqueduct in Meniere's disease. Am J Otol 21(3): 351–355
17. Okumura T, Takahashi H, Honjo I, Naito Y, Takagi A, Tuji J et al (1995) Vestibular function in patients with a large vestibular aqueduct. Acta Otolaryngol [Suppl] 520 Pt 2: 323–326

18. Kitahara M, Suzuki M, Kodama A (1994) Equilibrium of inner and middle ear pressure. Acta Otolaryngol [Suppl] 510: 113–115
19. Yamamoto E, Mizukami C (1993) Development of the vestibular aqueduct in Meniere's disease. Acta Otolaryngol [Suppl] 504: 46–50
20. Banerjee A, Whyte A, Atlas MD (2005) Superior canal dehiscence: review of a new condition. Clin Otolaryngol 30(1): 9–15
21. Mikulec AA, McKenna MJ, Ramsey MJ, Rosowski JJ, Herrmann BS, Rauch SD et al (2004) Superior semicircular canal dehiscence presenting as conductive hearing loss without vertigo. Otol Neurotol 25(2): 121–129
22. Minor LB, Carey JP, Cremer PD, Lustig LR, Streubel SO, Ruckenstein MJ (2003) Dehiscence of bone overlying the superior canal as a cause of apparent conductive hearing loss. Otol Neurotol 24(2): 270–278
23. Brookler KH (1996) CHE guidelines for Meniere's disease. Otolaryngol Head Neck Surg 114(6): 836–837
24. Katsarkas A (1996) CHE guidelines for Meniere's disease. Otolaryngol Head Neck Surg 114(6): 835–836
25. Pearson BW, Brackmann DE (1985) Committee on Hearing and Equilibrium guidelines for reporting treatment results in Meniere's disease. Otolaryngol Head Neck Surg 93(5): 579–581
26. Nomura Y (1994) Perilymph fistula: concept, diagnosis and management. Acta Otolaryngol [Suppl] 514: 52–54
27. Nomura Y, Hara M, Young YH, Okuno T (1992) Inner ear morphology of experimental perilymphatic fistula. Am J Otol 13(1): 32–37
28. Paparella MM, Schachern PA, Goycoolea MV (1988) Perilymphatic hypertension. Otolaryngol Head Neck Surg 99(4): 408–413
29. Duwel P, Juengling E, Westhofen M, Lückhoff A (2003) Potassium currents in vestibular type II hair cells activated by hydrostatic pressure. Neuroscience 116(4): 963–972
30. Salt AN, DeMott JE (1998) Longitudinal endolymph movements induced by perilymphatic injections. Hear Res 123(1–2): 137–147
31. Mikulec AA, McKenna MJ, Ramsey MJ, Rosowski JJ, Herrmann BS, Rauch SD et al (2004) Superior semicircular canal dehiscence presenting as conductive hearing loss without vertigo. Otol Neurotol 25(2): 121–129
32. Minor LB, Carey JP, Cremer PD, Lustig LR, Streubel SO, Ruckenstein MJ (2003) Dehiscence of bone overlying the superior canal as a cause of apparent conductive hearing loss. Otol Neurotol 24(2): 270–278
33. Streubel SO, Cremer PD, Carey JP, Weg N, Minor LB (2001) Vestibular-evoked myogenic potentials in the diagnosis of superior canal dehiscence syndrome. Acta Otolaryngol [Suppl] 545: 41–49
34. Brantberg K, Bergenius J, Tribukait A (1999) Vestibular-evoked myogenic potentials in patients with dehiscence of the superior semicircular canal. Acta Otolaryngol 119(6): 633–640
35. Can IH, Gocmen H, Kurt A, Samim E (2004) Sudden hearing loss due to large vestibular aqueduct syndrome in a child: should exploratory tympanotomy be performed? Int J Pediatr Otorhinolaryngol 68(6): 841–844
36. Sheykholeslami K, Schmerber S, Habiby KM, Kaga K (2004) Vestibular-evoked myogenic potentials in three patients with large vestibular aqueduct. Hear Res 190(1–2): 161–168
37. Varghese CM, Scampion P, Das VK, Gillespie J, Umapathy D (2002) Enlarged vestibular aqueduct in two male siblings. Dev Med Child Neurol 44(10): 706–711
38. Sennaroglu L, Yilmazer C, Basaran F, Sennaroglu G, Gursel B (2001) Relationship of vestibular aqueduct and inner ear pressure in Meniere's disease and the normal population. Laryngoscope 111(9): 1625–1630
39. Oh AK, Ishiyama A, Baloh RW (2001) Vertigo and the enlarged vestibular aqueduct syndrome. J Neurol 248(11): 971–974
40. Shea JJ Jr, Ge X, Warner RM, Orchik DJ (2000) External aperture of the vestibular aqueduct in Meniere's disease. Am J Otol 21(3): 351–355
41. Arenberg IK (1981) Abnormalities, congenital anomalies and unusual anatomic variations of the endolymphatic sac and vestibular aqueduct: clinical surgical, and radiographic correlations. Am J Otol 2(4): 368–386
42. Oigaard A, Thomsen J, Jensen J, Dorph S (1976) The vestibular aqueduct in Meniere's disease. Acta Otolaryngol 82(3–4): 279–281
43. Rumbaugh CL, Bergeron T, Scanlan RL (1974) Vestibular aqueduct in Meniere's disease. Radiol Clin North Am 12(3): 517–525
44. Suzuki M, Kitahara M, Kitano H (1994) The influence of vestibular and cochlear aqueducts on vestibular response to middle ear pressure changes in guinea pigs. Acta Otolaryngol [Suppl] 510: 16–19
45. Franz P, Hamzavi JS, Schneider B, Ehrenberger K (2003) Do middle ear muscles trigger attacks of Meniere's disease? Acta Otolaryngol 123(2): 133–137
46. Thomsen J, Bonding P, Becker B, Stage J, Tos M (1998) The non-specific effect of endolymphatic sac surgery in treatment of Meniere's disease: a

prospective, randomized controlled study comparing "classic" endolymphatic sac surgery with the insertion of a ventilating tube in the tympanic membrane. Acta Otolaryngol 118(6): 769–773
47. Austin DF (1991) Class A results in Meniere's disease. Am J Otol 12(5): 317–322
48. Rizvi SS, Gauthier MG (2002) Unexpected complication of posterior canal occlusion surgery for benign paroxysmal positional vertigo. Otol Neurotol 23(6): 938–940
49. Kanayama R, Bronstein AM, Gresty MA, Brookes GB (1995) Vertical and torsional VOR in posterior canal occlusion. Acta Otolaryngol [Suppl] 520 Pt 2: 362–365
50. Epley JM (2001) Human Experience with Canalith Repostioning Manoevers. Ann N Y Acad Sci 942: 179–191
51. Ruckenstein MJ (2001) Therapeutic efficacy of the Epley canalith repositioning maneuver. Laryngoscope 111(6): 940–945
52. Di Martino E, Antweiler Ch, Kellner A, Vary P, Westhofen M (2004) Einsatz neuer akustischer Signale zur Tubenfunktionsuntersuchung. HNO Informationen 29: 104
53. Tumarkin A (1966) Thoughts on the treatment of labyrinthopathy. J Laryngol Otol 80(10): 1041–1053
54. Kringlebotn M (2000) Rupture pressures of membranes in the ear. Ann Otol Rhinol Laryngol 109(10 Pt 1): 940–944
55. Rosingh HJ, Wit HP, Albers FW (1998) Perilymphatic pressure dynamics following posture change in patients with Meniere's disease and in normal hearing subjects. Acta Otolaryngol 118(1): 1–5
56. Carlborg B, Farmer J Jr, Carlborg A (1990) Effects of hypobaric pressure on the labyrinth. Cochlear aqueduct patent. Acta Otolaryngol 110(5–6): 386–393
57. Naessens M, Kuhweide R, Ampe W, Depondt M, D'Hont G (1994) Hearing loss following lumbar puncture: case report and literature study. Acta Otorhinolaryngol Belg 48(4): 351–355
58. Nakashima T, Watanabe Y, Yanagita N (1987) The effect of round window membrane rupture on endolymphatic and perilymphatic pressures. Arch Otorhinolaryngol 244(4): 236–240
59. Friberg U, Jansson B, Rask-Andersen H, Bagger-Sjoback D (1988) Variations in surgical anatomy of the endolymphatic sac. Arch Otolaryngol Head Neck Surg 114(4): 389–394
60. Pappas DG (1983) Endolymphatic shunt: an evaluation by test results. Laryngoscope 93(8): 1013–1017

61. Silverstein H (1978) The effect of the endolymphatic subarachnoid shunt operation on vestibular function. Laryngoscope 88(10): 1603–1611
62. Arnold W (1981) Physiopathology and clinical aspects of Meniere's disease. Laryngol Rhinol Otol 60(12): 601–608
63. Friberg U, Rask-Andersen H (2002) Vascular occlusion in the endolymphatic sac in Meniere's disease. Ann Otol Rhinol Laryngol 111(3 Pt 1): 237–245
64. Danckwardt-Lilliestrom N, Friberg U, Kinnefors A, Rask-Andersen H (1997) "Endolymphatic sacitis" in a case of active Meniere's disease. An ultrastructural histopathologic investigation. Ann Otol Rhinol Laryngol 106(3): 190–198
65. Kamei T (2004) Delayed endolymphatic hydrops as a clinical entity. Int Tinnitus J 10(2): 137–143
66. Palva T, Ylikoski J, Paavolainen M, Holopainen E, Jauhiainen T (1979) Vestibular neurectomy and saccus decompression surgery in Meniere's disease. Acta Otolaryngol 88(1–2): 74–78
67. Bohmer A (1993) Hydrostatic pressure in the inner ear fluid compartments and its effects on inner ear function. Acta Otolaryngol [Suppl] 507: 3–24
68. Thomsen J, Bretlau P, Tos M, Johnsen NJ (1981) Placebo effect in surgery for Meniere's disease. A double-blind, placebo-controlled study on endolymphatic sac shunt surgery. Arch Otolaryngol 107(5): 271–277
69. Welling DB, Nagaraja HN (2000) Endolymphatic mastoid shunt: a reevaluation of efficacy. Otolaryngol Head Neck Surg 122(3): 340–345
70. Giddings NA, Shelton C, O'Leary MJ, Brackmann DE (1991) Cochleosacculotomy revisited. Long-term results poorer than expected. Arch Otolaryngol Head Neck Surg 117(10): 1150–1152
71. Dionne J (1985) Cochleosacculotomy. J Otolaryngol 14(1): 59–61
72. Thomsen J, Berner B, Tos M (2000) Vestibular neurectomy. Auris Nasus Larynx 27(4): 297–301
73. Kitamura K, Miyata M, Wanamaker HH, Silverstein H, Seidman M (1996) Vestibular neurectomy: a histological and clinical study of results. J Laryngol Otol 110(3): 211–215
74. Silverstein H, Wanamaker H, Flanzer J, Rosenberg S (1992) Vestibular neurectomy in the United States – 1990. Am J Otol 13(1): 23–30
75. Ryu H, Yamamoto S, Sugiyama K, Nishizawa S, Nozue M (1999) Neurovascular compression syndrome of the eighth cranial nerve. Can the site of compression explain the symptoms? Acta Neurochir (Wien) 141(5): 495–501

76. Lange G (1970) Gentamycin induced lesions of the vestibular organ in guinea pigs (cytovestibulogram calorization) and after its therapeutic administration. Arch Klin Exp Ohren Nasen Kehlkopfheilkd 196(2): 153–158
77. Black FO, Gianna-Poulin C, Pesznecker SC (2001) Recovery from vestibular ototoxicity. Otol Neurotol 22(5): 662–671
78. Magnusson M, Padoan S (1991) Delayed onset of ototoxic effects of gentamicin in treatment of Meniere's disease. Rationale for extremely low dose therapy. Acta Otolaryngol 111(4): 671–676
79. Lange G, Mann W, Maurer J (2003) Intratympanic interval therapy of Meniere disease with gentamicin with preserving cochlear function. HNO 51(11): 898–902
80. Mikulec AA, Poe DS, McKenna MJ (2005) Operative management of superior semicircular canal dehiscence. Laryngoscope 115(3): 501–507
81. Martin JE, Neal CJ, Monacci WT, Eisenman DJ (2004) Superior semicircular canal dehiscence: a new indication for middle fossa craniotomy. Case report. J Neurosurg 100(1): 125–127
82. Mikulec AA, McKenna MJ, Ramsey MJ, Rosowski JJ, Herrmann BS, Rauch SD et al (2004) Superior semicircular canal dehiscence presenting as conductive hearing loss without vertigo. Otol Neurotol 25(2): 121–129
83. Martin JE, Neal CJ, Monacci WT, Eisenman DJ (2004) Superior semicircular canal dehiscence: a new indication for middle fossa craniotomy. Case report. J Neurosurg 100(1): 125–127
84. Horii A, Imai T, Mishiro Y, Yamaji Y, Mitani K, Kawashima T et al (2003) Horizontal canal type BPPV: bilaterally affected case treated with canal plugging and Lempert's maneuver. ORL J Otorhinolaryngol Relat Spec 65(6): 366–369
85. Brantberg K, Bergenius J (2002) Treatment of anterior benign paroxysmal positional vertigo by canal plugging: a case report. Acta Otolaryngol 122(1): 28–30
86. Parnes LS, McClure JA (1990) Posterior semicircular canal occlusion for intractable benign paroxysmal positional vertigo. Ann Otol Rhinol Laryngol 99(5 Pt 1): 330–334
87. Epley JM (2001) Human experience with canalith repositioning maneuvers. Ann NY Acad Sci 942: 179–191

Neurektomie des Nervus vestibularis.
Priorität in der Therapie vestibulärer Funktionsstörungen?

R. Häusler, A. Lukes und D. Vibert

Die Behandlung von Schwindel ist im Prinzip konservativ. Gewisse Schwindel sind jedoch derart invalidisierend, dass die Indikation für eine chirurgische Therapie gegeben ist. Dies betrifft vor allem schwere Fälle von Morbus Menière mit häufigen unerträglichen Schwindelanfällen und gefährlichen Drop attacks (= plötzliche Stürze ohne Bewusstseinsverlust). Als besonders effiziente chirurgische Therapie gilt die Vestibularisneurektomie (VN), bei welcher der Nervus vestibularis selektiv durch retrosigmoidalen oder transtemporalen Zugang durchtrennt wird. Die Funktion des ausgeschalteten Vestibularisapparates wird weitgehend durch das gesunde Ohr kompensiert. Diese definitiv stabile Situation ist weit besser ertragen als eine permanent immer wieder kehrende Vestibularisfunktionsstörung.

In Bern wurden in den vergangenen 13 Jahren bei 76 Patienten (43 Frauen, 33 Männer; Alter 20–76-jährig) eine retrosigmoidale selektive Vestibularisneurektomie wegen invalidisierendem Morbus Menière durchgeführt mit intraoperativem elektrophysiologischem Monitoring des Gesichts-, des Hör- und des Vestibularisnervs. Nach positiver elektrophysiologischer Identifikation mit elektrisch evozierten vestibulären Frühpotenzialen wurde der Nervus vestibularis im Kleinhirnbrückenwinkel durchtrennt. Die Dauer des Eingriffs, welche zu Beginn noch 4–6 Std. betrug, verkürzte sich mit steigender Erfahrung auf 2–3 Std. Die Hospitalisationsdauer betrug 7–10 Tage. Postoperative Komplikationen beschränkten sich auf 3 Liquorfisteln, die sekundär verschlossen wurden. Bei allen 76 Patienten kam es zu einem Sistieren der Schwindelanfälle und der Drop attacks. Das Gehör blieb bei 73 (97%) der Patienten erhalten. Leichte permanente Gleichgewichtsstörungen durch die einseitige Vestibularisausschaltung waren für die meisten Patienten kein Problem. Bei 8 (10%) der Patienten kam es im Laufe der Jahre zu erneuten Schwindelanfällen wegen Befall des zweiten Ohrs durch Morbus Menière. Bei einer dieser Patientinnen wurde deswegen eine Vestibularisneurektomie auch des zweiten Ohrs durchgeführt. Trotz einer gewissen permanenten Gleichgewichtsstörung vor allem in der Dunkelheit war die Patientin mit dem Resultat nach der beidseitigen Vestibularisausschaltung zufrieden.

Verglichen mit konservativen Behandlungen des Morbus Menières erweist sich die VN als bedeutend effizienter. Sie ist ebenfalls effizienter als die sogenannten „Drainage"-Operationen wie der Shunt des Saccus endolymphaticus, die Sacculo- und die Cochleosacculotomie, die nur bei etwa 70% der Patienten zu einer Langzeitschwindelunterdrückung führen. Zudem muss bei diesen Drainageoperationen in 10–20% mit einem zusätzlichen postoperativen Hörverlust gerechnet werden. Die Resultate erweisen sich auch konstanter als nach chemischer Vestibularisausschaltung durch Aminoglykoside, da bei diesen Patienten öfters Ataxien, verstärkter Tinnitus und manchmal postoperative Gehörsverminderungen beobachtet werden. Verglichen mit der chirurgischen Labyrinthektomie, mit welcher in Bezug auf Schwindelunterdrückung ähnliche Resultate wie mit der VN erreicht werden, hat die Vestibularisneurektomie den Vorteil der Gehörerhaltung. Der Nachteil der VN ist, dass es sich um einen intrakraniellen Eingriff mit potentiell schwerwiegenden Komplikationsmöglichkeiten handelt. Aus diesem Grund beschränken wir die Indikation zur Vestibularisneurektomie auf besonders schwere Fälle von Morbus Menière.

Zusammenfassend bleibt für uns aufgrund der positiven Langzeiterfahrungen die VN auch heute noch der Goldstandard für die chirurgische Behandlung von invalidisierendem Innenohrschwindel.

Einleitung

Die Behandlung von Schwindel ist im Prinzip konservativ. Gewisse Schwindel sind jedoch derart invalidisierend, dass die Indikation für eine chirurgische Therapie gegeben ist. Dies betrifft vor allem schwere Fälle von Morbus Menière mit häufigen, mehrstündigen Schwindelanfällen begleitet von Erbrechen und gefährlichen Drop Attacks[1]. Als besonders effiziente chirurgische Therapie des invalidisierenden Morbus Menière gilt die VN, bei welcher der Nervus vestibularis selektiv durch retrosigmoidalen oder transtemporalen Zugang durchtrennt wird (Abb. 1). Die Funktion des ausgeschalteten Vestibularisapparates wird weitgehend durch das gesunde Ohr kompensiert. Die dadurch erreichte stabile Situation ist weit besser ertragen als eine persistierend, immer wiederkehrende Vestibularisfunktionsstörung eines aktiven Morbus Menière.

In den vergangenen 25 Jahren sind vom Erstautor 202 Patienten wegen Morbus Menière im Kantonalen Universitätsspital Genf und ab 1992 am Inselspital Bern chirurgisch behandelt worden. Auf der Tabelle 1 sind die verschiedenen chirurgischen Eingriffe aufgelistet. Ziel dieser Arbeit ist es, eine Langzeitevaluation der 76, zwischen 1992 und 2004 durchgeführten selektiven retrosigmoidalen VN abzugeben, um sie mit den Ergebnissen mit anderen chirurgischen Therapien zu vergleichen.

---

[1] Vestibuläre Drop Attacks entsprechen plötzlichen Stürzen ohne Bewusstseinsverlust, welche im Rahmen eines Morbus Menière wegen akuter Otolithenorganreizung zu einem Kollaps des Streckmuskeltonus führen. Betroffen sind etwa 5–15% der Patienten mit Morbus Menière, vorallem im fortgeschrittenen Stadium. Drop Attacks werden nach dem Erstbeschreiber manchmal auch „Otolithische Krisen nach Tumarkin" benannt [1, 20].

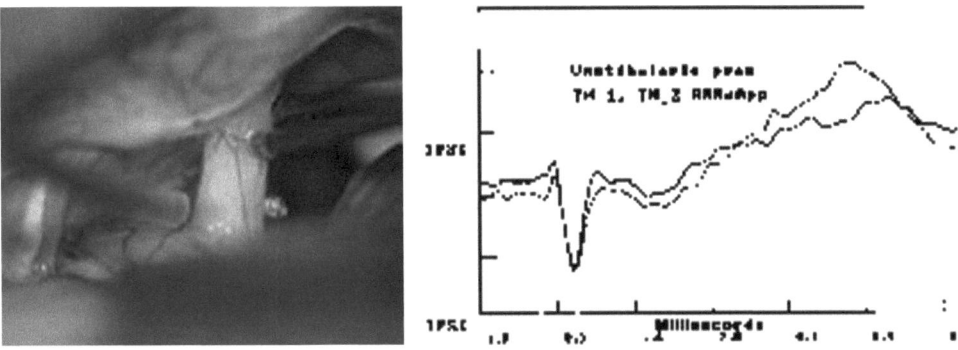

Abb. 1
Links: Darstellung des 8. Hirnnerven im rechten Kleinhirnbrückenwinkel mit elektrischer Stimulation des anteriosuperior gelegenen Nervus vestibularis mit einer bipolären Elektrode. Rechts: Elektrisch evozierte vestibuläre Frühpotenziale mit charakteristischer negativer Welle bei einer Latenz von ca. 1 ms

Patienten

An der Klinik für HNO, Hals- und Kopfchirurgie des Inselspitals Bern wurden zwischen 1992 und 2004 bei 76 Patienten (43 Frauen, 33 Männer; Alter: 20–76-jährig; mittleres Alter 52 Jahre) mit invalidisierendem Morbus Menière eine retrosigmoidale selektive VN durchgeführt. Dies entspricht ungefähr 15% der knapp über 500 Patienten, die in derselben Zeitperiode an der Klinik neurootologisch wegen Morbus Menière untersucht worden waren. Alle 76 Patienten litten an einem typischen Menière mit der klassischen Trias: 1) einseitige, oft fluktuierende Perzeptionsschwerhörigkeit, 2) Tinnitus und 3) häufige unregelmäßige Schwindelattacken von Minuten bis Stunden Dauer. 22 (26%) Patienten gaben an, schon ein- bis mehrmals Drop Attacks[1] erlitten zu haben. Mehrere Patienten erlitten bei den Stürzen z.T. schwerere Verletzungen. Alle hatten im präoperativen Reintonaudiogramm ein noch nutzbares Gehör mit Hörschwellen zwischen 20 und 80 dB und einer korrekten Sprachdiskriminationsfähigkeit. Bei sämtlichen dieser Patienten waren vorgängig multiple medikamentöse Therapien durchgeführt worden, die sich als ungenügend erwiesen.

Tabelle 1. Zusammenstellung der chirurgischen Eingriffe, die vom Erstautor (R. H.) zwischen 1980 und 2004 bei 202 Patienten mit Morbus Menière durchgeführt wurden. Zwischen 1992 und 2004 wurde in der Mehrzahl der Fälle eine Vestibularisneurektomie (n = 76) durchgeführt. Bei 19 Patienten mit vorbestehender Taubheit wurde eine Labyrinthektomie gemacht. Bei 23 älteren Patienten mit vorbestehender hochgradiger einseitiger Schwerhörigkeit wurde in Lokalanästhesie eine ambulante Sacculotomie (transplatinäre Innenohrpunktion) durchgeführt. Der Shunt des Sacculus endolymphaticus und die Cochleosacculotomie wurden seit 1992 nicht mehr praktiziert

	Genf 1980–1991	Bern 1992–2004
Shunt d. S. Endolymphaticus	4	0
Sacculotomie	24	23
Cochleo-Sacculotomie	18	0
Labyrinthektomie	24	19
Vestibularis Neurektomie	14	76

Methoden

Chirurgische Technik der selektiven retrosigmoidalen Vestibularisneurektomie

Chirurgischer Zugang
Der Eingriff wird in Allgemeinanästhesie in dorsolateraler Position durchgeführt mit Fixierung des Kopfes im Mayfield Kopfhalter. Nach vertikalem subokzipitalem Hautschnitt wird eine minimale Kraniotomie von 2–3 cm Durchmesser posterior zum Sinus lateralis mit Aufschneiden der Dura gemacht. Nach Eröffnung der Zisterne und progressivem Abfluss von Liquor wird der Kleinhirnbrückenwinkel mit dem 8. Hirnnerven unter zu Hilfenahme eines Hirnspatels ohne nennenswerte Retraktion des Kleinhirns dargestellt. Anterior zum 8. Hirnnerven verläuft der 5. Hirnnerv und posterior können die feineren kaudalen Hirnnerven identifiziert werden. Schlingen der Arteria cerebelli anterior inferior, die nahe am 8. Hirnnerven verlaufen können, werden identifiziert und obligat sorgfältig geschont.

Dreifaches intraoperatives elektrophysiologisches Monitoring des Nervus facialis, des Nervus cochlearis und des Nervus vestibularis [5, 6]

Zu Beginn des Eingriffes werden Elektroden für ein klassisches intraoperatives Fazialismonitoring (Neurosgign 100, Magstim Company) eingesetzt sowie die Farfield-Elektroden auf dem Vertex und vor dem Ohr für die Ableitung von elektrisch evozierten auditiven und elektrisch evozierten vestibulären Frühpotenzialen. Nach Darstellung des 8. Hirnnerven im Kleinhirnbrückenwinkel wird zuerst mit elektrischer bipolärer Stimulation der unter dem 8. Hirnnerven meist schräg verlaufende, leicht grau getönte Nervus facialis stimuliert und positiv identifiziert. Nachher wird der anterosuperior gelegene Nervus vestibularis ebenfalls mit einer bipolären Elektrode elektrisch stimuliert mit Ableitung von elektrisch evozierten vestibulären Frühpotenzialen. Schliesslich wird der hinten und etwas tiefer gelegene cochleäre Teil des 8. Hirnnerven mit elektrisch evozierten auditiven Hirnstammpotenzialen identifiziert (Abb. 1 und 2).

Selektive Durchtrennung des Nervus vestibularis

Mit einer langen feinen, abgewinkelten Mikroschere wird progressiv die Durchtrennung des Nervus vestibularis von anterosuperior her begonnen. Die zuerst nicht leicht erkennbare Abtrennung gegenüber dem hinten gelegenen Nervus cochlearis wird progressiv identifiziert. Die letzten Teile des Nervus vestibularis werden mit dem abgewinkelten 0,3 mm Mikrohäkchen durchtrennt, bis sich die beiden Enden des Nervus vestibularis zurückziehen. Die vollständige Durchtrennung des Nervus vestibularis wird mit dem Verschwinden der vestibulären Frühpotenziale kontrolliert (Abb. 3) und die Integrität des Hörnervs wird mit einer erneuten Ableitung von elektrisch evozierten auditiven Potenzialen attestiert.

Der Eingriff wird durch eine minuziöse Hämostase mit nachfolgendem wasserdichtem Verschluss der Dura und Abdeckung der Kraniotomie mit Knochenmehl und mehrschichtigem Hautverschluss beendet. Die Operationszeit, welche bei den ersten VN noch 4–6 Stunden betrug, konnte mit steigender chirurgischer Erfahrung auf ca. 2 Stunden reduziert werden. Der Eingriff wurde prinzipiell in Zusammenarbeit zwischen dem otologischen Mikrochirurgen und einem Neurochirurgen durchgeführt.

Postoperative Überwachung
Postoperativ wurden die Patienten für 24 Stunden auf der Intensivstation neurologisch überwacht. Die Hospitalisationsdauer betrug 6–10 Tage.

Postoperative Evaluation
Alle Patienten wurden nach eingehender präoperativer neurootologischer Abklärung in Bezug auf Schwindel, Gleichgewichtsstörung, Gehör Tinnitus, Lebensqualität und Arbeits-

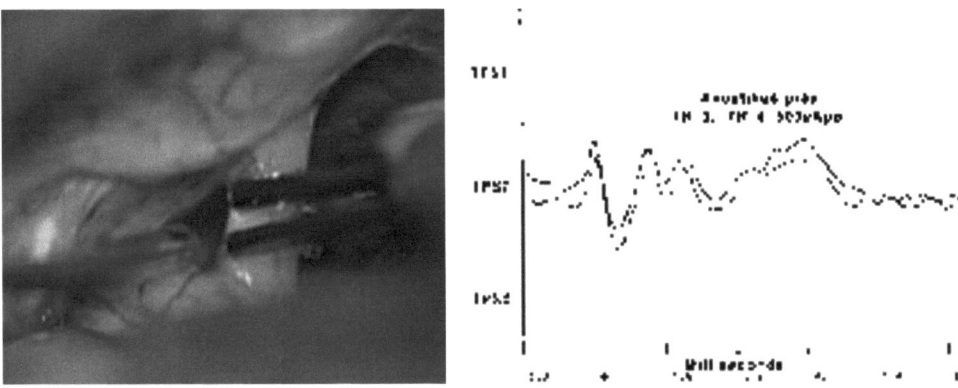

Abb. 2
Links: Stimulation des posterior gelegenen Nervus cochlearis im Kleinhirnbrückenwinkel mit einer bipolaren Elektrode. Rechts: Elektrisch evozierte auditive Hirnstammpotenziale mit den charakteristischen Wellen II–IV

fähigkeit postoperativ nachkontrolliert. Alle Patienten hatten audiometrische und elektronystagmographische Nachkontrollen mit Reintonaudiogramm, rotatorischem Pendeltest und kalorischer Prüfung. Die Patienten wurden im Verlauf der ersten postoperativen Woche sowie nach einem Jahr und zuletzt nach 2–10 Jahren nachkontrolliert.

Die präzise Bewertung der Schwindelsymptomatik des Gleichgewichtszustandes und der Arbeitsfähigkeit basierte auf der 6 Kategorien Scala der Richtlinien der Committee on Hearing and Equilibrium (1995) [2]:

Kategorie 1. Mein Schwindel hat keinen Einfluss auf meine Tätigkeiten.

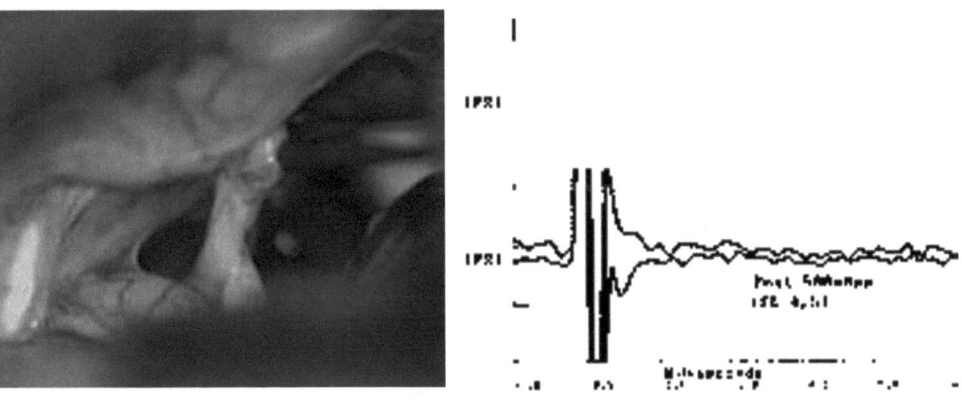

Abb. 3
Links: Stimulation des peripheren Stumpfs des durchtrennten Nervus vestibularis. Der Nervus cochlearis ist intakt. Ein Teil des schräg verlaufenden Nervus facialis ist unter dem Nervus cochlearis sichtbar. Rechts: Als Zeichen der erfolgten VN können nach dem elektrischen Stimulationsartefakt keine vestibulären Frühpotenziale mehr erkannt werden (Patientin H. T., geb. 1993, VN rechts am 30.05.1998. Nach der VN verschwanden die Schwindelanfälle. Die Hörschwelle verbesserte sich von präoperativ 25 dB Hörverlust auf postoperativ 0 dB Hörverlust)

Kategorie 2. Wenn ich Schwindel habe, muss ich meine Arbeit kurz unterbrechen. Ich kann weiterarbeiten, autofahren und meine Tätigkeit ohne Einschränkung weiterführen. Ich muss meine Tätigkeiten nicht einschränken.
Kategorie 3. Wenn ich Schwindel habe, muss ich manchmal meine Tätigkeit einstellen. Bereits nach kurzer Zeit kann ich weiterarbeiten und autofahren.
Kategorie 4. Ich kann arbeiten, autofahren und die meisten Tätigkeiten ausüben, aber es braucht dazu eine große Anstrengung. Ich muss meine Aktivität allgemein einschränken. Trotzdem versuche ich zu arbeiten.
Kategorie 5. Ich kann nicht mehr arbeiten und kann mich nicht mehr um meine Familie kümmern. Ich kann viele gewöhnte Aktivitäten nicht mehr durchführen. Ich bin invalide.
Kategorie 6. Ich bin seit einem Jahr oder mehr invalide und oft bettlägerig.

Resultate

Akute postoperative Periode
Direkt postoperativ entwickelten die Patienten ein akutes, einseitiges vestibuläres Ausfallsyndrom von variabler Intensität mit horizontal rotatorischem Nystagmus zur Seite des nicht operierten Ohrs, akutem Drehschwindel mit neurovegetativen Symptomen mit Erbrechen. Diese Symptome wurden in den ersten Tagen mit Zofran und Prednison parenteral behandelt. Bemerkenswert ist, dass die meisten Patienten auch eine typische Ocular Tilt Reaction entwickelten mit schräger Kopfhaltung zur Seite des operierten Ohrs, vertikaler Diplopie und abnormer Perzeption der subjektiven Vertikalen zur Seite der VN hin [23]. Diese akuten vestibulären Ausfallsymptome verschwanden progressiv innerhalb von einigen Tagen. Die anfänglich eindrückliche Gleichgewichtsstörung verbesserte sich unter physiotherapeutischem Vestibularistraining, sodass eine Arbeitsaufnahme und das Führen eines Kraftfahrzeuges nach einem bis drei Monaten postoperativ wieder möglich wurde.

Chirurgische Komplikationen
Schwerere chirurgische Komplikationen, wie eine Gesichtsnervenlähmung[2], andere neurologische Probleme oder eine Meningitis gab es nicht. Bei zwei Patienten musste sekundär eine persistierende Liquorfistel 7–10 Tage nach dem Eingriff chirurgisch verschlossen werden.

Resultate in Bezug auf Schwindel und Drop Attacks
Bei allen 76 Patienten kam es zu einem anhaltenden Sistieren der Schwindelanfälle und zu einem definitiven Verschwinden der Drop Attacks. Für die meisten Patienten war eine leichte permanente Gleichgewichtsstörung durch die einseitige Vestibularisausschaltung kein Problem, sodass sie mit dem Resultat der VN zufrieden bis sehr zufrieden waren. Allerdings kam es im Laufe der Jahre bei 8 (10%) der Patienten zu erneuten Schwindelanfällen wegen Befall des zweiten Ohrs durch einen Morbus Menière. Diese Patienten waren wegen der erneuten vestibulären Dysfunktion sehr beeinträchtigt[3].
Bei den postoperativen elektronystagmographischen Kontrollen zeigten die operierten Patienten auf der Seite der VN prinzipiell eine Unerregbarkeit. Bei einigen Patienten konnte jedoch eine kalorische vestibuläre Restaktivität noch immer nachgewiesen werden. Nach einem Jahr hatten die meisten Patienten einen symmetrischen rotatorischen Pendeltest.

---

[2] Eine Patientin mit Morbus Menière und gleichzeitigem komplexem Sjögren-Syndrom mit kombiniertem cochleärem und retrocochleärem einseitigen Hörverlust und invalidisierendem Schwindel entwickelte eine Woche nach der VN eine partielle transitorische Gesichtsnervenlähmung deren Ursache unklar blieb.
[3] Bei einer Patientin wurde eine VN auch im zweiten Ohr durchgeführt. Trotz einer gewissen permanenten Gleichgewichtsstörung vor allem in der Dunkelheit ist diese Patientin mit dem Resultat nach der beidseitigen Vestibularausschaltung zufrieden bei beidseits postoperativ erhaltener Hörschwelle pancochleär zwischen 30 und 40 dB.

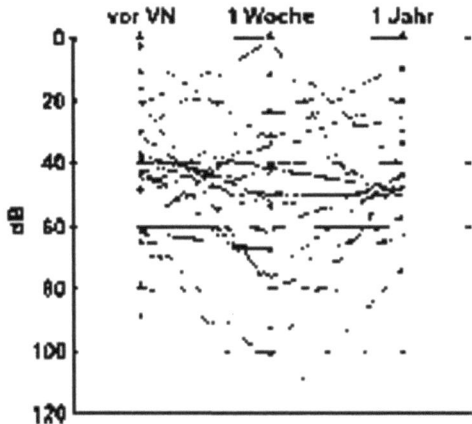

Abb. 4
Hörschwellenmessungen (Mittelwerte von 0,5, 1, 2 und 3 kHz) am Tag vor, eine Woche nach und ein Jahr nach VN bei 43 Patienten mit Morbus Menière. Nach dem Eingriff kam es bei einem einzigen Patienten zu einem definitiven Hörverlust. Interessant ist, dass bei ca. 20% der Patienten postoperativ eine zum Teil persistierende Gehörsverbesserung gemessen wurde

Postoperative Gehörskontrollen
(Abb. 4)
Bei 74 (97,5%) der 76 Patienten blieb postoperativ das Gehör erhalten. Bei einigen Patienten kam es postoperativ zu einer teilweise vorübergehenden zusätzlichen Gehörsverminderung. Erstaunlich ist, dass es bei 15 (20%) Patienten nach der VN direkt postoperativ zu einer signifikanten Gehörsverbesserung bis zur Hörschwellennormalisierung kam, die zum Teil über Jahre anhielt. Sämtliche 76 Patienten hatten vor der VN einen Tinnitus, der nach dem Eingriff mit variabler Intensität weiter bestand.

Postoperative subjektive Evaluation der Lebensqualität und Arbeitsfähigkeit
Die präzise Langzeitevaluation ist von den ersten 43 Patienten dieser Serie, welche im Jahre 2000 durchgeführt wurde, auf Abb. 5 dargestellt. Die Feinevaluation zeigt, dass die Patienten präoperativ vorwiegend den mittel bis schwer beeinträchtigten Kategorien 4 und 5 angehörten. Nach dem Eingriff mutierten die meisten Patienten zu den gesunden, bzw. wenig betroffenen Kategorien 1 und 2. Einige Patienten verblieben wegen der permanenten leichten Gleichgewichtsstörung in der Kategorie 3. Eine Ausnahme bilden die Patienten, welche im Laufe der Zeit einen Morbus Menière im kontralateralen Ohr entwickelten und deshalb wieder in die Kategorie 5 zurückfielen. Die Patientin mit der beidseitigen VN bewertete sich als zur Kategorie 3 gehörend.

Diskussion

Die Langzeitevaluation nach selektiver retrosigmoidaler VN, welche bei 76 Patienten wegen invalidisierendem Morbus Menière durchgeführt worden war, zeigt, dass eine Schwindelunterdrückung bei 90% der Patienten und ein definitives Verschwinden der Drop Attacks bei 100% der betroffenen Patienten bei einer Gehörserhaltung von 97,5% erreicht wurde. In 10% der Patienten kam es wegen kontralateralem Morbus Menière im Laufe der Jahre zu erneuten Schwindelattacken, wes-

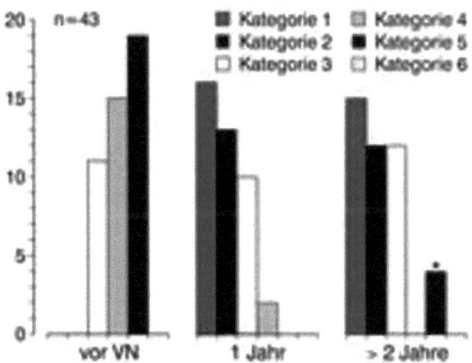

Abb. 5
Evaluation der Effizienz der VN bei 43 Patienten gemäss den Kriterien der AAO (1995). Die Abb. zeigt, dass vor der VN das Gros der Patienten den Kategorien 4 und 5 angehörte; nach der VN verbesserte sich der Score zu den Kategorien 1, 2 und 3. Vier Patienten, bei denen im Verlaufe der Zeit ein Morbus Menière im Gegenohr auftrat, sanken wieder auf die Kategorie 5 ab

halb bei einer Patientin sogar eine beidseitige selektive VN mit Gehörserhaltung durchgeführt wurde. Diese hohe Therapieeffizienz der VN wird auch in anderen publizierten Vestibularisneurektomiestatistiken bestätigt [3, 7, 8, 13, 18, 19, 21]. In unserer Serie gab es keine schwerwiegenden Komplikationen, wie sie vereinzelt in der Literatur und den Versicherungsstatistiken angegeben werden. Zu bemerken ist, dass bei der retrosigmoidalen VN eine Schädigung des Nervus facialis kaum zu erwarten ist. Dies im Gegensatz zur transtemporalen VN, bei welcher regelmässig ein gewisser Prozentsatz von vorübergehenden bis permanenten Fazialisnervenlähmungen rapportiert wird [3, 18]. Dies ist der Grund weswegen wir in Bern den retrosigmoidalen Zugang für die selektive VN favorisieren.

Ethische Erwägungen
Wegen der vereinzelt in der Literatur rapportierten, schweren postoperativen Komplikationen stellt sich die ethische Frage, ob ein intrakranieller Eingriff mit potentiell gefährlichen Folgen bei der nicht lebensgefährlichen Innenohrerkrankung des Morbus Menière durchgeführt werden dürfe. Dazu ist zu sagen, dass der Leidensdruck bei einem invalidisierenden Morbus Menière ausserordentlich gross werden kann, und dass es aus Erfahrung mit eigenen Patienten in extremen Fällen wegen unerträglicher Schwindelanfälle bis zum Suizid kam oder dass wegen Drop Attacks lebensgefährliche Verletzungen auftraten. Sicher ist, dass die Indikation zu einer VN nur bei schwerem Morbus Menière gestellt werden sollte, und dass die Durchführung des Eingriffes eine adäquate chirurgische Erfahrung und medico-technische Ausrüstung erfordert.

Vergleich mit anderen Behandlungsmodalitäten des Morbus Menière
Verglichen mit den verschiedenen konservativen Behandlungen des Morbus Menière erweist sich die VN als bedeutend effizienter. Alle in Bern operierten Patienten hatten vorgängig multiple medikamentöse Behandlungen, welche sich als nicht genügend erwiesen hatten. Die VN ist ebenfalls effizienter als die sogenannten „Drainage" Operationen, wie der Shunt des Saccus endolymphaticus, die Sacculo- und die Cochleosacculotomie, die nur bei etwa 70% der Patienten zu einer Langzeitschwindelunterdrückung führen [4, 10]. Zudem muss bei diesen Drainageoperationen in 10–20% mit einem zusätzlichen postoperativen Hörverlust bis zur Taubheit gerechnet werden. Die Resultate nach VN erweisen sich auch als konstanter als nach chemischer Vestibularisausschaltung durch Aminoglykoside [9, 12]. Oft sind die Resultate auch damit befriedigend. Aber nicht so selten treten im Anschluss an eine Aminoglykosidbehandlung unangenehme Ataxien, verstärkter Tinnitus und postoperative Hörverminderungen bis zur Taubheit auf. Bei derartigen Patienten bleibt dann als Ausweg nur noch die chirurgische Labyrinthektomie. Verglichen mit der chirurgischen Labyrinthektomie, mit welcher in Bezug auf Schwindel und Drop Attacks Unterdrückung ähnliche Resultate wie mit der VN erreicht werden, hat die VN den Vorteil der Hörerhaltung.

Aktuelles Behandlungsschema des Morbus Menière in Bern
Patienten, bei denen ein Morbus Menière diagnostiziert wurde, werden prinzipiell zuerst längere Zeit medikamentös mit intermittierender Antivertiginosatherapie, z.B. Betahistin behandelt. Bei Schwindelanfällen mit starker neurovegetativer Symptomatik kommen kurzzeitig auch Neuroleptika und Antihistaminika zum Einsatz. Frühzeitig wird dem Patienten auch das Einsetzen eines Paukenröhrchens vorgeschlagen, welches vor allem im Alpengebiet lebenden Patienten, welche häufigen Höhenunterschieden ausgesetzt sind, die Schwindelanfallshäufigkeit bei Morbus Menière vermindert [11]. Bei invalidisierendem therapieresistenten Morbus Menière wird bei brauchbarem Gehör eine retrosigmoidale VN vorgeschlagen. Bei vorbestehender totaler

oder subtotaler Taubheit, z.B. bei Vorhandensein eines sogenannten Delayed Endolymphatic Hydrops [16] oder nach vorgängiger erfolgloser Aminoglykosidbehandlung mit hochgradigem Hörverlust wird direkt zur chirurgischen vestibulären Labyrinthektomie geschritten [22]. Bei älteren Patienten mit Morbus Menière und vorbestehendem hochgradigem einseitigem Hörverlust beschränken wir uns auf die transkanaläre transplatinäre Innenohrpunktion, die sogenannte Sacculotomie [4, 10], welche in den meisten Fällen zum Sistieren der Schwindelanfälle führt, obwohl es bei diesem harmlosen minimal invasiven ambulanten Eingriff in 15% zu einer postoperativen Ertaubung kommt.

Schlussfolgerungen

Aufgrund unserer eigenen Resultate und aufgrund der Literaturangaben sind wir der Meinung, dass die VN aufgrund der hohen Erfolgsrate in Bezug auf definitive Schwindelunterdrückung und Heilung von Drop Attacks noch immer der Goldstandard für die Behandlung des schweren therapieresistenten Morbus Menière bei noch nutzbarer Hörfunktion bleibt. Da die Resultate besser sind als die Ergebnisse, die mit anderen vorgeschlagenen Therapien erhalten werden, kann unseres Erachtens die Vestibularisneurektomie bei Patienten, die an invalidisierendem Morbus Menière leiden, relativ rasch in Erwägung gezogen werden. Trotzdem sollte nicht vergessen werden, dass es sich um einen technisch delikaten, intrakraniellen Eingriff handelt. Schließlich ist zu hoffen, dass weitere Erkenntnisse und neue therapeutische Ansätze eines Tages eine chirurgische Durchtrennung des Nervus vestibularis unnötig werden lassen.

Literatur

1. Brandt T (1999) Vertigo. Its multisensory syndromes, 2nd edn. London: Springer, p 904
2. Commmittee on Hearing and Equilibrium (1995) Committee on Hearing and Equilibrium Guidelines for the Diagnosis and Evaluation of Therapy in Menière's Disease. Otolaryngol Head Neck Surg 113: 181–185
3. Fisch U (1996) Transtemporal supralabyrinthine (Middle Cranial Fossa) vestibular neurectomy: a review of the last 100 cases. Skull Base Surg 6: 221–225
4. Häusler R, Guillemin P, Montandon P (1991) Traitement chirurgical de la maladie de Menière par sacculotomie, cochléo-sacculotomie et aérateurs transtympaniques. Revue Laryngo (Bordeaux) 112(2): 149–152
5. Häusler R, Kasper A (1992) Triple monitoring électrophysiologique peropératoire de la neurectomie vestibulaire. Ann Otolaryng (Paris) 108: 319–323
6. Häusler R, Kasper A, Demierre B (1992) Intraoperative electrically evoked vestibular potentials in humans. Acta Otorhinolaryngol (Stock) 112: 180–185
7. Iurato S, Onofri M (1995) Long-term follow-up after middle fossa vestibular neurectomy for Menière's disease. ORL 57: 141–147
8. Kubo T, Doi K, Koizuka I, Takeda N, Sugiyama N, Yamada K, Kohmura E, Hayakawa T (1995) Assessment of auditory and vestibular functions after vestibular neurectomy for Menière's disease. Acta Otolaryngol (Stockh) 115: 149–153
9. Lange G (1998) Die Gentamicin-Injektionstechnik. Eine Vereinfachung der transtympanalen Therapie des Morbus Menière. HNO 46: 1000–1002
10. Montandon P, Guillemin P, Häusler R (1989) Treatment of Menière's disease by means of minor surgical procedures. In: Nadol JB (ed) Ménière's disease. Amsterdam: Kugler et Ghedini Publications, pp 503–508
11. Montandon P, Guillemin P, Häusler R (1988) Prevention of Vertigo in Menière's syndrome by means of transtympanic ventilation tubes. ORL 50: 377–381
12. Rauch S, Oas J (1997) Intratympanic gentamycin for treatment of intractable Menière's disease. Laryngoscope 107: 49–55
13. Reid CB, Eisenberg R, Halmagyi GM, Fagan PA (1996) The outcome of vestibular nerve section for intractable Vertigo: the patient's point of view. Laryngoscope 106: 1553–1556
14. Rosenberg SI (1999) Vestibular surgery for Menière's disease in the elderly: a review of techniques an indications. Ear Nose Throat J 78 (6): 443–446
15. Schuknecht HF (1982) Cochleosacculotomy for Ménière's disease: theory, technique and results. Laryngoscope 92: 853–858

16. Schuknecht HF (1978) Delayed endolymphatic hydrops. Ann Otol Rhinol Laryngol 87: 743–748
17. Silverstein H, Norrell H, Smouha E, Jones R (1990) An evolution of approach in vestibular neurectomy. Otolaryngol Head Neck Surg 115: 374–381
18. Silverstein H, Wanamaker H, Flanzer J, Rosenberg S (1992) Vestibular neurectomy in the United States 1990. Am J Otol 13: 23–29
19. Tomson J, Berner B, Tos M (2000) Vestibular nerve section. Auris Nasus Larynx 27: 297–301
20. Tumarkin A (1936) Otolithic catastrophe: a new syndrome. Br Med J 2: 175–177
21. Van de Heyning P, Verlooy J, Schatteman I, Wuyts Fl (1997) Selective vestibular neurectomy in Menière's disease: a review. Acta Otolaryngol [Suppl] (Stockh) 526: 58–66
22. Vibert D, Häusler R (1993) Die transmeatale vestibuläre Labyrinthektomie: Indikationen, Operationstechnik, Resultate. Otorhinolaryngol Nova 3: 188–191
23. Vibert D, Haeusler R, Safran AB (1999) Subjective visual vertical in peripheral unilateral vestibular diseases. J Vest Res 9: 75–82

Sachverzeichnis

AAO-HNS Leitlinie 224
a-BPLS 88
Acetylcholin 64
Aciclovir 57
afferente Synapse 5
Alkohol 162
Alkohol und Koffein 164
Alkoholintoxikation 133
Alltagswirksamkeit 70
Aminoglycosidtherapie 128
Amphetamine 164
Ampulle des Bogengangs 76
antivirale Therapie 56
Aquaeductus cochleae 126
Area 2v 22
asthenopische Beschwerden 117
a-Tectorin 80
auditorische Synaptopathie 4
Augenmuskelparese 118
Aura 133
AWMF-Leitlinie 47

Bárány-Zeigeversuch 166
Barbiturat 164
Bassoon 8
Befreiungsmanöver 89, 93
Belastungsschwindel 178
Beniger Paroxysmaler Lagerungsschwindel (BPLS) 31, 87, 229
Beta-Tectorin 80
Bielschowsky-Kopfneigetest 118
binokulare Störung 116
Biofeedback 150
Blindzielgang 32
Blut-Innenohr-Schranke 215
Blutalkoholkonzentration 163, 166
Bogengang, horizontaler 24, 30
Bogengang, posteriorer 88

Bogengang, vertikaler 30, 178
Bogengangsampulle 193
Bogengangsokklusion 96, 234
Brandt-Daroff-Manöver 95
breitbandigen NIR-Applikation 210
Brillenglas 114
Bruns-Nystagmus 99

Canal Dehiscence Syndrome 136
Canalolithiasis 89
Carbamazepin 139
Carbogen 47
cerebelläre Gleichgewichtsstörung 183
chirurgische Technik 244
Cinnarizin 195
Cocain 163
cochleäre Mikromechanik 4
Cochleo-Sacculotomie 232, 248
Codein 164
Cogan-Syndrom 127
congenitaler Nystagmus 116
congenitales Schielen 116
Cortison 47
craniale Magnetresonanztomographie 185
Cristae 199
Cupula 76
Cupular major protein-1 78
Cupulolithiasis 88

Dandy-Phänomen 186
Deckung des superioren Bogengangs 234
Defekt des Trommelfells 200
Dehiszenz des superioren Bogengangs 228
dekompensierte Phorien 116
Delayed Endolyphatic Hydrops 249
Dextran-40 47
Diadochokinese 166

Diazepam 163
Differenzialtherapie des Oktavusneurinoms 184
Dix-Hallpike Manöver 89
Dizziness Handicap Inventory 225
DPOAE 8, 15
Drogen 162
Drop Attacks 242
drucksensitiver Kalium-Strom 195
Ductus endolymphaticus 125, 190, 193
dynamische Posturografie 34

Effectiveness 70
Efficacy 70
Einsetzbarkeit auf dem Arbeitsmarkt 165
endocranieller Druck 228
endolymphatischer Hydrops 31, 190, 193, 227
endolymphatische Shuntoperation 230
Endolymphe 125, 218
Enterovirus-Infektion 57
epiretinale Gliose 115
Epley 93
Equilibrium Score 35
evidenzbasierte Medizin 69
exzentrische Rotation 191

Fahreignung 165
Fixationssuppressionstest 167
Flow Theorie 190
Flumazenil 65
Fovea centralis 113, 116
Fundusfotografie 122
Fusionsfähigkeit 119

GABA Rezeptoren 64
Gabapentin 139
Gain im vestibulo-okulären Reflex 164
Ganglion spirale 56
Ganglion vestibulare 56
Gefäßschlinge 139
Gegenrollung 120
Gentherapie 219
Gesetz von Ewald (Ewald-Gesetz) 176
GKV-Modernisierungsgesetz (GMG) 68
Gleichgewichtskontrolle 142
Gleichgewichtsproblem 151

Glucocorticoid 48
Glutamat 4, 12

Haarzelle 4
Haarzellfunktion 189
Haarzellphysiologie 189
Halswirbelsäule 136
h-BPLS 88
Heroin 163
Herpes-Viren 56
HI-Viren 57
Hörerhalt 185, 234, 247
Hörsturz 46
Hörsturztherapie 48
HSV-1 110
Hydrops 80, 125
hydrostatischer Druck 194
Hydroxyethylstärke 50
hyperbare Sauerstofftherapie 53

Innere Haarzelle 4
Institut für Qualität und Wirtschaftlichkeit im Gesundheitswesen (IQWiG) 68
Ionenkanal 12

kalorische Untersuchung 176
Kalziumkanal 4
Kanal 196
K+-Kanal 193
Klassifikation 236
Kohortenstudie 70
Kompensation 30
Kompensationsfähigkeit 117
konfokale Laser-Mikroskopie 15
Kontraindikation 226
kontrolateraler Morbus Menière 247
Koordinationsprüfung 30
Kopfimpulstest 175
Körperschwerpunkt 142
Korrektursakkade 175
Kosten-Effektivitäts-Analyse 71
Kraniokorporografie 32
Krankheitsmodell 189
Kulminationphase 199

Labyrinthchirurgie 225
Lage-/Lagerungsprüfung 185

Lagefistelsymptom 136
Lagerungsübung 95
langsame Blickfolgebewegung 163
LARP-Ebene 99
Laserstrahlung 201
latentes Schielen 116
Latenzzeit der Saccade 166
lateraler Bogengang 199
Lidocain 218
Local Drug Delivery-System 216
Lokale Gentamicin Therapie 233
Luftreizung 200

Maculae 89
Maddox-Brille 83
Maddox-Cylinderstäbchen 122
Magnesiumaspartat 56
Magnesiumsalz 56
magnetokulographisch (Magnetokulo-
 Graphie) 176
Magnetresonanztomographie 134
Makulaödem 115
Mastoid-Oszillation 93
mechano-elektrische Transduktion 190
medikamentöse Hörsturz-Therapie 58
Methadonsubstituierte 163
Mikrokatheter 216
Mikrophonpotenziale 8
Mikropumpe 216
Mondini-Typ 126
monochromatische NIR-Reizung 210
Morbus Menière 31, 125, 189, 225,
 242
MR-Angiographie 135

Naftidrofuryl 50
Nahinfrarotstrahlung 200
Nanopartikel 219
Nervus vestibularis 244
Netzhaut 113, 114
Neurektomie des N. singularis 95
Neuritis vestibularis 108
Neuronitis vestibularis 76
Neuropathia vestibularis 31, 108
Neuropathie 76
Neurotrophine 215
Nifidepin 196

NIR-Applikation
 breitbandig 210
 monochromatisch 210
NIR-Reizung (Nah-Infrarot-Reizung) 203
Nutzenbewertung 68

Ocular Tilt Reaction 82, 120, 246
okulomotorisches System 29
Operationsindikation 169, 225, 248
operative Therapie 224, 242
optokinetischer Nystagmus 166
orthostatische Regulationsstörung 133
osmotische Theorie 190
Oszillopsie 116
Otogelin 80
Otolithen 89
Otolithenfunktion 166, 199
Otolithenorgane 30, 80
otolithische Krise 242
ototoxisches Medikament 218

PAN 133
PAN I 99
PAN II 99
paradoxe Nystagmusreaktion 205
parieto-insulärer vestibulärer Kortex 22
Patch Clamp Technik 4, 196
Patching der Nischen 230
Paukenröhrcheneinlage 229
p-BPLS 88, 90
Pentazocin 164
Pentoxifyllin 47
Perilymph-Endolymphschranke 125
perilymphatische Hypertension 227
peripher-vestibuläre Unterfunktion 176,
 177
phobischer Schwankschwindel 140
Physiologie der IHZ 4
Picrotoxin 65
Pitch 142
PIVC 22
Plugging 234
Plugging des posterioren Bogengangs 229
Positionsalkoholnystagmus 99
Posturografie 31
Progressivgläser 114
Propriozeption 30

protrahierter endolymphatischer Hydrops 231

Qualität der medizinischen Versorgung 68
Qualitätsmanagement 162

Radikalhöhe 200, 203
RALP-Ebene 99
Rehabilitationsmaßnahme 151
Reissner-Membran 125
Reizmedien 199
Reizung des hinteren Bogengangs 208
Reizung des lateralen Bogengangs 208
Reizung des vorderen Bogengangs 208
Repolarisation 194
Repositionsmanöver 229
Retropulsion-Test 147
Ribbons 4
Ribbonsynapse 13
Richtlinie des Committee on Hearing and Equilibrium 245
Roll 142
Romberg-Versuch 31
Rombergscher Stehversuch 166
rotatorischer Nystagmus 92

Saccade 166
Saccadengeschwindigkeit 164, 166
Saccotomie 128, 232
Sacculotomie 249
Sacculus 16, 82, 193
Saccusatrophie 125
Saccusdekompression 231
Saccusfibrosen 230
Scheinbewegungen 116
Schleudertrauma 147
Schwindelepisode 133
Schwindeltagebuch 133
Semont-Manöver 93
Sensitivität 177
sensomotorisches System 30
Shunt des Saccus endolymphaticus 230, 248
Sicca-Syndrom 114
skew deviation 120
spannungsabhängiger Ca^{2+}-Einwärtsstrom 195

Spontanheilung 58
Standardisierungsempfehlung 200
Starkreiz 199
statische Gleichgewichtsstörung 183
statische Posturografie 33
Stennert-Schema 51
Stereozilie 4, 193
Sterngang nach Babinski und Weil 32
Steuerung der Endolymphproduktion 218
Strabismus sursoadductorius 119
Stresssituationen 126
Sturztendenz 146
subjektive Vertikale 83, 246
subjektive visuelle Vertikale (SVV) 24, 109
subjektiver optischer Vertikal-Eindruck 166
Summenaktionspotenzial 7
synaptische Bänder 4

Tectorialmembran 80
Telemetrie-ENG-System 134
Tenotomie der Tensor tympani Sehne 232
thalamische Astasie 25
Thalamus 30
thermische Prüfung 199, 225
Thiopental 164
Tiermodell 77
Tinnitus 218
Tonusdifferenz 30
Transduktionskanal 4
Transduktionsprozess 193
Transduktionsstrom 4
Transmissionsprozess 193
Transmitterfreisetzung 4
Trautmannsche Dreieck 126
Trochlearisparese 118
Trommelfelldefekt 200, 203
Tubenfunktion 226
Tullio-Phänomen 137
Tumarkin 242
Typ I Haarzelle 64
Typ II Haarzelle 193
Typ II Zellen 64
Typ II-Kollagen 80
Typ IV-Kollagen 80

Unterberger-Versuch 32
Utriculus 82, 193

Valaciclovir 57
Varizellen-Zoster-Viren 57
VEMP 190, 225
Verschluss des posterioren Bogengangs 234
Versorgungsforschung 70
Verstärkungsfaktor 177
Verstärkungsfaktor des VOR 176
vertikale Fusionsbreite 119
vestibulär evoziertes myogenes Potenzial 190, 225
vestibuläre Epilepsie 140
vestibuläre Haarzelle 16
vestibuläre Kompensation 186
vestibuläre Neuritis 177
vestibuläre Typ II Haarzelle 195
vestibulärer Kortex 22
vestibuläres System 22
Vestibularis-Migräne 140
Vestibularis-Neurektomie 242
Vestibulariskern 23

Vestibularisneurektomie 232
Vestibularisneuritis 84
Vestibularisparoxysmie 139
vestibulo-okulärer Reflex 176, 189, 199
vestibulo-okuläres System 29
vestibulo-spinale Untersuchung 29
vestibulo-spinales Neuron 30
vestibulo-spinales System 29
video-okulographisch 178
Visuell-vestibuläre Interaktion 26
visuo-motorische Reaktion 161, 176

Wachstumsfaktor (BDNF und GDNF) 219
Warmluftreizung 203
Warmwasserreizung 203
Weitsichtigkeit 114
Winkelgeschwindigkeitssensoren 142
Wirksamkeitsnachweis 58

Zoster oticus 110

SpringerNeurochirurgie

Dieter-Karsten Böker,
Wolfgang Deinsberger (Hrsg.)

Schädelbasischirurgie

Robotik, Neuronavigation, vordere Schädelgrube

2004. 167 Seiten. Zahlreiche Abbildungen.
Broschiert **EUR 69,80**, sFr 115,50
ISBN 3-211-22324-X

Die Navigation ist bei den komplexen Schädelbasisstrukturen zur Orientierung äußerst hilfreich und insbesondere bei knöchernen Strukturen sehr präzise.

In diesem Band werden Kosten, Nutzen, Vor- und Nachteile der Navigation, insbesondere in der Chirurgie der vorderen Schädelbasis und der Hypophysenregion, kritisch dargestellt. Weitere Beiträge setzen sich mit der chirurgischen Behandlung vaskulärer Prozesse maligner Tumoren, Trumen und Fehlbildungen der vorderen Schädelgrube auseinander. Aus interdisziplinärer Sicht werden die Behandlung benigner Tumoren der Frontobasis, vornehmlich von Meningeomen, betrachtet. Sehr übersichtlich werden auch die Behandlungsmöglichkeiten von Augenmuskelparesen dargestellt.

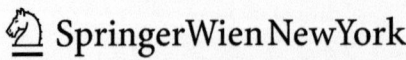
SpringerWienNewYork

P.O. Box 89, Sachsenplatz 4–6, 1201 Wien, Österreich, Fax +43.1.330 24 26, books@springer.at, **springer.at**
Haberstraße 7, 69126 Heidelberg, Deutschland, Fax +49.6221.345-4229, SDC-bookorder@springer-sbm.com, springeronline.com
P.O. Box 2485, Secaucus, NJ 07096-2485, USA, Fax +1.201.348-4505, orders@springer-ny.com, springeronline.com
Eastern Book Service, 3–13, Hongo 3-chome, Bunkyo-ku, Tokyo 113, Japan, Fax +81.3.38 18 08 64, orders@svt-ebs.co.jp
Preisänderungen und Irrtümer vorbehalten.

SpringerMedicine

Mario Campanacci

Bone and Soft Tissue Tumors

Clinical Features, Imaging, Pathology and Treatment

Foreword by William F. Enneking.
Second, completely revised edition.
1999. XX, 1319 pages. 1120 figures.
Hardcover **EUR 369,–**
(Recommended retail price)
Net-price subject to local VAT.
ISBN 3-211-83235-1

This is an extraordinary book by an extraordinary author. Dr. Campanacci brings to the readers the vast experience in musculoskeletal oncology of the Rizzoli Orthopaedic Institute in Bologna. As such, he has had at his disposal the patient records, radiographs and pathologic material dating back to 1905. The wealth of clinical material that has been accumulated at the Rizzoli Institute, with exquisite documentation and maintenance is a unique resource and testimonial to not only the author but his predecessors. This book brings to the reader an almost unparalleled experience from one of the leading centers of musculoskeletal oncology in the world.

From the foreword of William F. Enneking:
This second english edition is an entirely new book. It has been thoroughly rewritten, from the first to the last word. About 30% of the pictures are new. The new book incorporates the accumulated personal experience of the author, covering over 20.000 inpatients and many more outpatients, the perusal of the literature of the last 10 years, the recent developments in imaging (particularly MRI), microscopic diagnosis (especially immunohistochemistry and electron microscopy) and the ultimate progress in surgical and non-surgical treatment modalities.

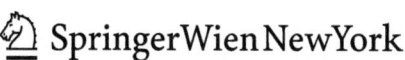

SpringerWien NewYork

P.O. Box 89, Sachsenplatz 4–6, 1201 Vienna, Austria, Fax +43.1.330 24 26, books@springer.at, **springer.at**
Haberstraße 7, 69126 Heidelberg, Germany, Fax +49.6221.345-4229, SDC-bookorder@springer-sbm.com, springeronline.com
P.O. Box 2485, Secaucus, NJ 07096-2485, USA, Fax +1.201.348-4505, orders@springer-ny.com, springeronline.com
Eastern Book Service, 3–13, Hongo 3-chome, Bunkyo-ku, Tokyo 113, Japan, Fax +81.3.38 18 08 64, orders@svt-ebs.co.jp
All errors and omissions excepted.

SpringerNeurosurgery

E. De Divitiis, P. Cappabianca (eds.)

Endoscopic Endonasal Transsphenoidal Surgery

2003. XVI, 198 pages. 172 figures, partly in colour.
Hardcover **EUR 170,–**
(Recommended retail price)
Net-price subject to local VAT.
ISBN 3-211-00972-8

Currently, surgical management provides the definitive treatment of choice for most pituitary adenomas, craniopharyngiomas and meningiomas of the sellar region. The elegant minimally invasive transnasal endoscopic approach to the sella turcica and the anterior skull base has added a new dimension of versatility to pituitary surgery and can be adapted to many lesions in the region.

In this multi-author book with numerous color illustrations the main aspects of the endonasal endoscopic approach to the skull base are presented, starting with a clear description of the endoscopic anatomy, the panoramic view afforded by the endoscope and the development of effective instruments and adjuncts. After the diagnostic studies, the strictly surgical features are considered in detail. The standard technique is described and particular aspects are treated, including the new extended approaches to the cavernous sinus, spheno-ethmoid planum and clival regions.

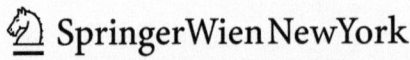

SpringerWienNewYork

P.O. Box 89, Sachsenplatz 4–6, 1201 Vienna, Austria, Fax +43.1.330 24 26, books@springer.at, **springer.at**
Haberstraße 7, 69126 Heidelberg, Germany, Fax +49.6221.345-4229, SDC-bookorder@springer-sbm.com, springeronline.com
P.O. Box 2485, Secaucus, NJ 07096-2485, USA, Fax +1.201.348-4505, orders@springer-ny.com, springeronline.com
Eastern Book Service, 3–13, Hongo 3-chome, Bunkyo-ku, Tokyo 113, Japan, Fax +81.3.38 18 08 64, orders@svt-ebs.co.jp
All errors and omissions excepted.

SpringerMedizin

Manfred Tschabitscher, Clemens Klug

Endoscopic Anatomy of the Middle Ear

2000. XIII, 127 Seiten. 246 Abbildungen.
Text: englisch
Gebunden **EUR 153,01**, sFr 242,–
(Unverbindliche Preisempfehlung)
Dieser Euro-Preis ist empfohlen für Deutschland und enthält 7% Mwst.
ISBN 3-211-82973-3

Während mikrochirurgische Techniken bereits zum Standardrepertoire in der Hals-Nasen-Ohren-Heilkunde zählen, hat mit der Entwicklung endoskopischer Techniken eine neue Ära begonnen.

Dieses Buch füllt eine Lücke zwischen der anatomischen und der klinisch-angewandten Literatur. Der Atlas zeigt die verschiedenen Zugänge zum Mittelohr, die sichere chirurgische Eingriffe ermöglichen, z.B. durch das Trommelfell oder die Eustachische Röhre.

Ein großes Hindernis ist dabei die Tatsache, daß nur Strukturen, die der Optik des Endoskops gegenüber liegen, gut sichtbar sind. Das Buch zeigt, wie man diese Probleme – etwa durch einen Zugang von zwei verschiedenen Seiten – lösen kann.

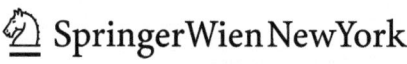

P.O. Box 89, Sachsenplatz 4–6, 1201 Wien, Österreich, Fax +43.1.330 24 26, books@springer.at, **springer.at**
Haberstraße 7, 69126 Heidelberg, Deutschland, Fax +49.6221.345-4229, SDC-bookorder@springer-sbm.com, springeronline.com
P.O. Box 2485, Secaucus, NJ 07096-2485, USA, Fax +1.201.348-4505, orders@springer-ny.com, springeronline.com
Eastern Book Service, 3–13, Hongo 3-chome, Bunkyo-ku, Tokyo 113, Japan, Fax +81.3.38 18 08 64, orders@svt-ebs.co.jp
Preisänderungen und Irrtümer vorbehalten.

Springer-Verlag und Umwelt

Als internationaler wissenschaftlicher Verlag sind wir uns unserer besonderen Verpflichtung der Umwelt gegenüber bewusst und beziehen umweltorientierte Grundsätze in Unternehmensentscheidungen mit ein.

Von unseren Geschäftspartnern (Druckereien, Papierfabriken, Verpackungsherstellern usw.) verlangen wir, dass sie sowohl beim Herstellungsprozess selbst als auch beim Einsatz der zur Verwendung kommenden Materialien ökologische Gesichtspunkte berücksichtigen.

Das für dieses Buch verwendete Papier ist aus chlorfrei hergestelltem Zellstoff gefertigt und im pH-Wert neutral.